Berühmte Maler auf einen Blick

Caspar David Friedrich

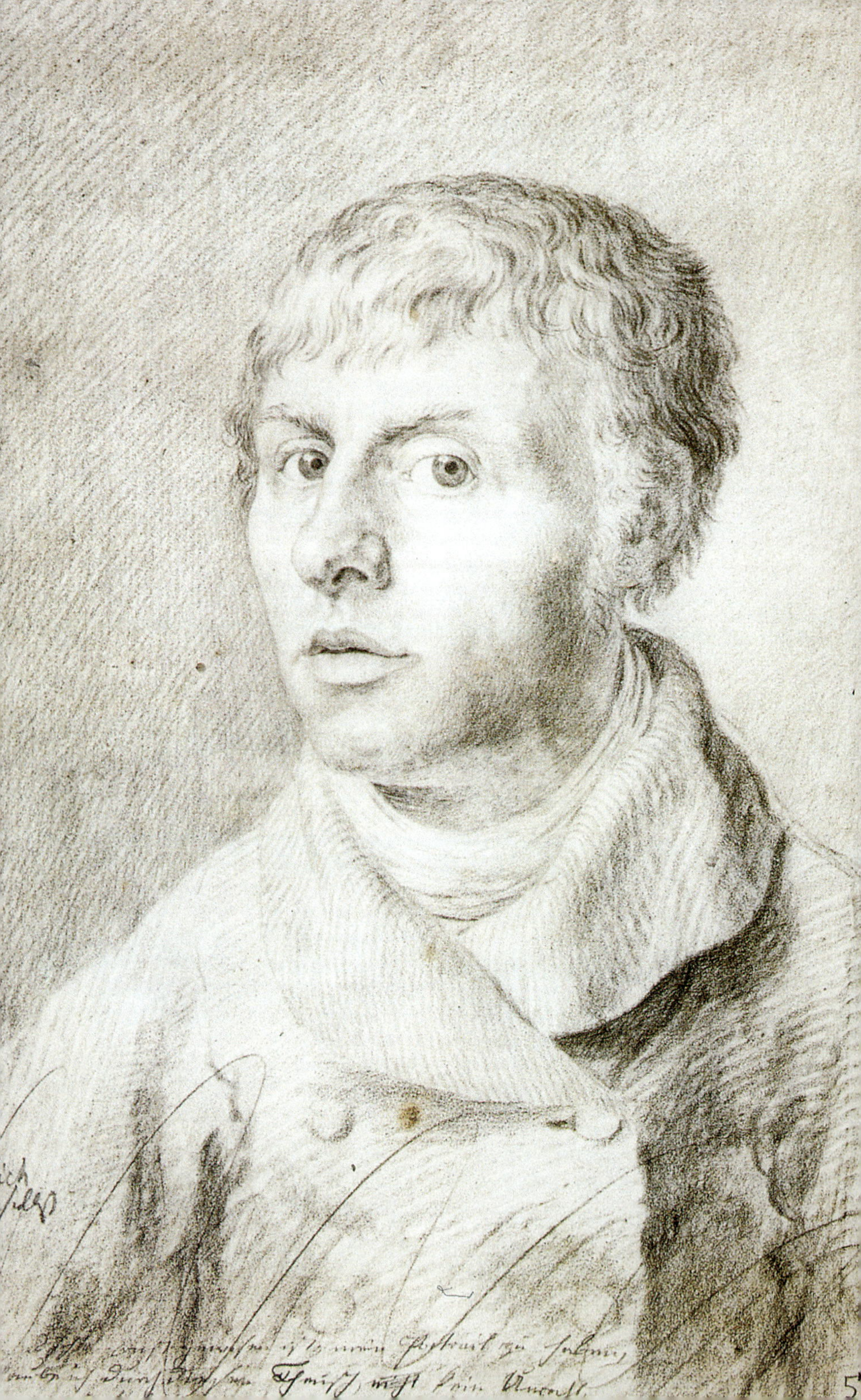

Caspar David Friedrich

DUMONT

LEBEN UND WERK

HISTORISCHER KONTEXT

DIE HAUPTWERKE

Hinweis

Diese Reihe stellt das Leben und die Werke der Künstler im kulturellen, sozialen und politischen Kontext ihrer Zeit vor. Um dem Leser die Benutzung zu erleichtern, ist jeder Band in drei Themenbereiche unterteilt, die anhand der seitlichen Streifen unterschiedlicher Farbe schnell zu finden sind. Die gelb markierten Seiten sind Leben und Werk des Künstlers gewidmet, Blau steht für die Behandlung des historischen und kulturellen Hintergrunds und Rosa für die eingehende Betrachtung der Hauptwerke des Künstlers. Jede Doppelseite vertieft ein bestimmtes Thema mit einem einführenden Text und verschiedenen kommentierten Illustrationen. So kann der Leser selbst entscheiden, ob er alle Kapitel der Reihe nach lesen oder lieber einzelne Bereiche herausgreifen möchte. Das Buch wird vervollständigt durch ein Verzeichnis der Orte, an denen die abgebildeten Werke des Künstlers zu finden sind, und ein Verzeichnis mit kurzen Erläuterungen zu den wichtigsten im Text genannten Personen.

■ Seite 2: Friedrich, *Selbstbildnis*, 1800, Kopenhagen, Statens Museum for Kunst.

Inhalt

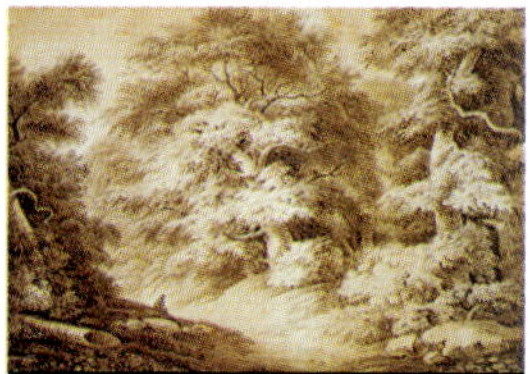

1774–1800

Jugendzeit und Lehrjahre

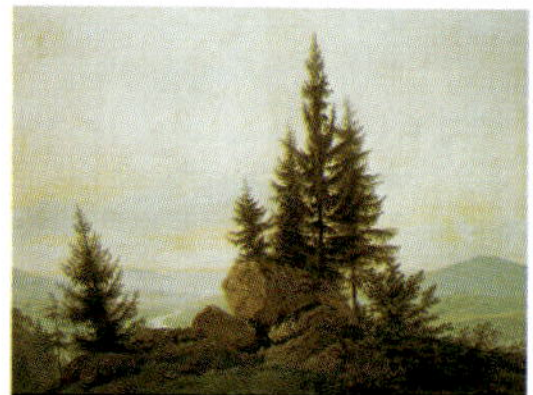

1801–1807

Die Entfaltung als Künstler

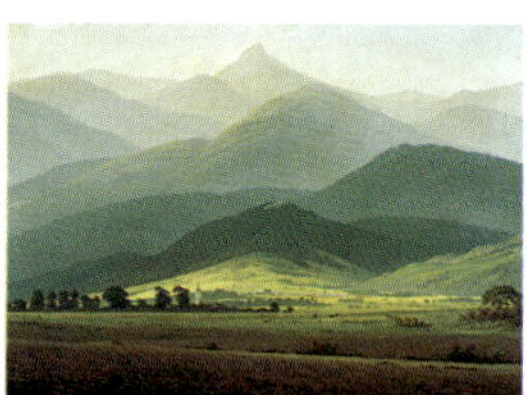

Anhang

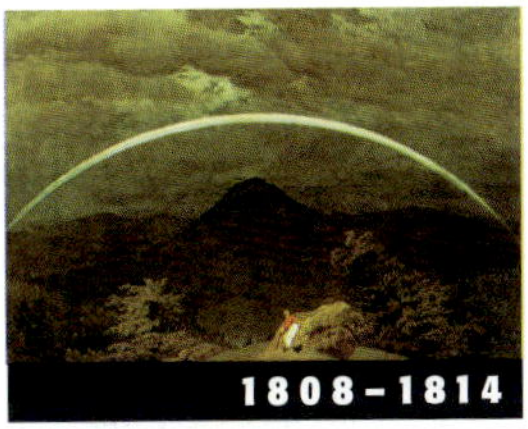

Seelenlandschaften

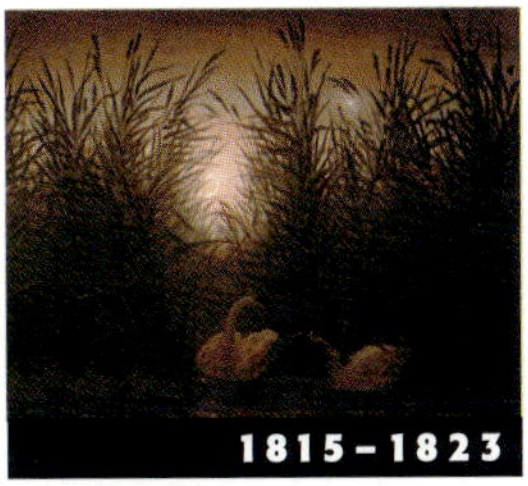

Auf der Höhe der Schaffenskraft

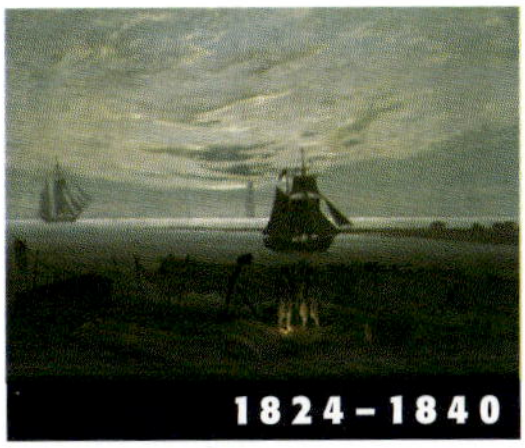

Das Spätwerk

1774–1800

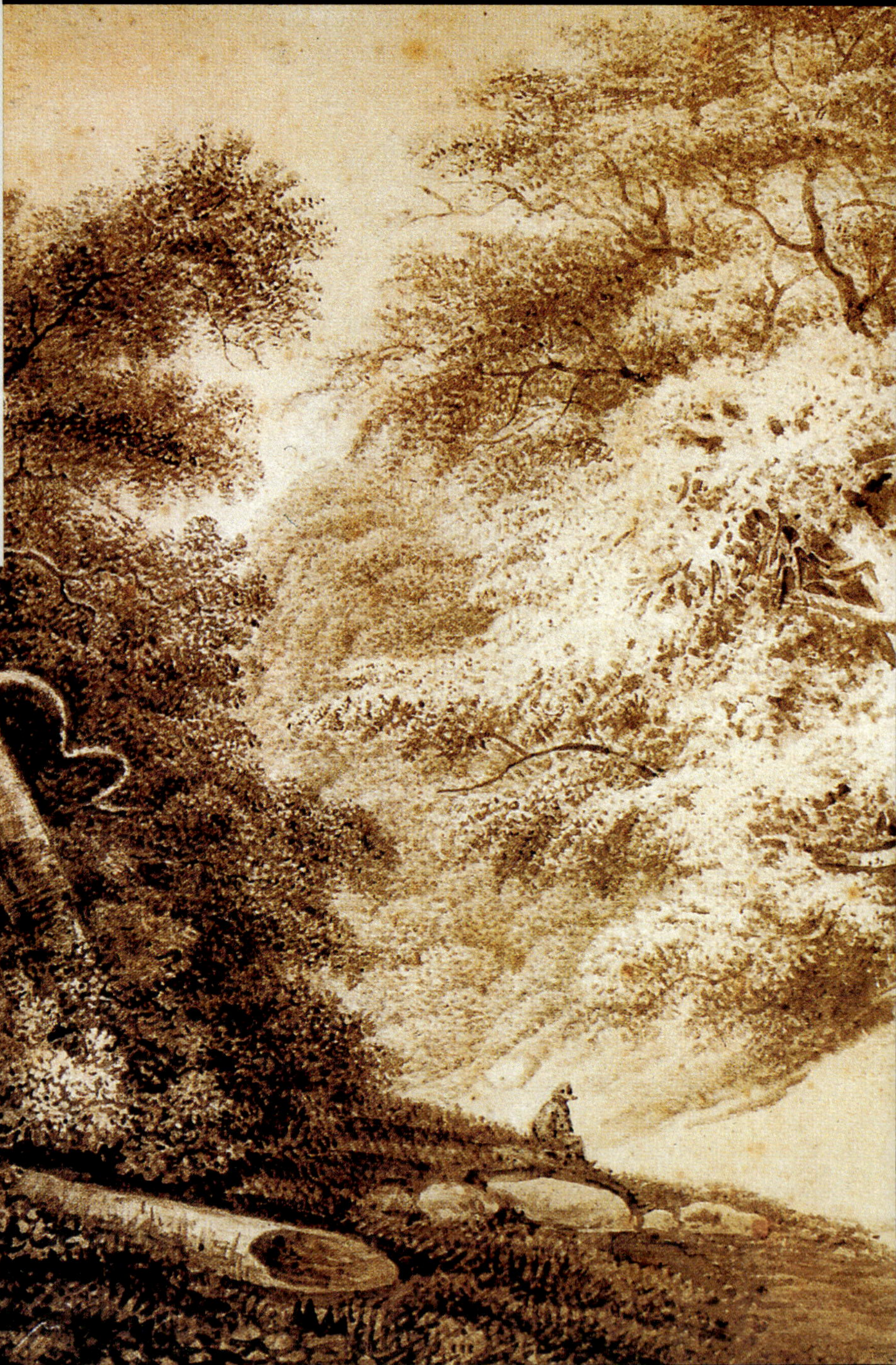

Friedrich, *Wanderer im Schatten von Eichen auf Rügen*, Ausschnitt, 1798–99, Greifswald, Museum der Stadt

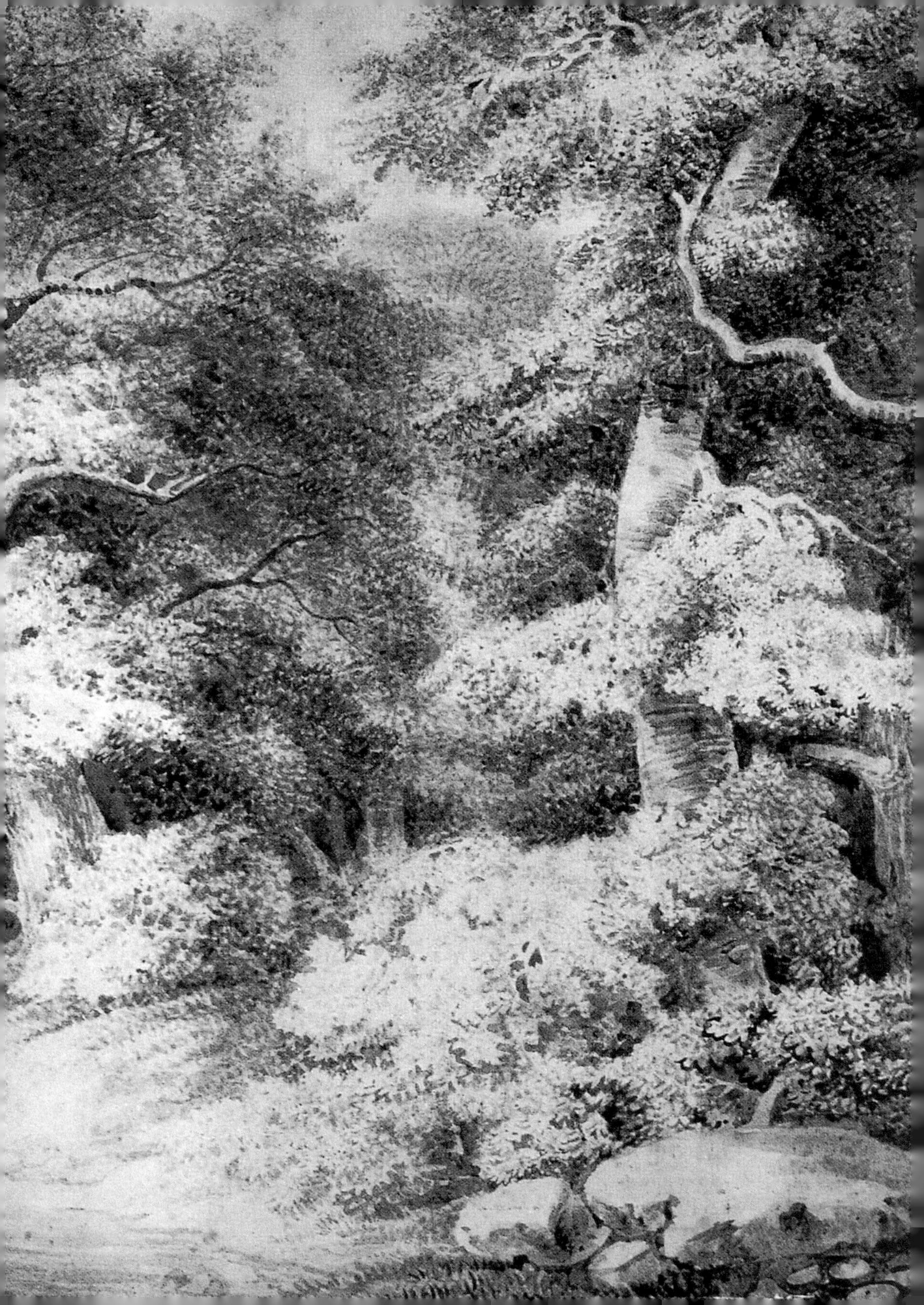

Kindheit in Greifswald

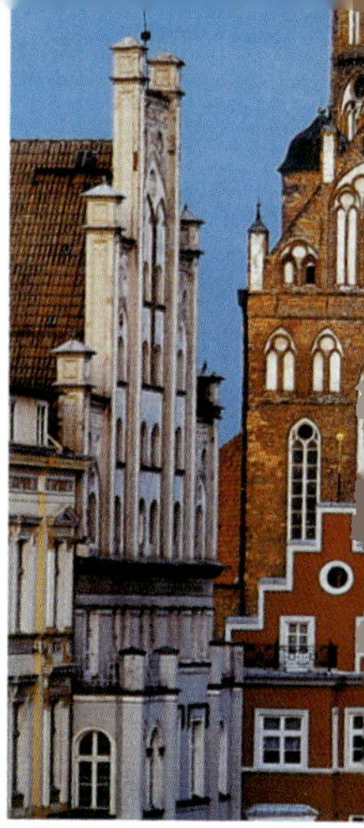

▲ Die Fassade von Sankt Nicolai überragt die bunt getünchten Häuser von Greifswald. Die Pfarrkirche ist im Stil der Backsteingotik errichtet, die in Nordeuropa eine ihrer Hauptverbreitungsgebiete hatte.

Greifswald, eine kleine, pommersche Hafenstadt an der deutschen Ostseeküste, hat im 18. Jahrhundert seine Bedeutung als reicher Handelsplatz längst verloren. Seit 1648 ist die Stadt im Besitz des schwedischen Königreichs. Hier erblickt Caspar David Friedrich am 5. September 1774 das Licht der Welt. Er ist das sechste der zehn Kinder des Seifensieders und Kerzenziehers Adolph Gottlieb Friedrich und dessen Frau, Sophie Dorothea, geborene Bechly, die beide aus Neubrandenburg stammen. Caspar David ist ein scheuer, stiller Junge, dessen Kindheit von etlichen schmerzlichen Erfahrungen überschattet wird. Als er sieben Jahre alt ist, stirbt die Mutter, sechs Jahre später ertrinkt sein älterer Bruder beim Versuch, den kleinen, ins Eis eingebrochenen Caspar zu retten. Die strenge protestantische Erziehung durch den Vater sowie die empfindsamen Dichtungen des Pastors Gotthard Ludwig Kosegarten hinterlassen einen prägenden Eindruck auf die Welt- und Natursicht des zukünftigen Malers. Mit pietistisch und religiös gefärbter Literatur wird er durch seinen Mentor, Johann Gottfried Quistorp, vertraut gemacht, der an der Greifswalder Universität Zeichnen lehrt. Unter seiner Anleitung beginnt Caspar David 1790 Gemälde und Veduten aus Quistorps Sammlung zu kopieren und fertigt erste Zeichnungen nach der Natur.

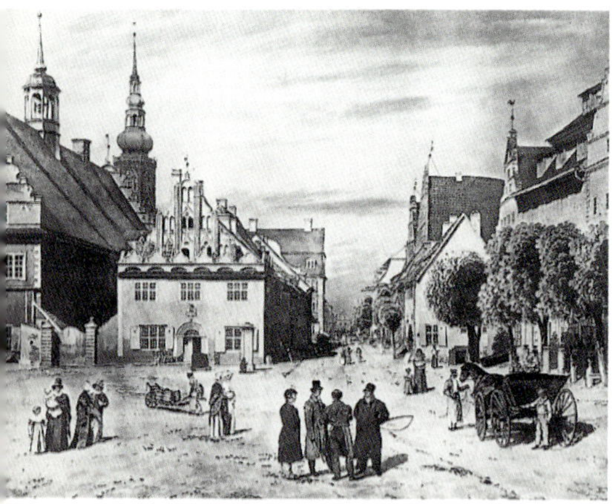

◄ Friedrich, *Der Marktplatz von Greifswald,* 1818, Greifswald, Museum der Stadt. Nach nahezu 200 Jahren unter schwedischer Herrschaft fiel Friedrichs Heimatstadt 1815 an Preußen.

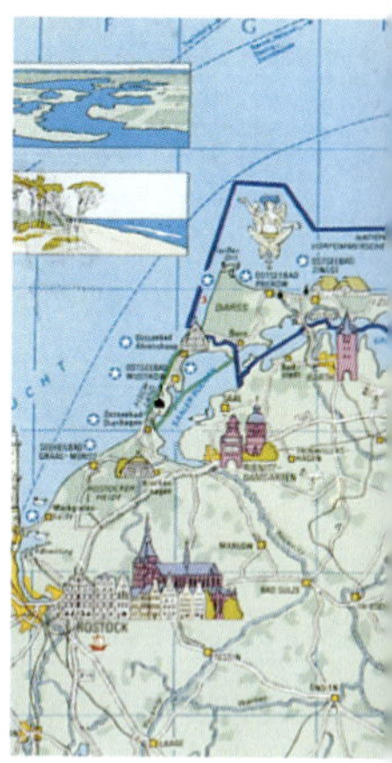

► Caspar David Friedrichs pommersche Heimat: der Geburtsort Greifswald und die Insel Rügen.

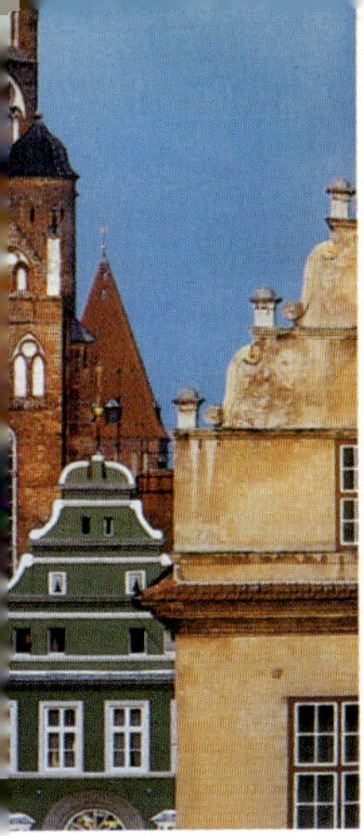

▶ Friedrich, *Bildnis des Vaters,* um 1789, Greifswald, Museum der Stadt. Adolph Gottlieb Friedrich ließ sich 1763 in Greifswald nieder.

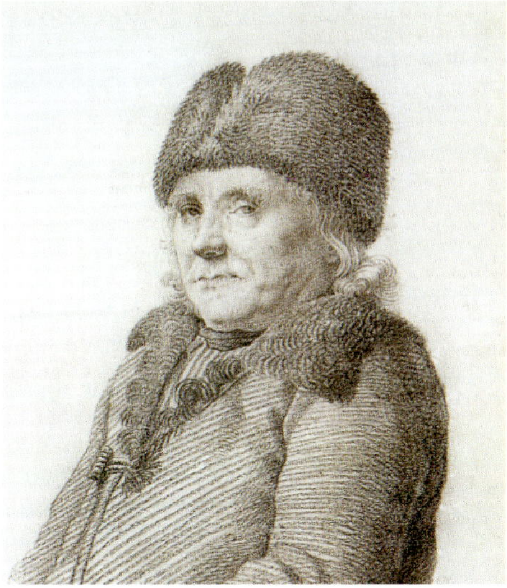

▼ Friedrich, *Bildnis der Schwester Catharina Dorothea,* um 1801–02, Stuttgart, Staatsgalerie, Graphische Sammlung. Catharina heiratete 1791 den Pastor August Sponholz.

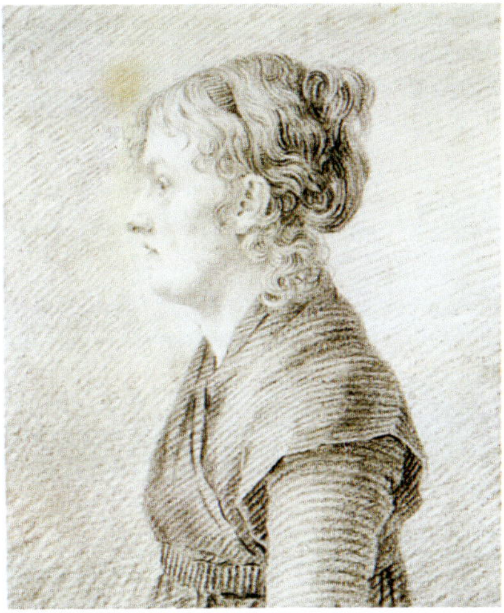

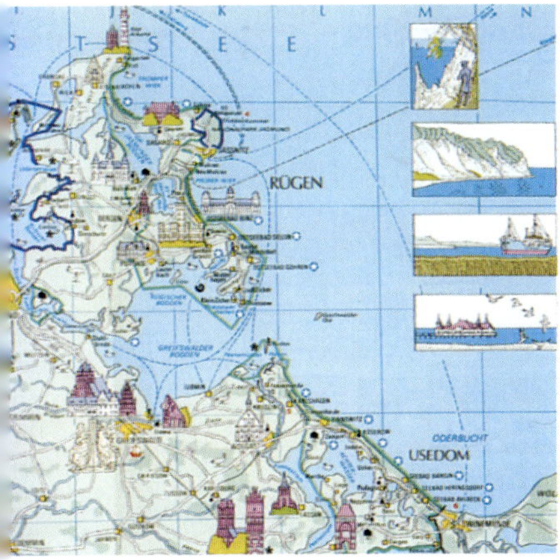

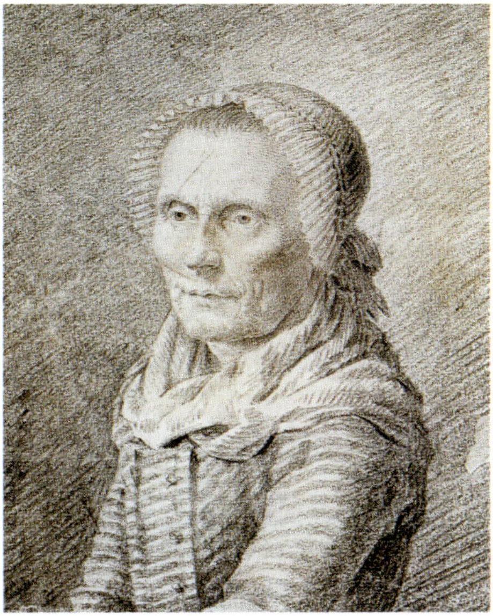

▲ Friedrich, *Mutter Heiden,* um 1801–02, Kiel, Stiftung Pommern, Gemäldegalerie und Kulturgeschichtliche Sammlungen. Nach dem frühen Tod der Mutter versorgte »Mutter Heiden«, wie die Haushälterin liebevoll genannt wurde, die kinderreiche Familie des Seifensieders Friedrich.

Die neue Empfindsamkeit

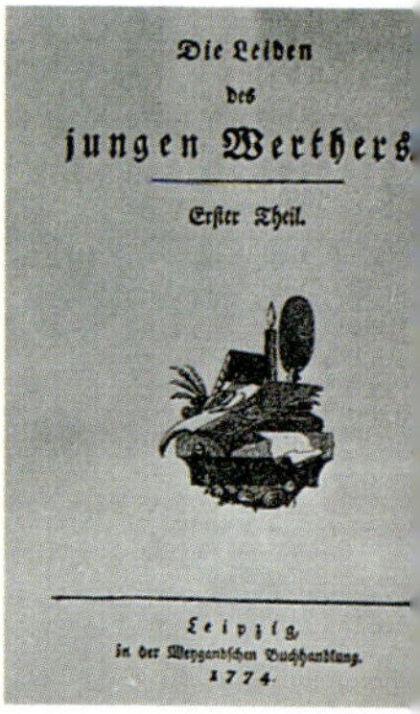
Die Leiden des jungen Werthers. Erster Theil. Leipzig, in der Weygandschen Buchhandlung. 1774.

Johann Wolfgang von Goethes 1774 in Leipzig veröffentlichter Roman *Die Leiden des jungen Werthers* bringt das Lebensgefühl der jungen deutschen Dichter des Sturm und Drang nachhaltig zum Ausdruck. Zu den neuen Leitideen werden nun die Rückkehr zur Natur und die Wiederentdeckung von Gefühl und schöpferischer Phantasie, eine Gegenreaktion auf die rein rationale Geisteshaltung der Aufklärung. Das zentrale Thema in Goethes Romans ist Werthers unglückliche Liebe zu Lotte, vor deren Ausweglosigkeit er in den Selbstmord flieht. Der Roman ist freilich mehr als nur eine tragische Liebesgeschichte, er ist das Bekenntnis einer empfindsamen Künstlerseele, die an den Zwängen der bürgerlichen Gesellschaft zugrunde geht. Der Roman wurde zu einem Welterfolg, zu einem wahren Kultbuch; sogar in China bemalte man Teetassen mit Werther-Motiven. Das Ideal der Freiheit von gesellschaftlichen Zwängen kommt auch in den Werken von Schriftstellern wie Gottfried August Bürger, Jakob Michael Reinhold Lenz, dem jungen Friedrich Schiller sowie Johann Gottfried Herder zum Ausdruck. Um die achtziger Jahre des 18. Jahrhunderts macht sich eine neue Entwicklung bemerkbar: Goethe und Schiller, aber auch andere deutsche Denker suchen nun, Gefühl und Verstand miteinander in Einklang zu bringen. Dieses Streben nach harmonischer Ausgeglichenheit ist der Leitgedanke der deutschen Klassik und der Philosophie Kants.

▶ Johann Heinrich Tischbein, *Goethe in der Campagna,* 1786–87, Frankfurt a. M., Städelsches Kunstinstitut. Das Gemälde zeigt Goethe auf einer Rast im Umland Roms. Seine Italienreise (1786–1788) führte den Dichter an viele der berühmtesten Stätten des Landes.

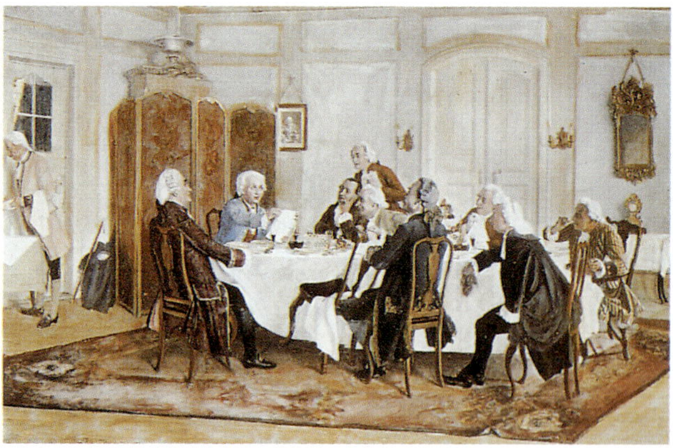

◀ *Kant und seine Tischgenossen* hat Emil Doerstling hier in einer lebhaften Diskussion festgehalten. Vielleicht legt Kant seinen Gästen gerade die Grundgedanken seiner Philosophie der »reinen Vernunft« dar, die im Gegensatz zur Haltung des Sturm und Drang Neigung und Gefühl dem Verstand unterordnet.

Die Leiden des jungen Werthers

In diesem Briefroman hat Goethe seine Liebe zu Charlotte Buff verarbeitet, die er 1772 in Wetzlar kennengelernt hatte. Daneben ist die Tragödie seines Freundes Karl Wilhelm Jerusalem mit eingeflossen, der sich wegen seiner aussichtslosen Liebe zu einer verheirateten Frau erschoß, und auch Goethes Trennung von Maximiliane Laroche findet sich darin wieder. Der Roman löste ein wahres »Werther-Fieber« aus; der Titelheld wurde zur Symbolfigur des Sturm und Drang.

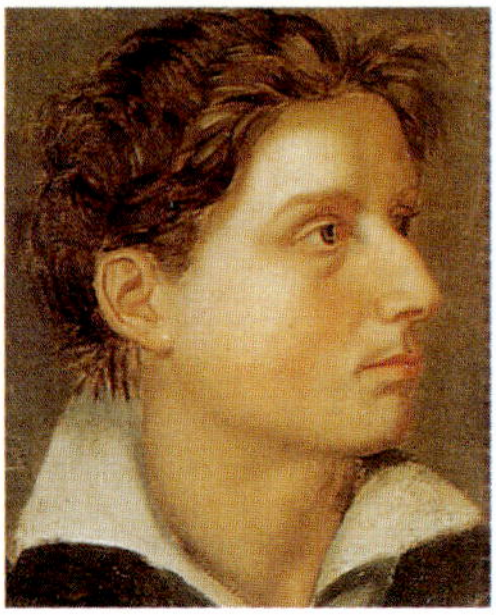

▲ *Friedrich Schiller* im Alter von 21 Jahren in einem 1780 von Jakob Friedrich Weckerlin gemalten Bildnis. Der Dichter hatte gerade sein erstes, dem Sturm und Drang verpflichtetes Schauspiel *Die Räuber* vollendet.

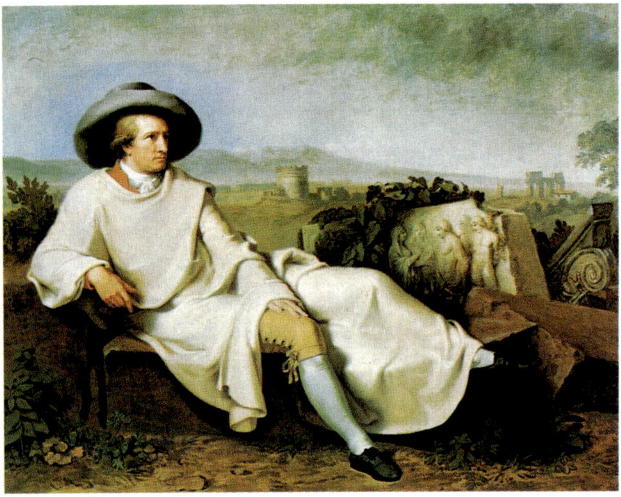

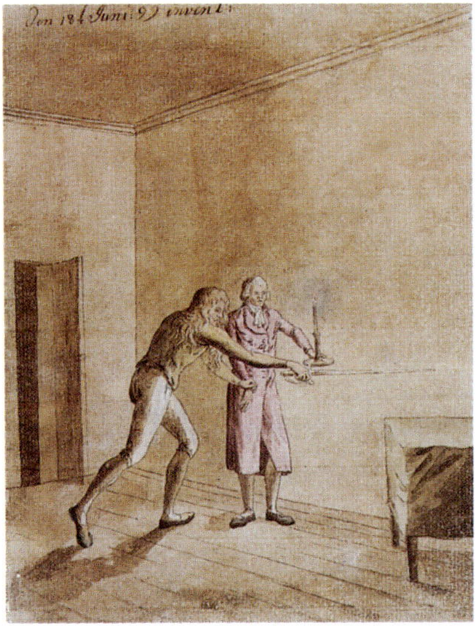

▶ Friedrich, *Szenenbild zu Schillers Die Räuber – Franz und Daniel, 5. Akt, 1. Szene,* 1799, Berlin, Kupferstichkabinett. Der Konfliktstoff in Schillers zwischen 1777 und 1780 entstandenem Drama resultiert aus der schwierigen Beziehung zwischen Karl Moor und seinem Vater sowie dem Zwist mit seinem Bruder Franz. Hier sehen wir Franz Moor, der von seinem Diener Daniel verlangt, er solle ihn mit dem Degen töten.

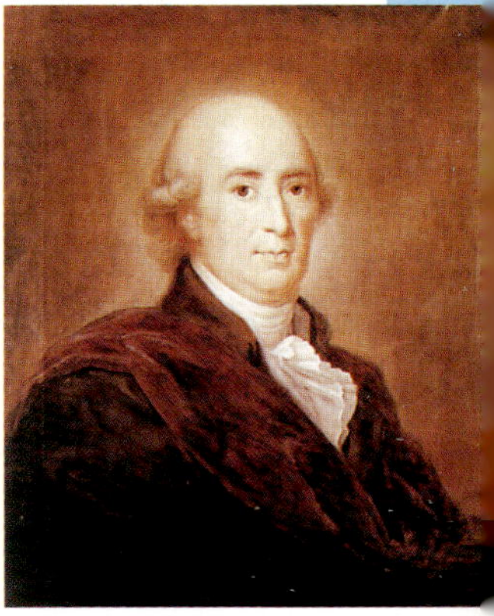

▲ Kopie nach einem 1809 von Gerhard von Kügelgen gemalten Bildnis, *Johann Gottfried Herder,* Frankfurt a. M., Freies Deutsches Hochstift. Neben Johann Georg Hamann und Heinrich Wilhelm von Gerstenberg gilt Herder als einflußreichster Wegbereiter der literarischen Bewegung des Sturm und Drang.

Studienzeit in Kopenhagen

Dem Rat seines Lehrers Quistorp folgend, schreibt sich Friedrich 1794 an der Kopenhagener Kunstakademie ein, die in jener Zeit eine der liberalsten Europas ist. Zu seinen Lehrern zählen Jens Juel und Christian August Lorentzen sowie der berühmte Historienmaler Nicolai Abildgaard. Unter ihrer Anleitung zeichnet er nach Gipsabgüssen antiker Plastiken, nach Modellen und nach der Natur. In einigen der zahlreichen aus jener Zeit erhaltenen Skizzen, Aquarelle und Zeichnungen hält Friedrich sich in der Motivwahl – Ruinen, Sarkophage, antike Tempel – wie auch in der Zeichenweise an den akademischen Kanon; andere lassen jedoch bereits eine selbständige Naturbeobachtung und eine feine Umrißtechnik erkennen, Voraussetzungen für Friedrichs spätere Meisterwerke. In Kopenhagen freundet er sich mit dem Maler Johan Gebhard Lund an, dem er sein 1800 entstandenes *Selbstbildnis* (Seite 2) schenkt. Lund wird später häufig bei ihm in Dresden zu Gast sein. 1798 verläßt Friedrich die dänische Hauptstadt und läßt sich, nach Zwischenaufenthalten in Greifswald und Neubrandenburg, in Dresden nieder.

▶ Jacob van Ruisdael, *Ansicht von Haarlem, mit l'Huis ter Kleef im Vordergrund,* um 1670, Madrid, Sammlung Thyssen-Bornemisza. Friedrich orientierte sich auch an den niederländischen Landschaftsmalern des 17. Jahrhunderts.

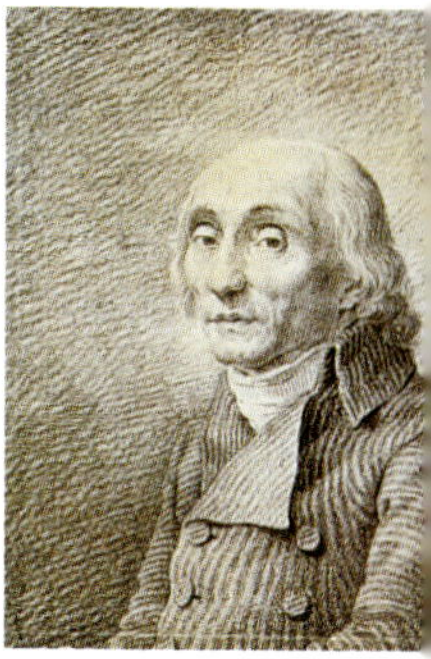

▼ Friedrich, *Bildnis Ernst Theodor Johann Brückner* (?), 1798 oder 1801, Berlin, Kupferstichkabinett. Pfarrer Brückner, der auch Homer übersetzte und selbst dichtete, war der Schwiegervater von Caspar Davids Bruder Adolph.

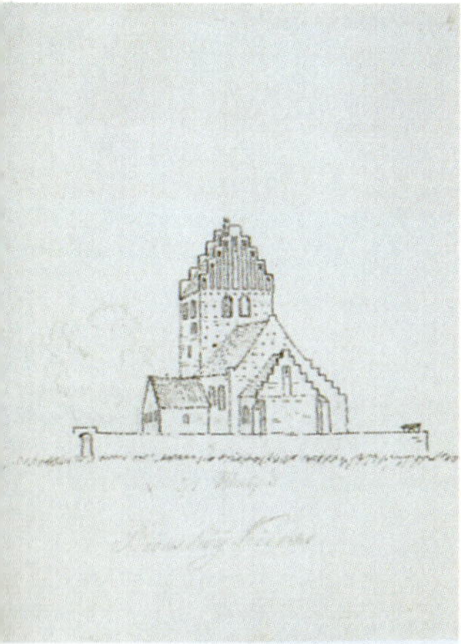

▲ In dieser um 1797–98 entstandenen Zeichnung hat Friedrich die kleine *Kirche von Brønshøj bei Kopenhagen* festgehalten (Köln, Sammlung Heiner Friedrich).

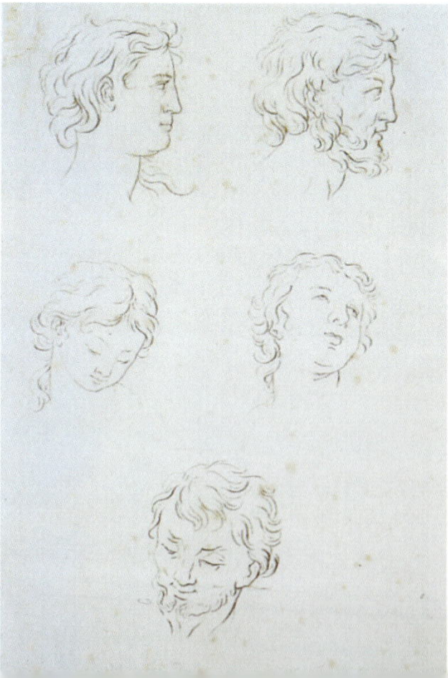

◀ Friedrich, *Studien von Köpfen,* 1790–94, Greifswald, Museum der Stadt. Zu den Zeichnungen, die Friedrich während seiner Lehrjahre fertigte, zählen Detailstudien, Akte sowie Darstellungen mythologischer Motive. Er hielt sich dabei genau an die Modelle, die der Künstler Johann Daniel Preisler in seinem 1728 veröffentlichten Buch vorgab. Noch hatte sich Friedrich nicht von der akademischen Zeichenweise gelöst und zu seinem eigenen Stil gefunden.

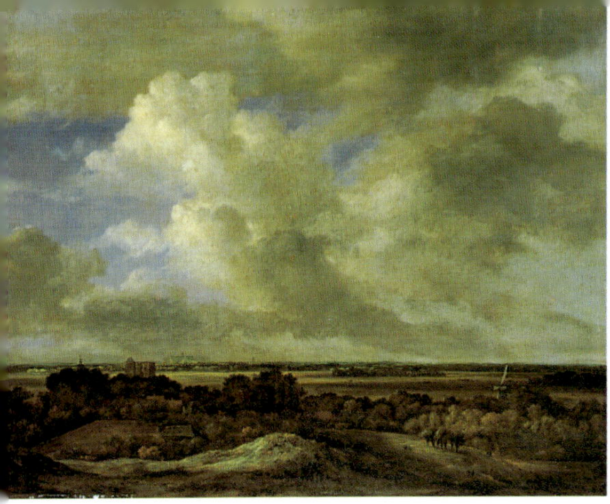

▼ Friedrich, *Quelle im Frederiksberger Garten I,* 1797, Dresden, Kupferstichkabinett. Zeichnungen wie diese lassen vermuten, daß Friedrich häufig Ausflüge in die Umgebung von Kopenhagen unternahm.

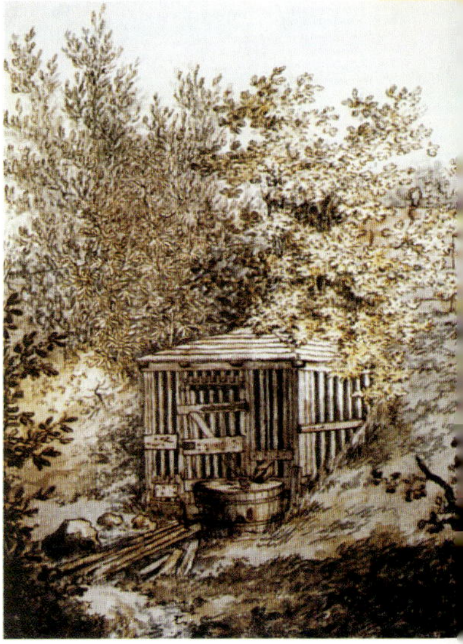

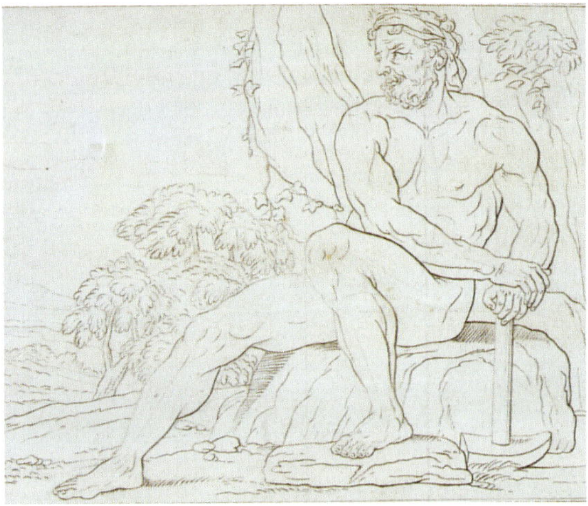

▲ Friedrich, *Landschaft mit Hephäst,* 1790–94, Greifswald, Museum der Stadt.

▶ Nicolai Abraham Abildgaard, *Erzengel Michael im Kampf mit Satan um den toten Moses,* um 1782–85, Aarhus, Kunstmuseum. Der Künstler stellte bevorzugt ungewöhnliche mythologische, historische oder biblische Szenen dar. Die Legende vom Kampf um den Leichnam des Moses geht auf den Judasbrief der Bibel zurück.

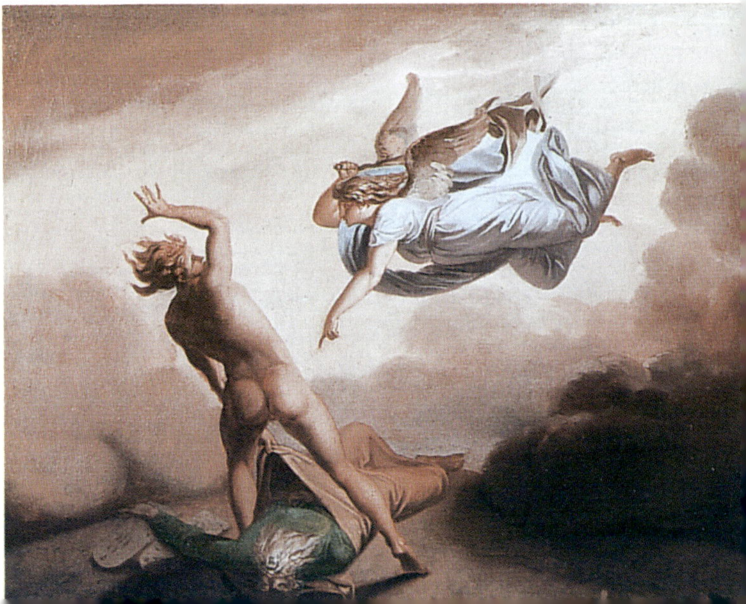

Kopenhagen am Ende des 18. Jahrhunderts

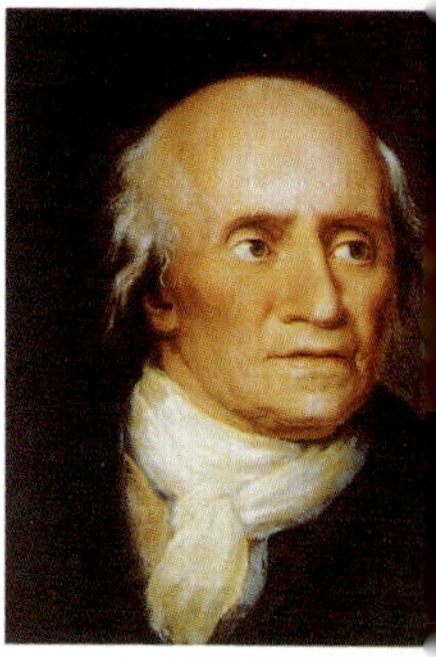

▲ Johann Heinrich Wilhelm Tischbein, *Friedrich Gottlieb Klopstock,* um 1800. Mit seinen berühmten Oden gab Klopstock der deutschen Dichtung neue Impulse und wurde zum Wegbereiter der Lyrik der Empfindsamkeit und des Sturm und Drang.

Als Caspar David Friedrich nach Kopenhagen kommt, hat Friedrich Gottlieb Klopstock die Stadt bereits seit einiger Zeit verlassen. Klopstock war 1751 von König Friedrich V. nach Dänemark berufen und schnell zum Mittelpunkt des deutsch-dänischen Dichterkreises geworden, in dem auch ein anderer Wegbereiter des Sturm und Drang verkehrte, Heinrich Wilhelm von Gerstenberg. Klopstocks Oden an die Natur, seine religiös geprägten Dichtungen, in denen er den Wert der Freundschaft, der Liebe und des Glaubens preist, sollten über Jahre hinweg die dänische Literatur und Kunst beeinflussen. Während Quistorp und später Kosegarten den jungen Caspar David Friedrich mit Klopstocks Werk und pietistischer Dichtung vertraut machen, führt ihn sein Lehrer Abildgaard in die sogenannte Nordische Renaissance ein. Abildgaard ist ein Kenner der englischen Literatur, der nordischen Sagenwelt und der im 18. Jahrhundert erfundenen Dichtungen des fiktiven gälischen Barden Ossian. Diese kulturellen Anregungen gehen in Friedrichs Vorstellungswelt ein und finden später ihren Niederschlag in seiner Bildsprache.

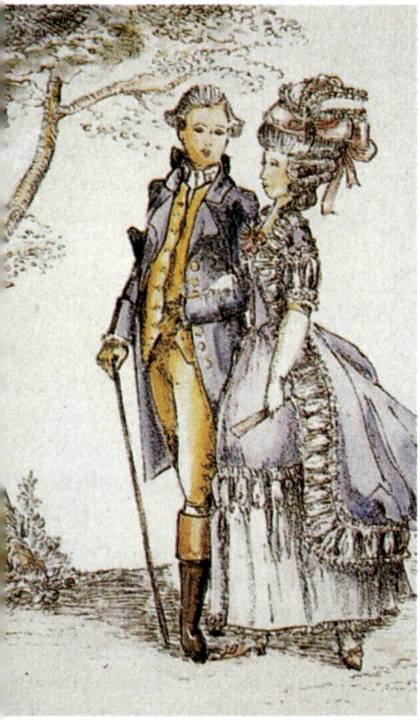

◀ In der Zeit von Aufklärung und Sturm und Drang trugen die Frauen weite, mit Spitzen und Rüschen besetzte Röcke und Krinolinen. Die Herrenmode schrieb enganliegende Hosen und knielange Jacken vor.

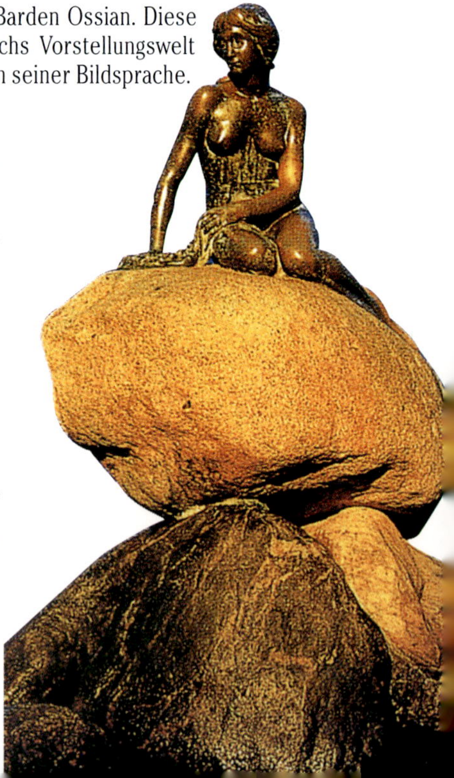

▶ *Die kleine Meerjungfrau* aus dem Märchen von Hans Christian Andersen. Die von Edvard Erikson um 1913 geschaffene Bronzeplastik sitzt auf einem Felsen an der Hafenpromenade von Kopenhagen.

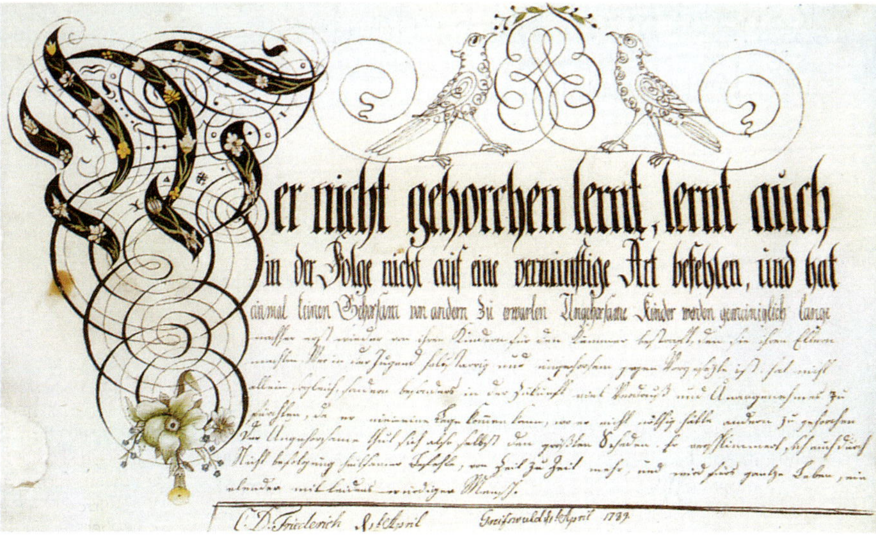

▲ Friedrich, *»Wer nicht gehorchen lernt, lernt auch in der Folge nicht auf eine vernünftige Art befehlen…«*, 1789, Hamburg, Kunsthalle. Friedrichs Zierschriftübungen zeugen von der puritanisch-strengen Erziehung durch den Vater.

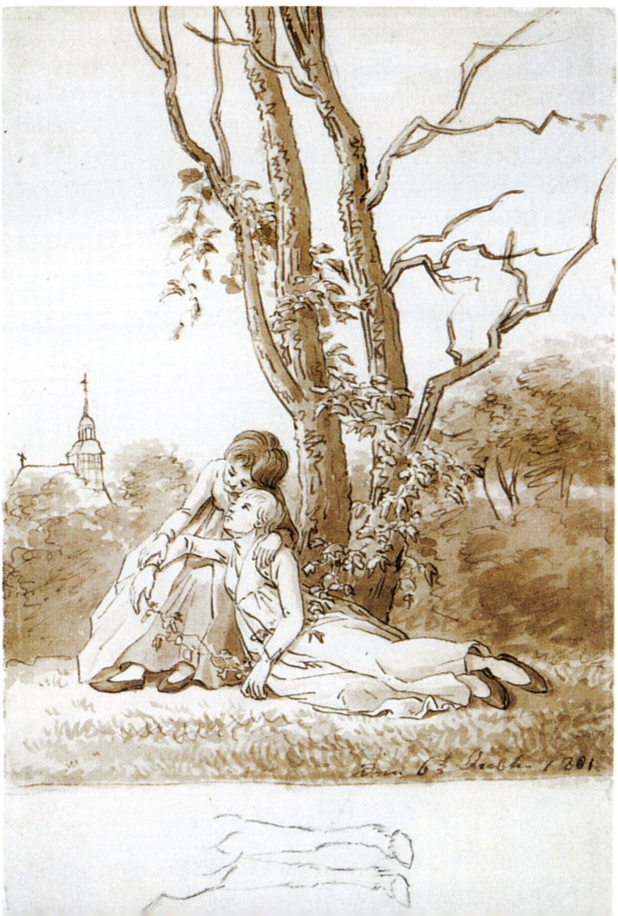

▶ Friedrich, *Zwei vor einer Baumgruppe ruhende Mädchen*, 1801, Dresden, Kupferstichkabinett. Die Stimmung dieser Zeichnung ist auf den Einfluß von Kosegartens empfindsamer Liebeslyrik zurückzuführen.

Friedrich an der Dresdner Akademie

▲ Friedrich, *Segelboote vor einer Felsenküste,* 1798, Greifswald, Museum der Stadt. Als Motive für seine in diesen Jahren gefertigten Bleistift-, Feder- oder, wie in diesem Fall, Sepiazeichnungen wählte Friedrich häufig Schiffe, ein Motiv, das er auch künftig immer wieder darstellen sollte. In den späteren Gemälden steht das Schiff symbolisch für die Lebensfahrt, die den Menschen von dieser in eine andere Welt geleitet.

Im Herbst des Jahres 1798 läßt sich Friedrich in Dresden nieder, das wegen seiner Kunstschätze seit dem 17. Jahrhundert als das deutsche Florenz gilt. Die Stadt besitzt einen weitreichenden Ruf als Kulturzentrum, dem zahlreiche Künstler, Schriftsteller und Gelehrte folgen. Die Schule der Dresdner Landschaftsmaler steht in hohem Ansehen. Bilder von Philipp Veit, Adrian Zingg und Johann Christian Klengel sind bei Kunstsammlern sehr begehrt, und Friedrich kennt vermutlich ihre Landschaftsdarstellungen von Drucken her. Der angehende Maler schreibt sich zwar an der Kunstakademie ein, nimmt an den Kursen jedoch nur selten teil. Statt dessen besucht er häufig die Gemäldegalerie und durchstreift die Umgebung Dresdens, um nach der Natur zu zeichnen. Bäume und Sträucher, Landschaftsausschnitte und Mühlen sind die bevorzugten Motive, die er auf seinen einsamen Wanderungen in höchst differenzierten Bleistiftzeichnungen festhält. Diese Entwürfe, die zum Teil als geschlossene Skizzenbücher vorliegen, überarbeitet er später mit der Feder oder laviert sie. Seine intensiven Studien betreibt Friedrich bis zum Frühjahr 1801, dann verläßt er Dresden, um einige Zeit in Greifswald zu bleiben.

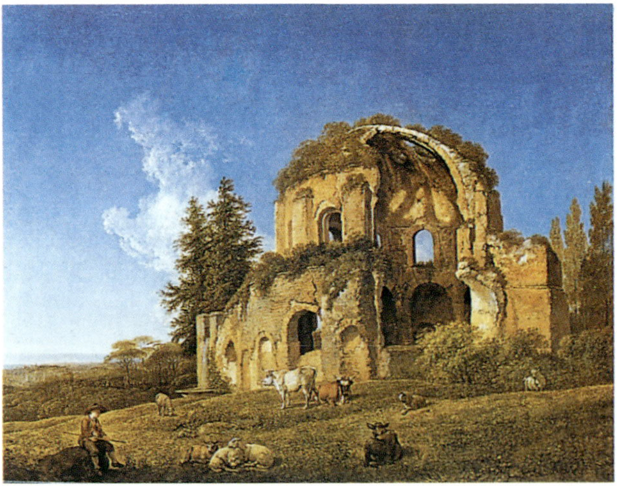

◀ Johann Christian Klengel, *Römische Landschaft mit der Ruine des Minerva-Medica-Tempels,* 1790–92, Dresden, Gemäldegalerie. Klengel überwand die traditionelle Sehweise der niederländischen Malerei und wurde zu einem der Wegbereiter der romantischen Landschaftsdarstellung.

▶ Die »Zitronenpresse«, die Glaskuppel der Dresdner Kunstakademie, errichtet Ende des 19. Jahrhunderts; auf der Spitze eine geflügelte *Nike*.

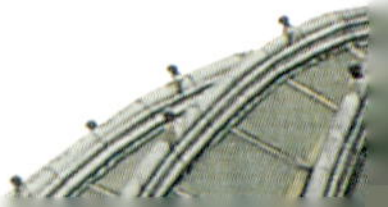

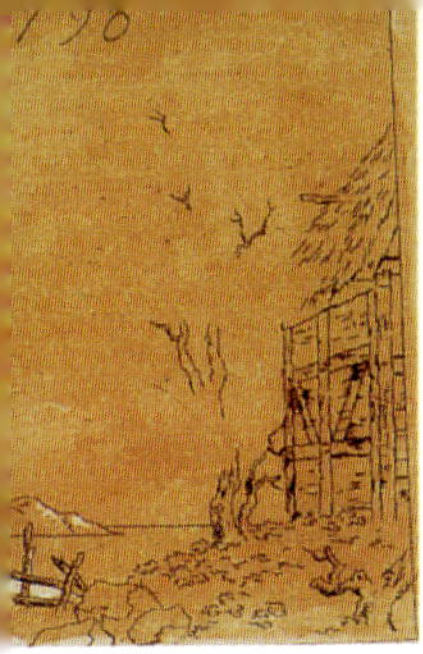

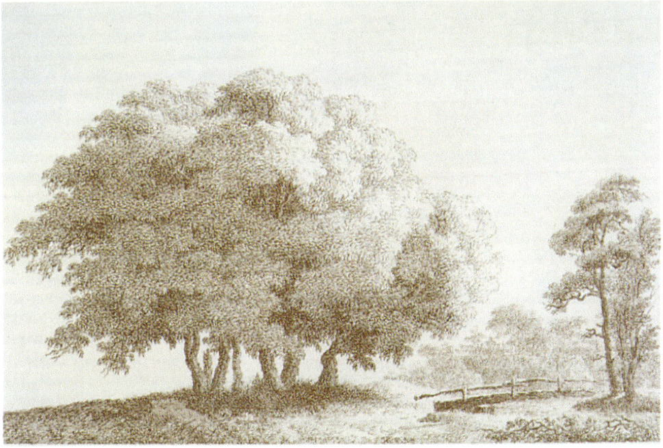

▶ Friedrich, *Baumgruppe mit Brücke,* 1800, Wolfenbüttel, Herzog August Bibliothek. Der Stich läßt ein feines Gespür für die Natur erkennen.

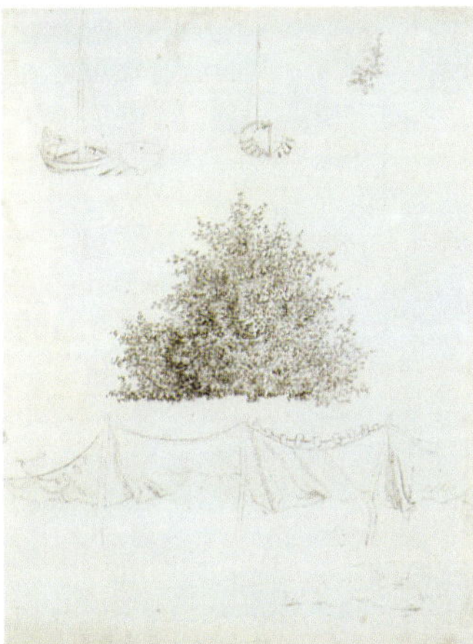

▶ Friedrichs Bleistiftskizzen von Fischernetzen, Bäumen und Booten waren ein erster Ansatz, die Wirklichkeit durch genaue Beobachtung festzuhalten. Jedes einzelne Blatt war mit größter Präzision durchgestaltet.

▼ Friedrich, *Bauernhäuser an einem Hang,* 1799, Wolfenbüttel, Herzog August Bibliothek. Der Einfluß der holländischen Landschaftsmalerei ist unverkennbar.

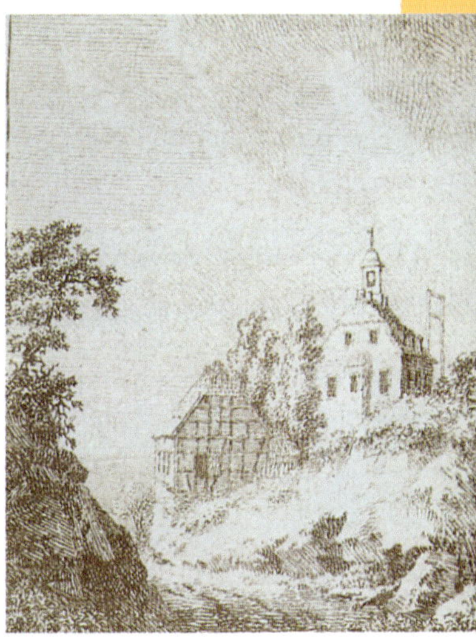

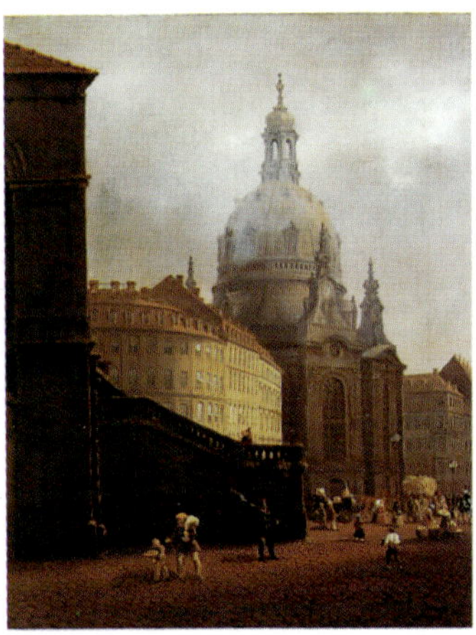

◀ Eduard Gärtner, *Die Dresdner Frauenkirche,* 1838, Privatsammlung. Der Grundstein dieser Kirche wurde 1726 gelegt.

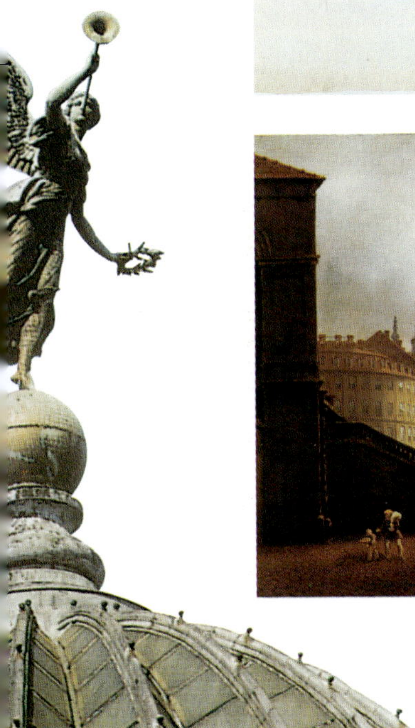

Die Landschafts-malerei vor Friedrich

▶ Claude Lorrain, *Landschaft mit Apollon und Hermes,* um 1645, Rom, Galleria Doria Pamphili. Claude Lorrains Landschaft zeugt von einer genauen Beobachtung der Natur, deren Details er jedoch zu einer idealen Landschaft arrangiert. Durch die maßvollen Proportionen und Kontraste verbinden sich Atmosphäre, Licht und Raum zu einem harmonischen Ganzen. Goethe schrieb: »Seine Bilder haben die höchste Wahrheit, aber keine Spur von Wirklichkeit«. Der Künstler schafft aus dem Geschauten eine als wahr empfundene, ideale Welt.

Als einer der ersten Künstler beginnt der flämische Maler Paul Bril um das Jahr 1600, die Landschaft für sich sprechen zu lassen und sie nicht mehr lediglich als Hintergrund für biblische oder geschichtliche Szenen zu verwenden. Bei den in der Folge von Annibale Carracci, Domenichino und insbesondere Claude Lorrain geschaffenen Bildern sind die biblischen oder mythologischen Figuren hingegen in ideale, zeitlose Landschaften integriert. Während Claude Lorrain die einzelnen Bildkomponenten zu harmonischen, in erhabene Stille und Feierlichkeit getauchten Kompositionen verbindet, entwickeln die Niederländer einen eher nüchternen Stil. Obgleich sie im Bildaufbau den klassischen kompositorischen Prinzipien folgen, beispielsweise durch die Verwendung von Kulissen, stellen van Ruysdael und Hobbema die Natur nicht mehr idealisiert, sondern objektiv und um ihrer selbst willen dar. Im 18. Jahrhundert entfernt sich das Landschaftsbild wieder von der Natur, wird idyllisch und nostalgisch. Die Bilder von Hubert Robert, Fragonard und Joseph Wright of Derby zeigen eine von sentimentalen Gefühlen bestimmte Naturdarstellung; das städtische Publikum sucht die entschwundene Einheit mit der Natur. Hier klingt bereits die visionär verklärte Landschaftsdarstellung des 19. Jahrhunderts an, in der die Natur zum Seelenspiegel des Künstlers wird.

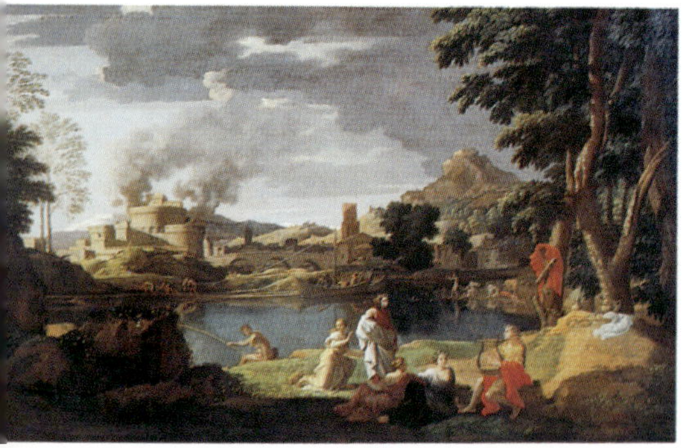

◀ Nicolas Poussin, *Landschaft mit Orpheus und Eurydike,* um 1650–51, Paris, Musée du Louvre. Im Hintergrund schlagen Rauchschwaden aus dem Castel Sant'Angelo.

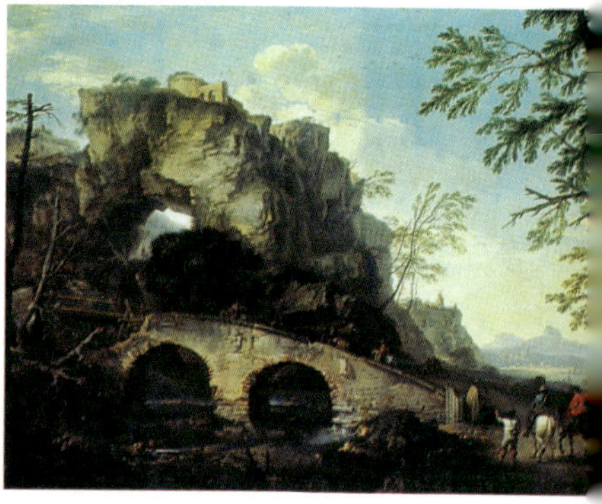

▲ Salvator Rosa, *Die eingestürzte Brücke,* um 1641, Florenz, Galleria Palatina. Die Romantiker vorwegnehmend, interpretierte Rosa die Natur subjektiv.

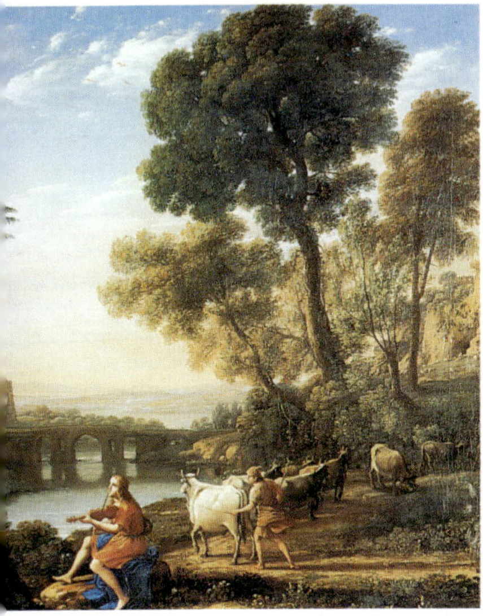

▼ Paul Bril, *Landschaft mit Lastenträger,* 1610, Brescia, Musei Civici. Der Flame Bril reiste 1574 nach Italien und blieb für den Rest seines Lebens dort; er starb 1626 in Rom. Seine Bilder zeigen wenig bekannte Ansichten der Ewigen Stadt, römische Silhouetten, verfallene Ruinen und Szenen aus dem Alltagsleben.

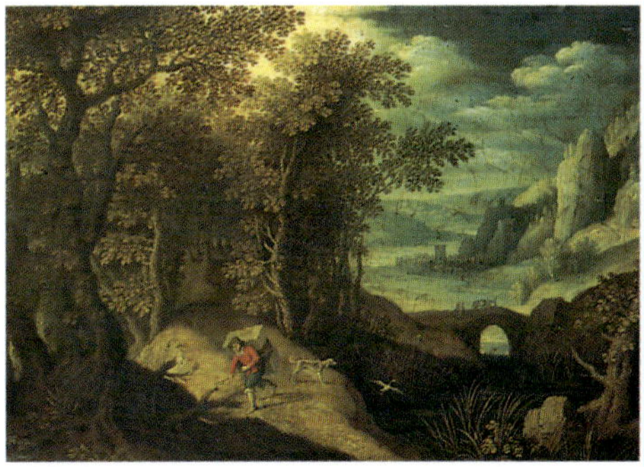

▶ Meindert Hobbema, *Die Allee von Middelharnis,* 1689, London, National Gallery. Der Künstler folgt in der Komposition der traditionellen Landschaftsdarstellung (Baumkulissen, rationale, ausgewogene Raumgestaltung), gleichwohl vermittelt das Bild den natürlichen Charakter der Landschaft.

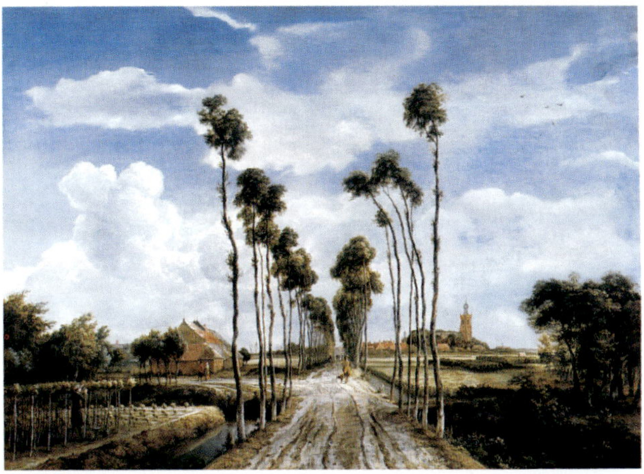

▶ Jacob van Ruysdael, *Haarlemer Landschaft,* 1660, Madrid, Sammlung Thyssen-Bornemisza. Das Gemälde des holländischen Meisters zeigt nicht eine idealisierte Natur, es veranschaulicht vielmehr das tatsächliche Gesicht der Landschaft um Haarlem zu jener Zeit.

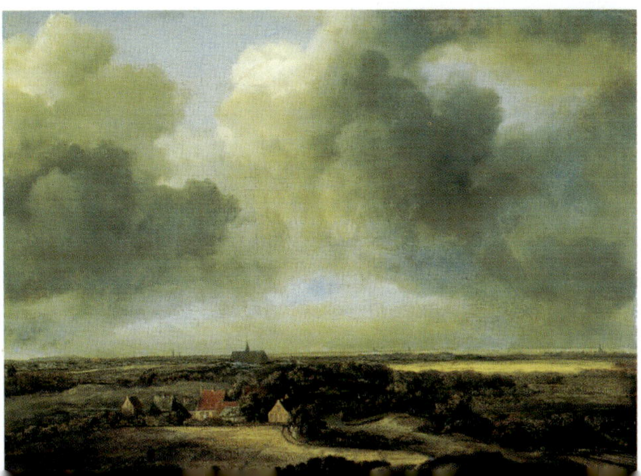

1801–1807

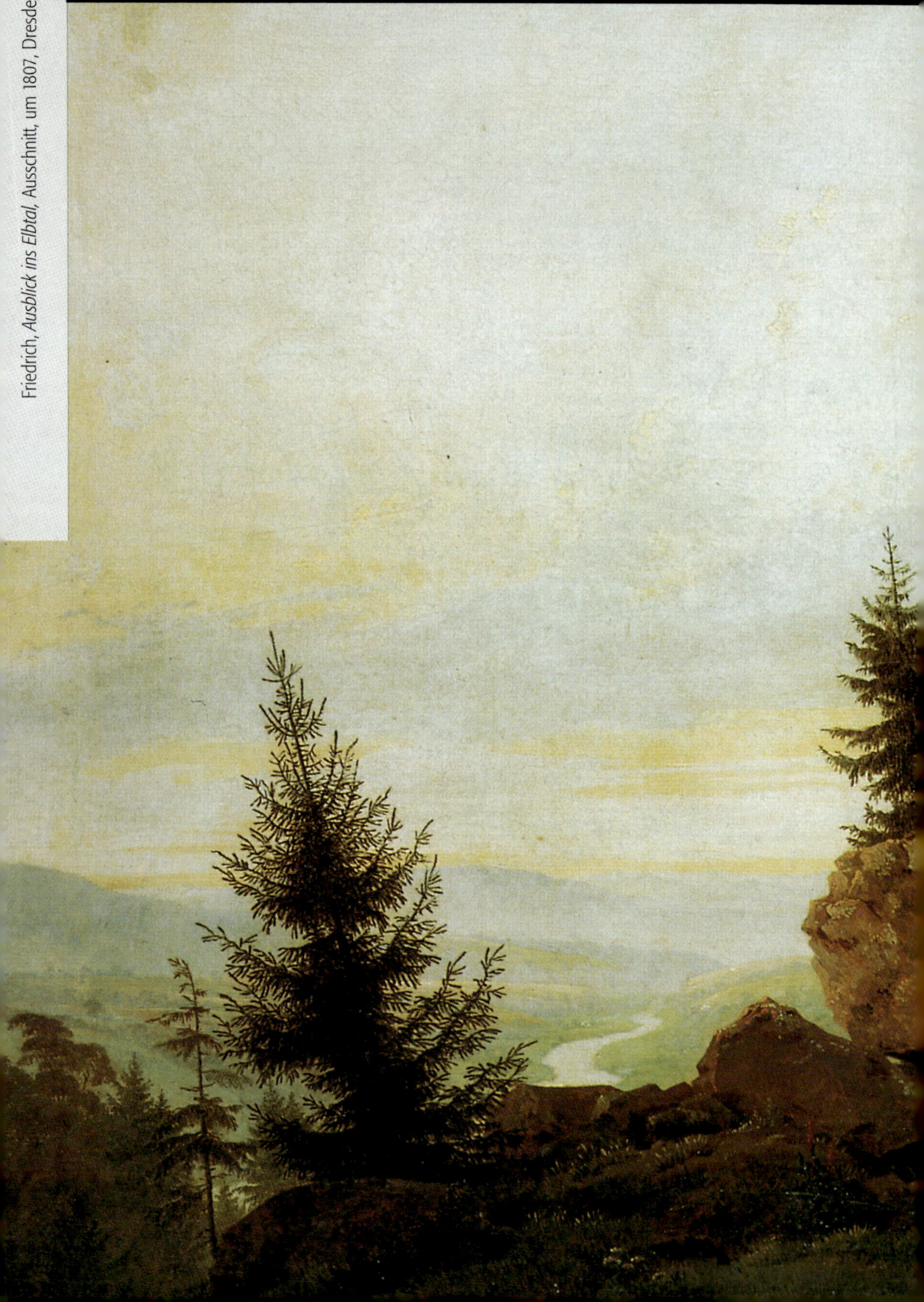

Friedrich, *Ausblick ins Elbtal,* Ausschnitt, um 1807, Dresden, Gemäldegalerie

Die Entfaltung als Künstler

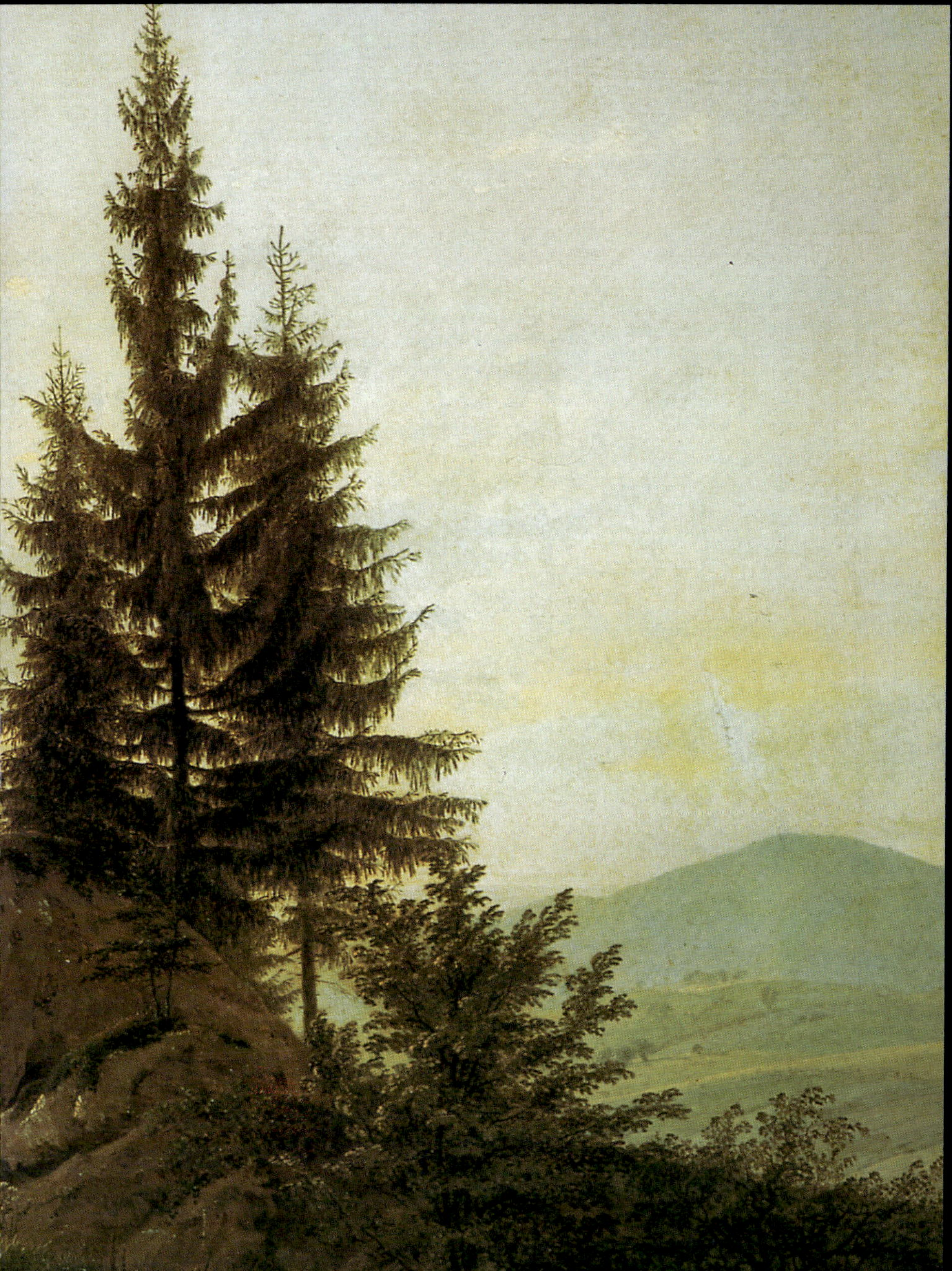

Reisen nach Rügen

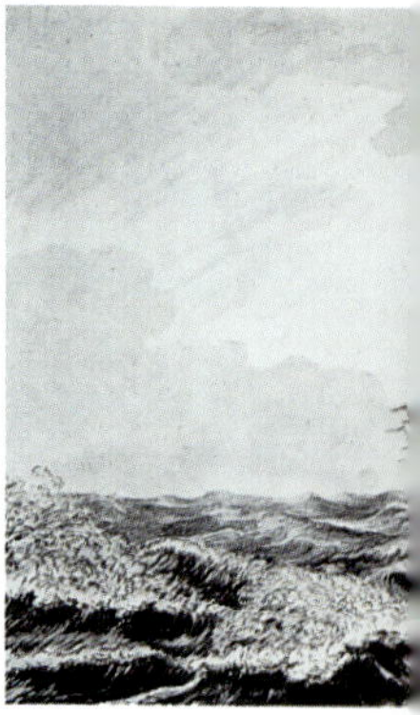

Das Frühjahr 1801 verbringt Friedrich mit Freunden in Neubrandenburg und zu Hause bei den Eltern in Greifswald. Im Sommer besucht er Rügen, die ebenso wirkliche wie erträumte Insel, berühmt wegen ihrer Steilküsten, den vor- und frühgeschichtlichen Zeugnissen und den weißen Kreidefelsen. Tief beeindruckt von der ursprünglichen Schönheit der Insel, findet Friedrich nun zu seiner eigenen Bildsprache, seinem eigenen Stil und löst sich von der konventionellen Landschaftsdarstellung seiner Zeit. Die im Sommer 1801 und bei seinem zweiten Rügenaufenthalt im Mai 1802 entstehenden Blätter zeigen eine Sicherheit in der Linienführung und eine Fähigkeit, die wechselnden Stimmungen der Landschaft am Meer einzufangen, wie sie seine früheren Zeichnungen noch nicht erkennen lassen. In dieser Zeit entwickelt er auch den ihm eigenen poetischen Ausdruck, der seine späteren Werke kennzeichnet. Unter dem Einfluß der Dichtung Kosegartens versteht er die Natur als Offenbarung Gottes, die Kunst aber als Mittler zwischen Gott und den Menschen. Naturtreue hat folglich religiöse Qualität und wird gleichsam zum Zwiegespräch mit Gott. Friedrich bekennt: »Ich muß mich dem hingeben, was mich umgibt, mich vereinigen mit meinen Wolken und Felsen, um das zu sein, was ich bin. Die Einsamkeit brauche ich für das Gespräch mit der Natur« – und mit Gott.

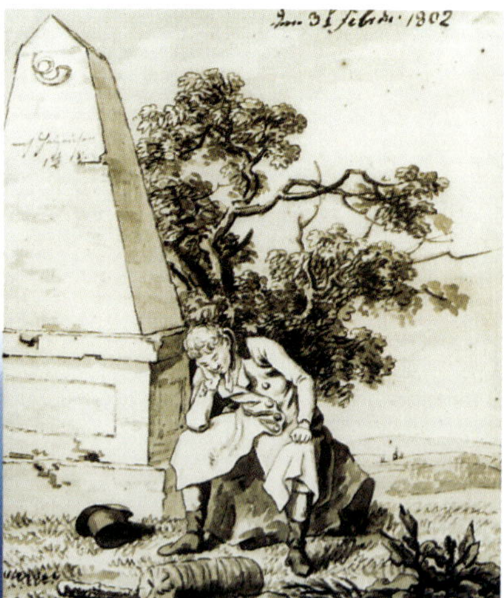

Friedrich, *Wanderer am Meilenstein,* 1802, München, Staatliche Graphische Sammlung. Müde und in sich gekehrt ruht sich der Wanderer aus – auch ein Sinnbild der romantischen Melancholie.

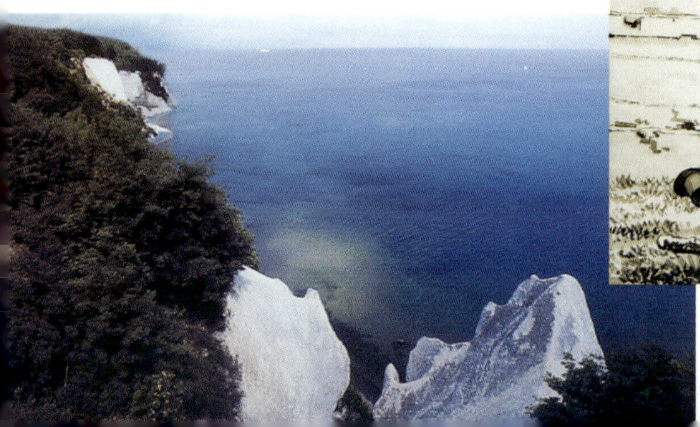

Die Wissower Klinken, die weißen Kreidefelsen, sind das Wahrzeichen Rügens.

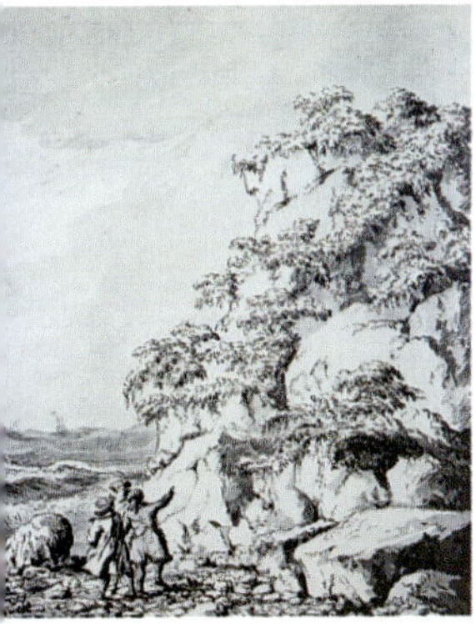

◄ Jacob Philipp Hackert, *Die Ostsee bei Rügen,* 1764, Berlin, Kupferstichkabinett. Ansichten der Landschaft von Rügen wurden unter anderem durch die Radierungen Hackerts verbreitet, der sich in den sechziger Jahren des 18. Jahrhunderts auf der Insel aufhielt, um die Sommerresidenz des Barons von Olthoff auszuschmücken.

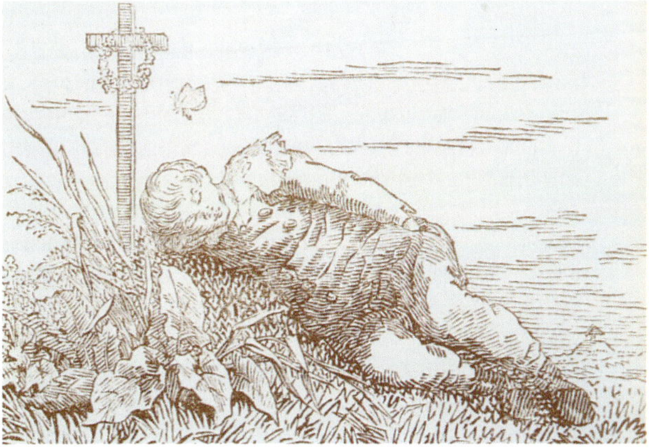

► Friedrich, *Der schlafende Knabe,* 1802, Wolfenbüttel, Herzog August Bibliothek. Die Darstellung des Schlafs als dem kleinen Bruder des ewigen Schlafs.

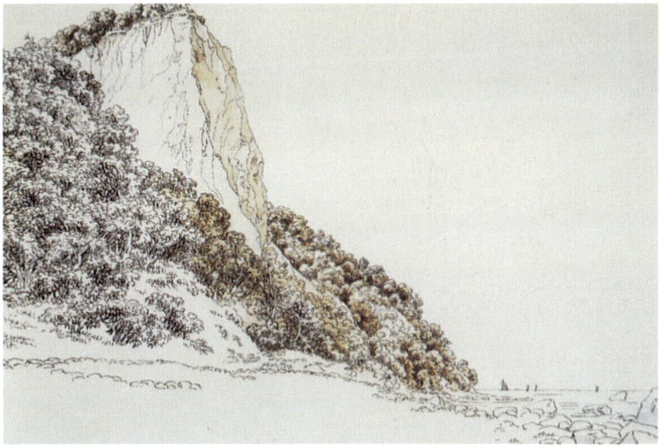

► In dieser Federzeichnung (Leipzig, Museum der Bildenden Künste) hat Friedrich 1801 die sogenannte *Stubbenkammer* festgehalten, Kreidefelsen an der Ostküste der Halbinsel Jasmund. Die Gegend ist heute ein Nationalpark.

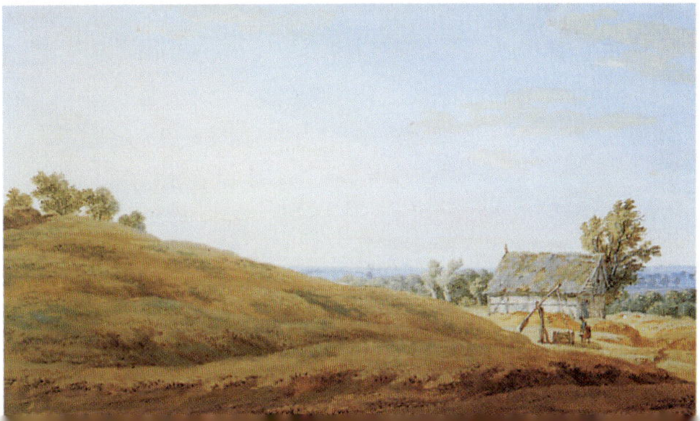

◄ Friedrich, *Hütte mit Ziehbrunnen auf Rügen,* 1802, Hamburg, Kunsthalle. Der niedrige Horizont wurde in der Folge zu einem Charakteristikum in Friedrichs Werk.

Heroische Landschaften bei Reinhart und Koch

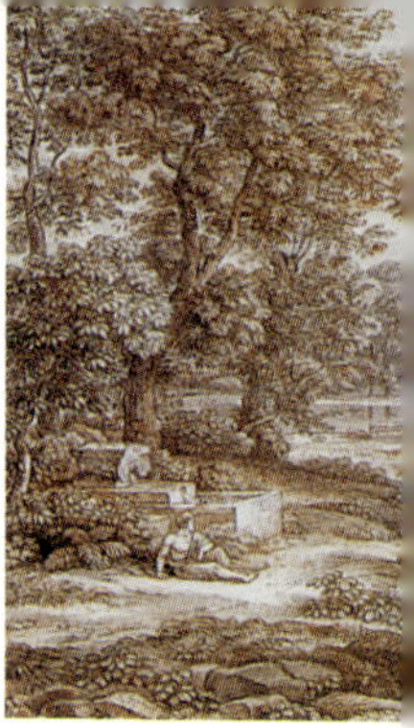

▲ Johann Christian Reinhart, *Italienische Landschaft,* 1813, Kopenhagen, Thorvaldsen-Museum. Vorbild für den Künstler waren die von Nicolas Poussin (1594–1665) und Gaspard Dughet (1615–1675) geschaffenen klassizistischen Gemälde, die, ausgehend von einer genauen Naturbeobachtung, eine ins Ideale gesteigerte Landschaft darstellten.

Johann Christian Reinhart reist 1789 nach Rom, Joseph Anton Koch 1797; beide Künstler halten sich von da an überwiegend in Italien auf. Treffpunkt der deutschen Italienreisenden, Künstler und Kulturinteressierten ist die Villa Malta am Park des Pincio-Hügels. Hier hält Karl Ludwig Fernow seine von Kants Denken geprägten Kunstvorträge: Kunst soll natürlich wirken, dabei jedoch die Natur nicht einfach in ihrem zufälligen Aussehen nachahmen, sondern nach deren schöpferischen Prinzipien vorgehen. Durch seine Vorstellungskraft soll der Künstler Werke schaffen, die die Natur sozusagen vervollkommnen. Bei Reinhart und Koch, die bereits ins Ideale gesteigerte klassizistische Landschaften malen, fallen Fernows Ansichten auf fruchtbaren Boden. Anregungen empfangen die beiden Landschaftsmaler auch von Asmus Jakob Carstens' Zeichnungen und figurativen Motiven, in denen er Themen der antiken Mythologie darstellt. Reinhart und Koch werden zu den bedeutendsten Vertretern der heroischen Landschaftsmalerei, in der Natur und Geschichte miteinander verwoben sind.

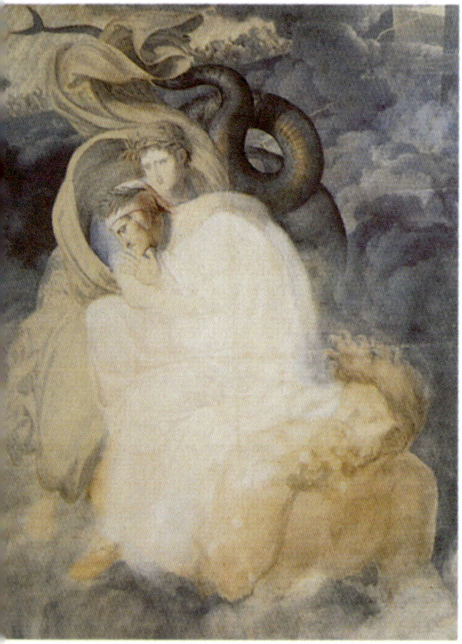

▲ Joseph Anton Koch, *Geryon trägt Dante und Vergil,* um 1822, Kopenhagen, Thorvaldsen-Museum. Koch malte das Bild im Auftrag von Thorvaldsen; das Motiv geht auf Dante zurück.

▼ Joseph Anton Koch, *Apollon unter Hirten in Thessalien,* 1834–35, Kopenhagen, Thorvaldsen-Museum. Apollon, nach Thessalien verbannt als Strafe dafür, daß er die Zyklopen tötete, bezaubert die Hirten durch sein Leierspiel.

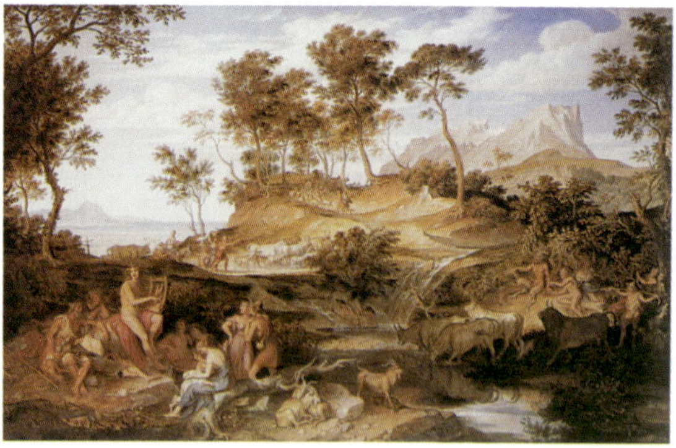

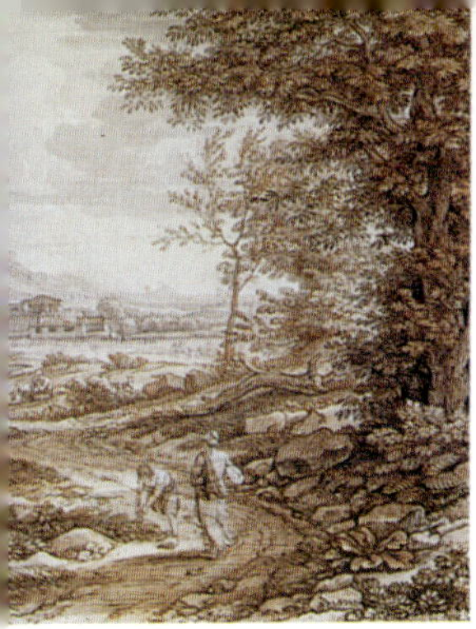

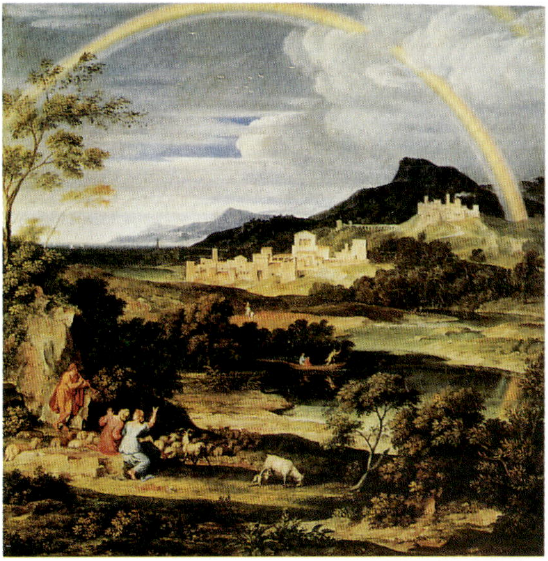

▶ Joseph Anton Koch, *Heroische Landschaft mit Regenbogen,* 1805, Karlsruhe, Staatliche Kunsthalle. Koch und Thorvaldsen, der berühmte dänische Bildhauer des Klassizismus, teilten sich anfangs eine Wohnung in Rom.

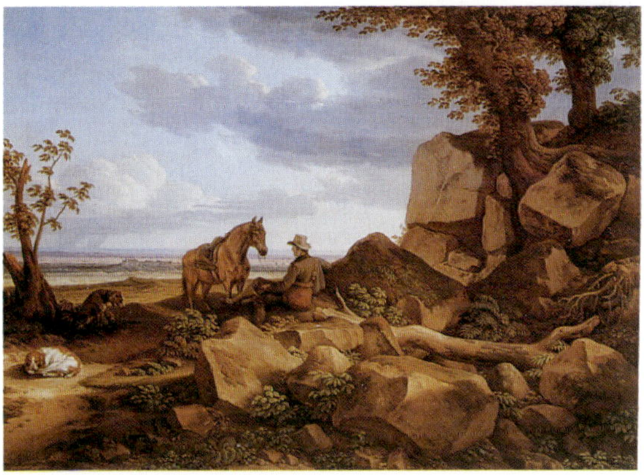

▶ Johann Christian Reinhart, *Italienische Landschaft mit rastendem Reiter,* 1835, Kopenhagen, Thorvaldsen-Museum. Diese Ansicht der römischen Campagna unterscheidet sich von den sonst für Reinhart typischen heroischen Landschaften. Das Bild wurde im Jahr 1837 in einer von der deutschen Künstlerkolonie organisierten Ausstellung in Rom gezeigt.

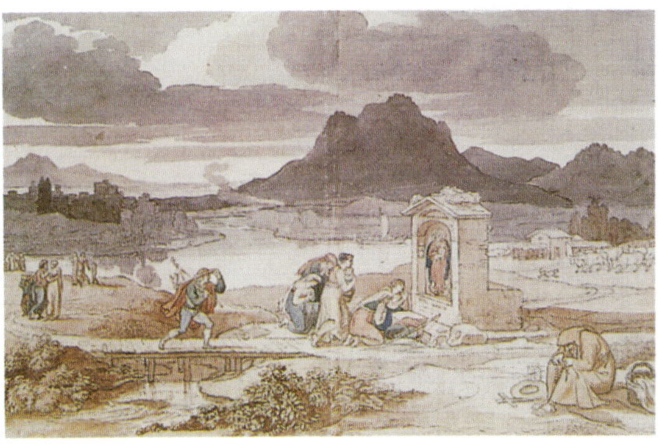

◀ Georg August Wallis, *Ave Maria,* 1806 (?), Kopenhagen, Thorvaldsen-Museum. Das Originalgemälde des *Ave Maria,* das bei Wallis' zeitgenössischen Künstlerkollegen großen Anklang fand, gilt heute als verschollen; erhalten blieb jedoch dieses Aquarell.

Der Sommer

Das im Jahr 1807 entstandene Bild ist eines der ersten Ölgemälde von Caspar David Friedrich. Heute wird es in der Neuen Pinakothek in München aufbewahrt.

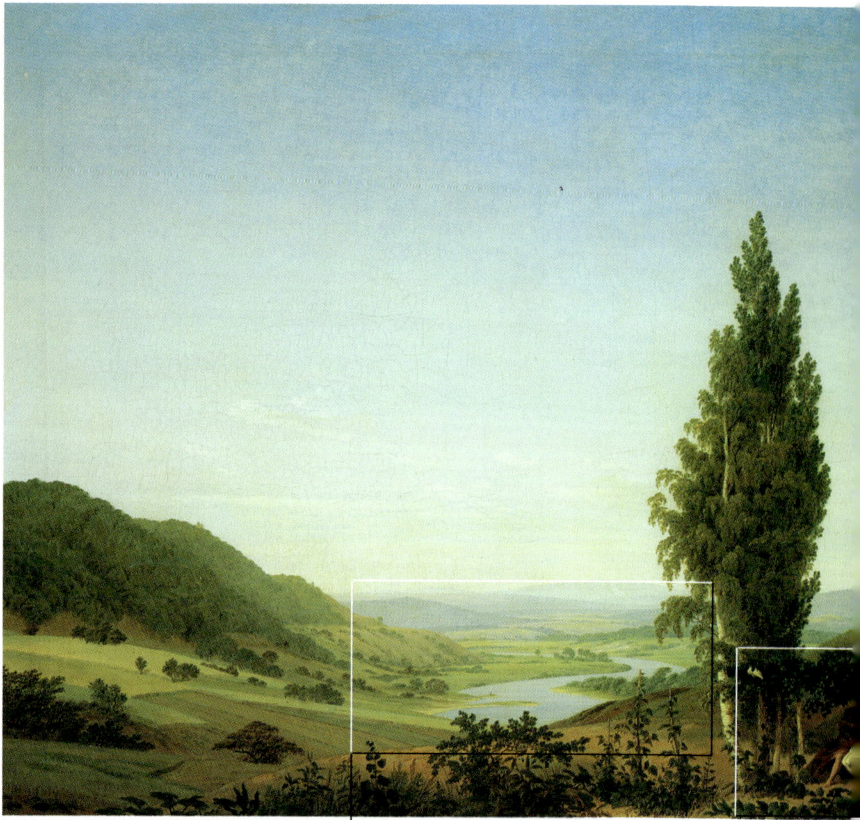

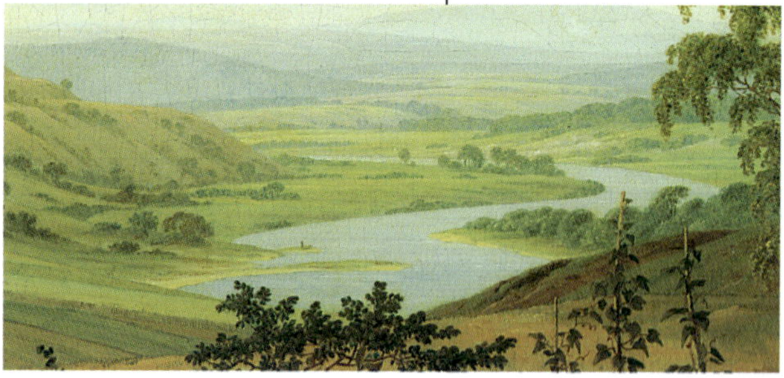

◀ In den sanft abgestuften Ebenen und dem sich ins Unendliche verlierenden Horizont ist der Einfluß der Landschaftsmaler des 17. Jahrhunderts unverkennbar. Später malte Friedrich auch ein Winterbild, das 1931 beim Brand des Münchner Glaspalastes zerstört wurde.

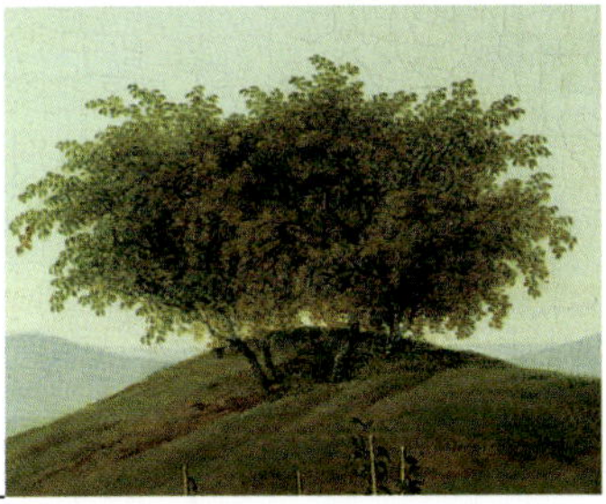

Das dichte Laubwerk der Bäume auf dem Hügel bildet mit den gegenüberliegenden bewaldeten Hängen die Kulisse des Bildes. Dieses Kompositionselement ist den klassisch idealen Landschaften Claude Lorrains und Poussins entlehnt.

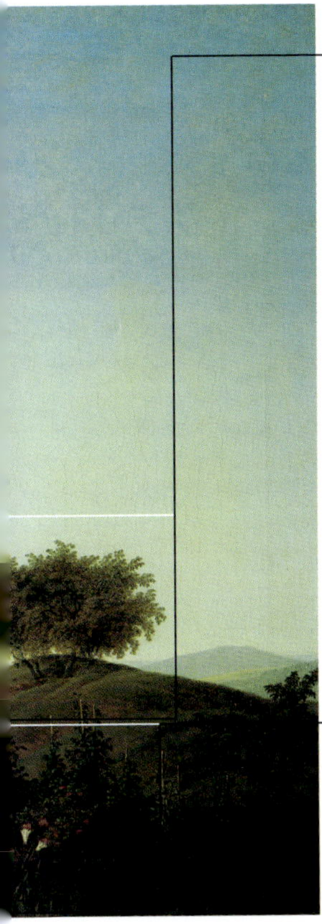

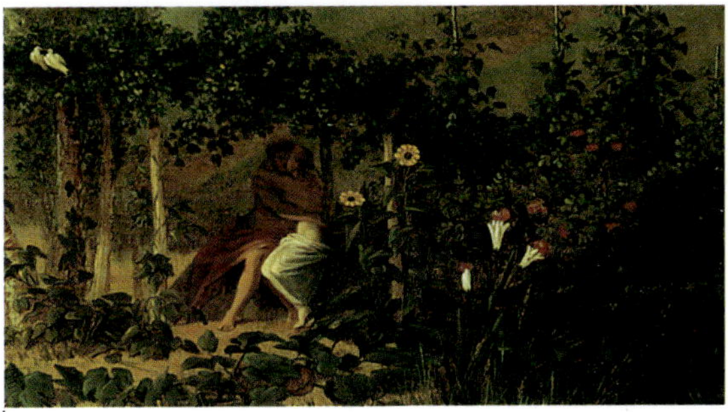

Das Liebespaar in der Laube und das Taubenpaar im Geäst unterstreichen den Symbolcharakter des Bildes. Friedrich wollte eine Allegorie der irdischen Liebe und der göttlichen Schöpfung darstellen, die sich in der vielfältigen Vegetation manifestiert. Im Gemälde *Der Winter* ersetzte der Künstler das Liebespaar durch einen alten Wandersmann: die Lebensfreude ist dem Bewußtsein um die Vergänglichkeit allen Lebens gewichen.

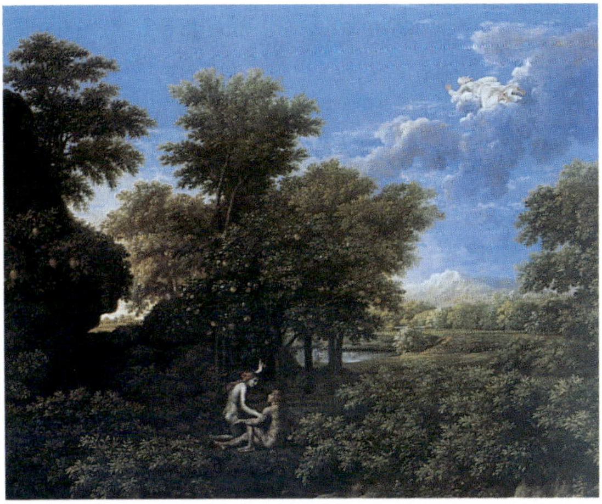

Nicolas Poussin, *Frühling (Adam und Eva im irdischen Paradies)*, 1660–64, Paris, Musée du Louvre.
Die Gegenüberstellung der Gemälde macht deutlich, wieviel Anregungen Friedrich der idealen Landschaftsmalerei des 17. Jahrhunderts verdankte.

Romantische Sehnsucht

Titelkupfer des 2. Bandes der Volksliedersammlung *Des Knaben Wunderhorn,* herausgegeben 1808 in Heidelberg von Clemens Brentano und Achim von Arnim.

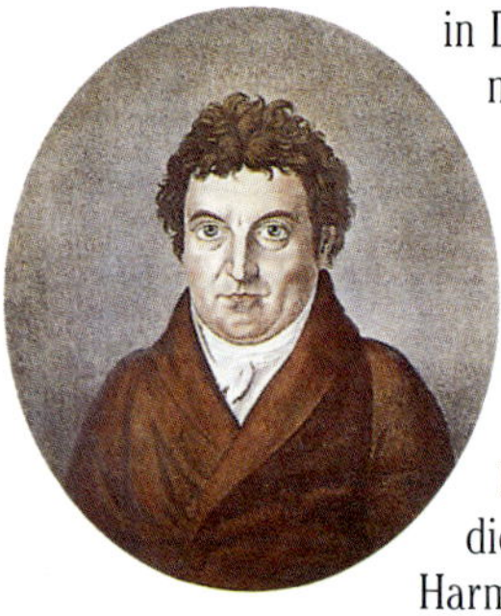

Aquatinta von Friedrich Jügel nach Anton Dählings Bildnis *Johann Gottlieb Fichte,* 1808. Fichte lehrte von 1794 bis 1799 an der Universität Jena.

Gegen Ende des 18. Jahrhunderts setzt in Deutschland eine kulturelle Revolution ein, ausgelöst von einer Generation, die sich nicht mehr mit Schillers und Goethes Klassik identifiziert, sondern vielmehr eine Synthese von aufklärerischem Gedankengut, Sturm und Drang und Klassik anstrebt. Mit Leidenschaft verteidigt man die schöpferische Phantasie und das Irrationale. Zentren der Frühromantik sind die Universität von Jena sowie die literarischen Salons in Berlin. Für ihre Vertreter liegt die Zukunft in der Rückbesinnung auf das Mittelalter, auf Volkskultur und Volksdichtung. Während Goethe in seinem Werk noch Ordnung und Harmonie innerhalb der vorgegebenen Grenzen anstrebte, wird in der Dichtung eines Novalis die tiefe Sehnsucht nach Entgrenzung, nach einem Aufgehen im Unendlichen spürbar, die ihren symbolischen Ausdruck in der Suche nach der »blauen Blume« findet. Die Philosophen Fichte und Schelling sowie die Brüder Schlegel schaffen die geistige Grundlage der Romantik, deren Ideale in den Werken von Ludwig Tieck, Wilhelm Heinrich Wackenroder und später Clemens Brentano und E.T.A. Hoffmann poetisch zum Ausdruck kommen. Das Ideal ist das Gesamtkunstwerk, das Poesie, Musik und Religion in sich vereint und so zum Mittler zwischen dem Menschen und der göttlich beseelten Natur wird.

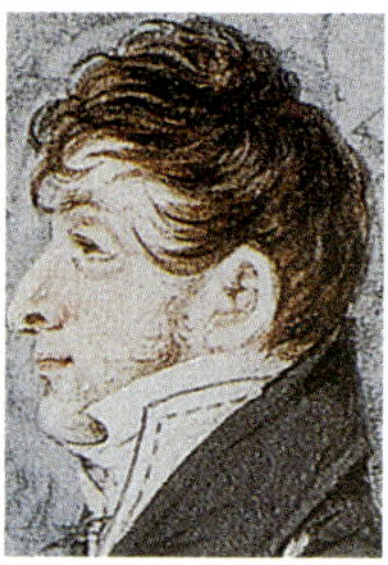

Ernst Theodor Amadeus Hoffmann war vielseitig begabt. Er wirkte nicht nur als Dichter, sondern auch als Komponist, Maler und Karikaturist.

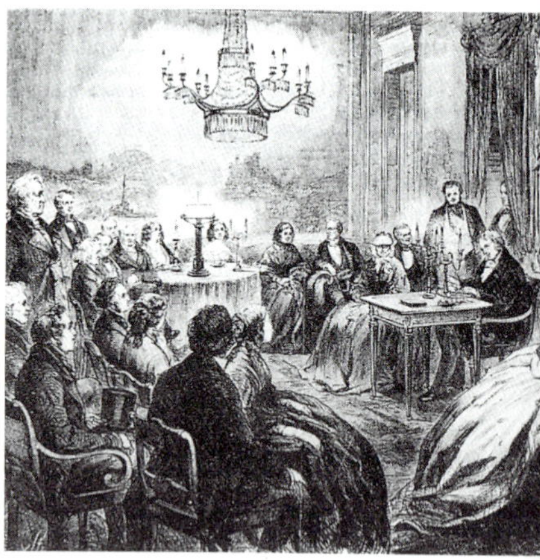

In Ludwig Tiecks Salon in Berlin trafen sich Gelehrte, Literaten und Philosophen zum Gedankenaustausch.

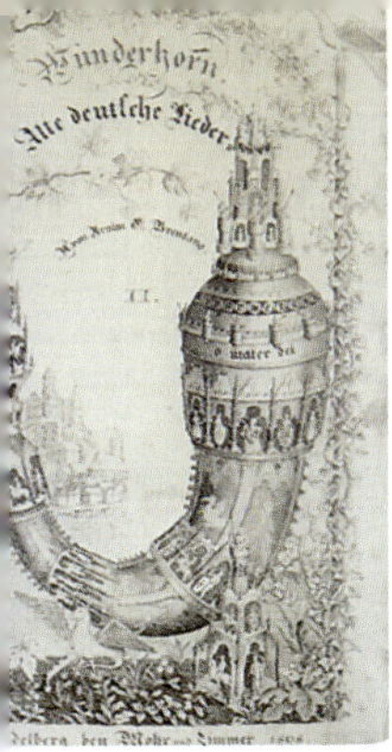

Die Märchen

In seinem 1811 veröffentlichten Märchen *Undine* erzählt Friedrich Freiherr de la Motte Fouqué von der schicksalhaften Liebe der Wassernixe Undine zu dem jungen Ritter Huldbrand. Die Romantiker schätzen Märchen als lebendige Tradition wie auch als literarische Gattung, die der Phantasie Raum gewährt. Während die Gebrüder Grimm deutsche Volksmärchen sammeln, schreiben Tieck und Brentano Kunstmärchen, zum Teil in Anlehnung an volkstümliche Legenden. In Dänemark veröffentlicht Hans Christian Andersen die Märchenerzählungen, die seinen Weltruhm begründeten.

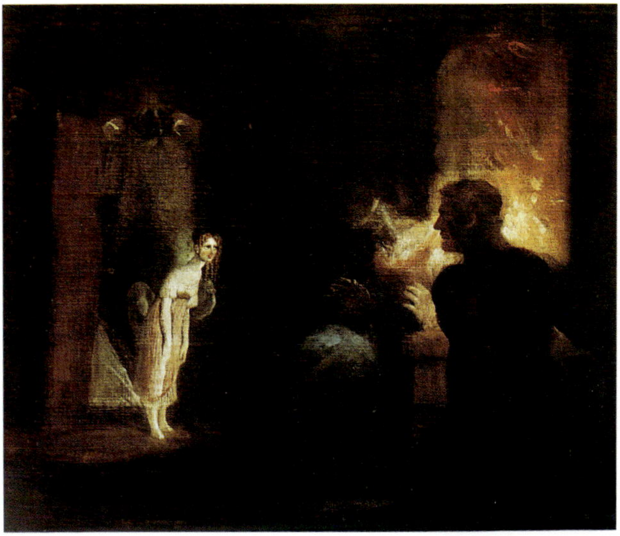

▶ Johann Heinrich Füssli, *Undine kommt zur Hütte des Fischers,* 1821, Basel, Kunstmuseum. Füssli ließ sich zu diesem Gemälde durch Friedrich de la Motte Fouqués Märchen anregen.

▼ Friedrich, *Die romantische Leserin,* 1801, Dresden, Kupferstichkabinett.

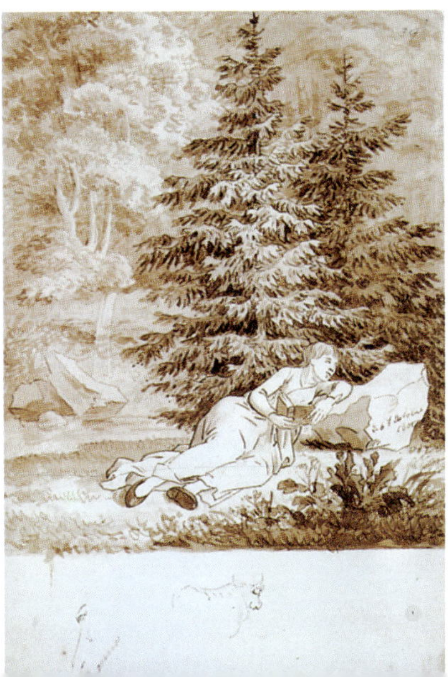

▶ F. K. Hiemer, *Friedrich Hölderlin,* Marbach a. N., Schiller-Museum. Bei Hölderlin (1770–1825) treffen Vorstellungen der Klassik und romantische Empfindungen aufeinander.

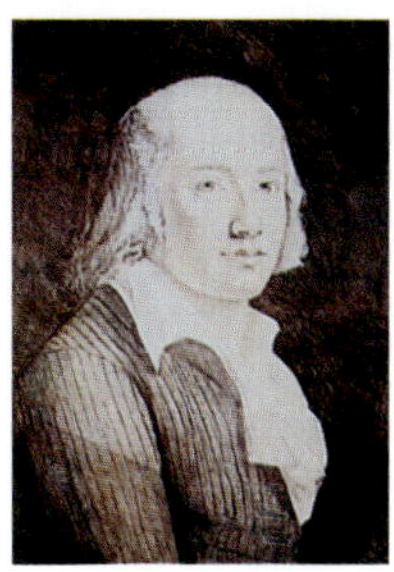

▶ Der Dichter *Novalis (Friedrich Freiherr von Hardenberg)* nach einem Stahlstich Eduard Eichens' aus dem Jahr 1845.

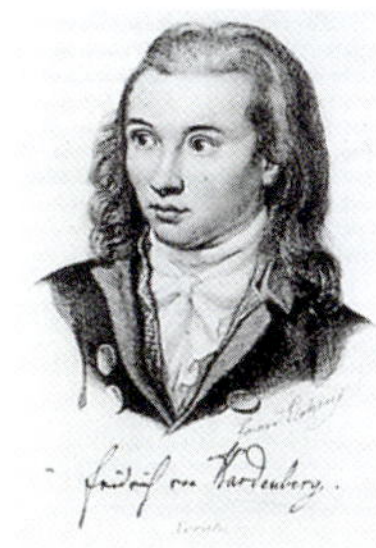

Die Suche nach dem Göttlichen in der Kunst

■ Durch *Heinrich von Kleist,* hier porträtiert von dem Miniaturmaler Friedel (1801, Berlin, Staatsbibliothek), fand Friedrich Zugang zum Kreis um die Kulturzeitschrift »Phöbus«.

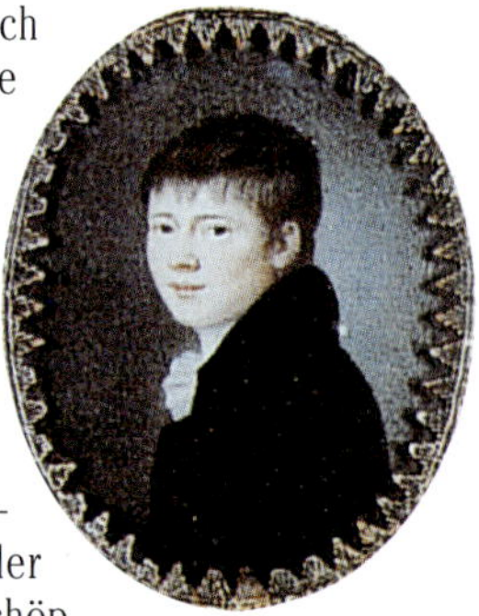

Im Sommer 1802 kehrt Friedrich nach Dresden zurück. Die Sepiablätter, die er von seiner Reise mitbringt, machen ihn bekannt. Er tritt mit bedeutenden Zeitgenossen in Kontakt, so mit Ludwig Tieck, mit dem Philosophen und Naturforscher Gotthilf Heinrich von Schubert und mit dem Dichter Heinrich von Kleist. In den literarischen Kreisen spricht man über Schellings Philosophie der Natur und liest die Schriften der Brüder Schlegel und Friedrich Schleiermachers. Das geistige Klima bestärkt Friedrich in seiner mystischen Weltanschauung, die seine Bildsprache prägen wird. Grundgedanke der pantheistischen Weltsicht ist die Vorstellung, daß in der Schöpfung das Göttliche offenbar wird, daß jeder Teil der Natur beseelt ist. Der religiöse Gehalt, der in Friedrichs Landschaften zunehmend erkennbar wird, findet eine musikalische Entsprechung in den wenig später entstehenden Liedern Franz Schuberts, die das Göttliche in der engen Durchdringung von Wort und Klang offenbaren. Noch ein weiteres gemeinsames Merkmal findet sich im Schaffen des Malers und des Wiener Komponisten: ihre Rückbesinnung auf Mythen und volkstümliche Kultur. Dieser Rückgriff auf ursprüngliches Volksgut war eines der Anliegen der Romantik.

■ Moritz von Schwind hat auf der Zeichnung links unten einen musikalischen Abend, eine der sogenannten Schubertiaden festgehalten; hier im Hause Joseph von Spauns, einem Jugendfreund Schuberts (Wien, Schubert-Museum).

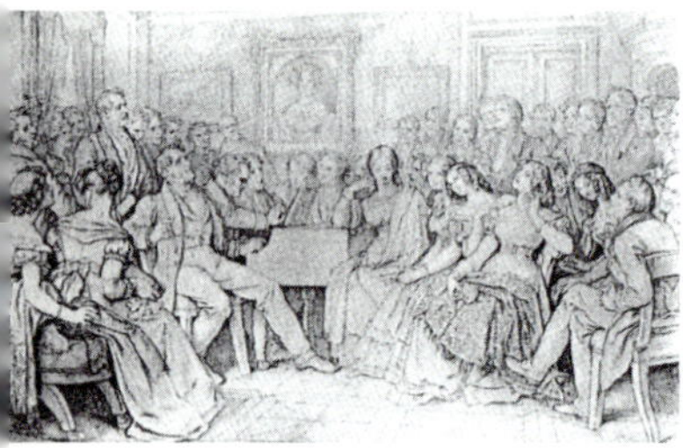

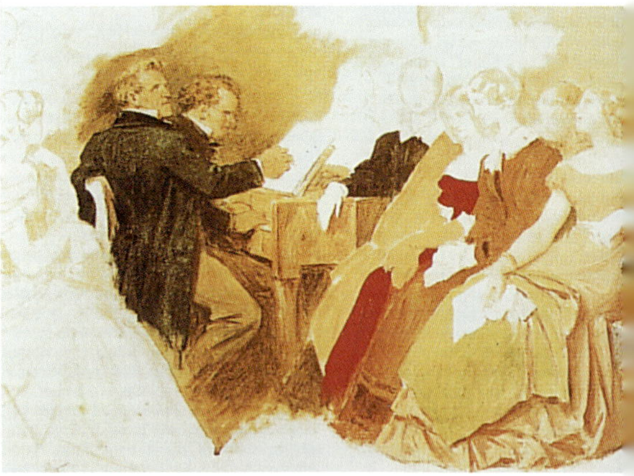

■ Franz Schubert am Flügel im Kreis seiner Freunde, darunter Johann Michael Vogl und Joseph von Spaun.

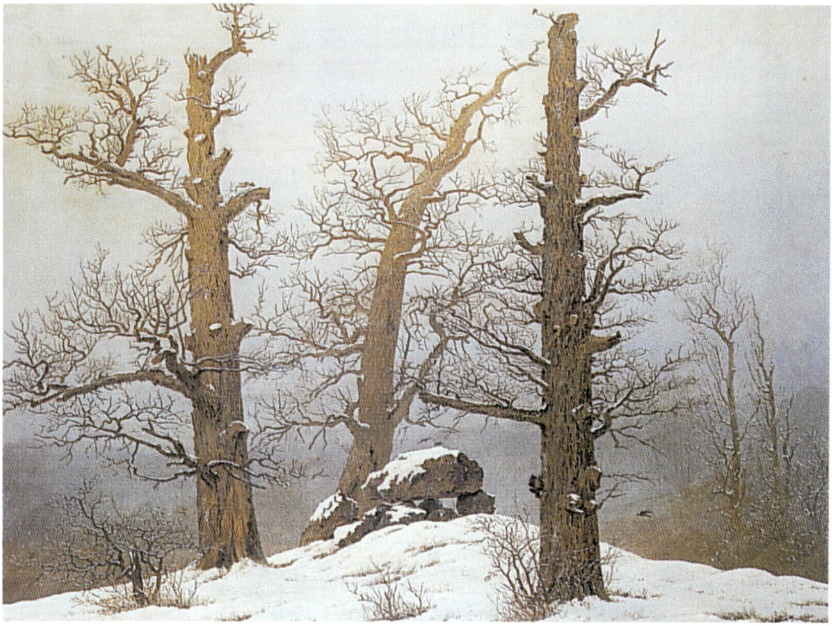

▲ Friedrich, *Hünengrab im Schnee,* um 1807 (?), Dresden, Gemäldegalerie. Drei Eichen wachen an dem einsamen Grab eines unbekannten Helden aus grauer Vorzeit.

▼ Partitur zu *Schäfers Klagelied* von Franz Schubert. Schubert griff auf Volkslieder und mittelalterliche Stoffe zurück, eine Quelle, aus der auch die Schriftsteller der Romantik schöpften.

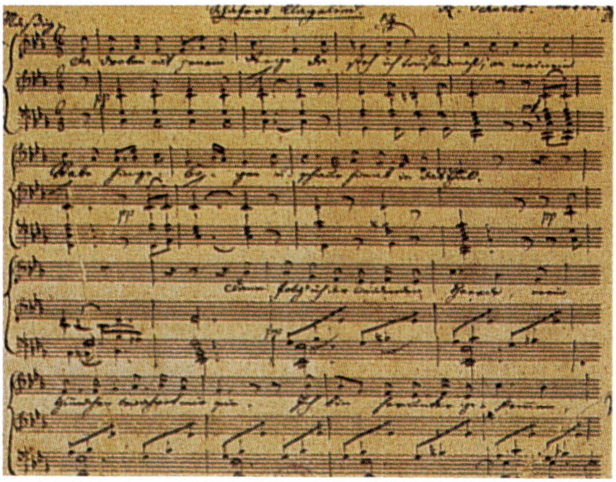

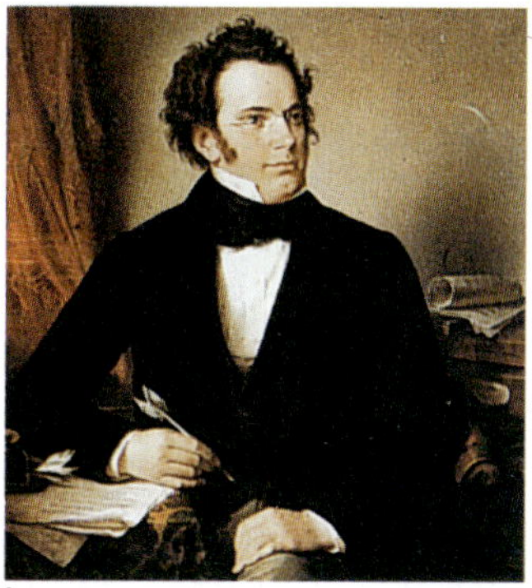

Franz Schubert

Wilhelm August Rieder, *Franz Schubert,* 1875, Wien, Schubert-Museum. 1797 in Wien geboren, komponierte Schubert über 600 Lieder, acht Symphonien, sechs Messen sowie zahlreiche Kammermusik- und Orchesterwerke. Seine Kompositionen führte er in einem kleinen Kreis Gleichgesinnter auf. Das einzige öffentliche Konzert am 26. März 1828 wurde ein großer Erfolg.

Europa unter Napoleons Herrschaft

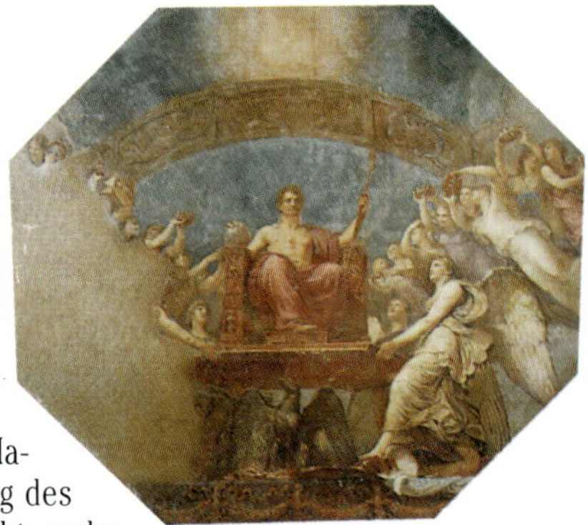

Andrea Appiani, *Die Apotheose des Kaisers Napoleon,* 1808, Tremezzo, Villa Carlotta. Ursprünglich befand sich das Fresko im Palazzo Reale in Mailand.

Nach dem erfolgreichen Italienfeldzug und dem Sieg bei Marengo über die Österreicher ist der Aufstieg des Artilleriegenerals Napoleon Bonaparte nicht mehr aufzuhalten. Frankreich sieht in ihm den Retter des Vaterlandes. 1802 wird er durch Volksentscheid zum »Konsul auf Lebenszeit« ernannt und sichert sich in kurzer Zeit die Alleinherrschaft über das Land. Am 2. Dezember 1804 krönt er sich in Notre-Dame in Paris selbst zum Kaiser, nachdem Papst Pius VII. die Salbung vollzogen hat. Napoleon verfolgt eine aggressive Politik, um Frankreich eine Vormachtstellung in Europa zu sichern. Innerhalb kurzer Zeit wird der größte Teil des Kontinents mit Krieg überzogen. Italien und Spanien fallen unter französische Herrschaft, das Heilige Römische Reich Deutscher Nation erlischt. Unter dem Protektorat Frankreichs entsteht daraufhin der Rheinbund. Vor allem in Deutschland ruft die französische Besatzung zunehmend Verbitterung hervor und begünstigt die Entwicklung einer patriotischen Bewegung. Flugblätter rufen zur Erhebung gegen Frankreich auf. Einzig England und Rußland bleiben zunächst verschont. Erst 1812 bricht Napoleons Grande Armée zum Feldzug gegen Zar Alexander I. auf, ein Unternehmen, das das Ende der Macht des Imperators einläuten wird.

In James Gillrays Karikatur von 1805 (London, The Trustees of the British Museum) teilen Napoleon Bonaparte und der britische Premierminister William Pitt die Weltkugel unter sich auf.

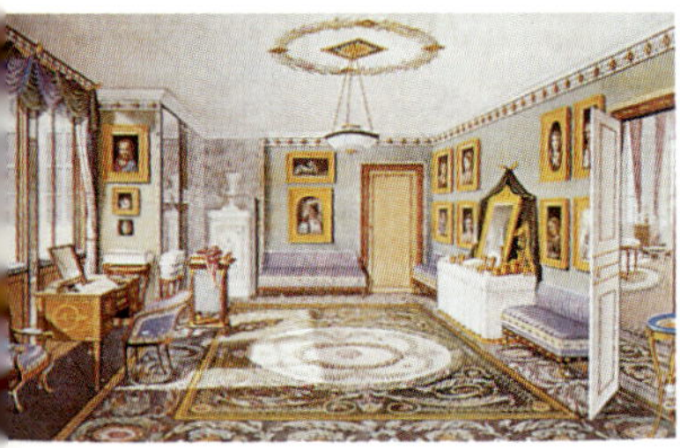

Der Empire-Stil der napoleonischen Zeit verbreitete sich bald in ganz Europa.

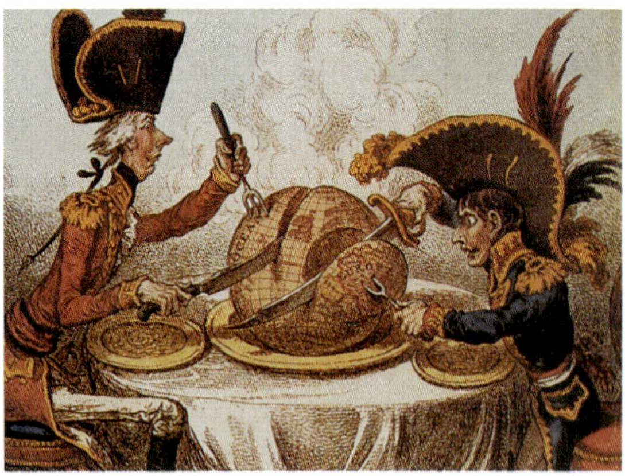

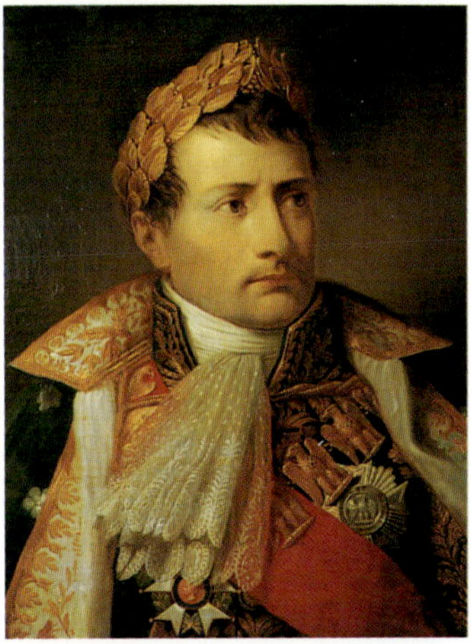

▶ Andrea Appiani, *Kaiser Napoleon I., König von Italien,* Palazzo di Montecitorio, Rom (aufbewahrt in der Pinacoteca di Brera, Mailand).

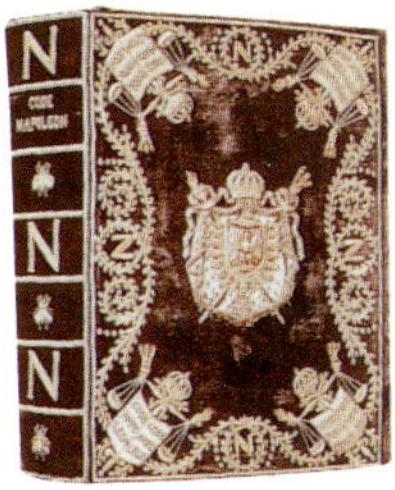

▲ Die erste Ausgabe des *Code Civil* (oder *Code Napoléon*) im schwarzsamtenen goldverbrämten Einband, Paris, Nationalbibliothek. Das Gesetzeswerk enthielt das neue, unter Napoleon eingeführte Zivilrecht, das in allen unter französischer Herrschaft stehenden Staaten obligatorisch wurde. In Baden blieb der *Code Napoléon* bis 1900 gültig.

▼ In dem 1797 zwischen der französischen Republik und Österreich geschlossenen Friedensvertrag von Campoformio mußten die Habsburger auf ihre oberitalienischen Gebiete verzichten.

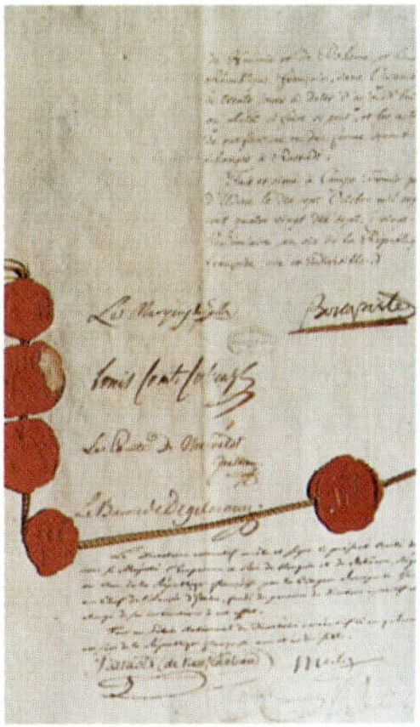

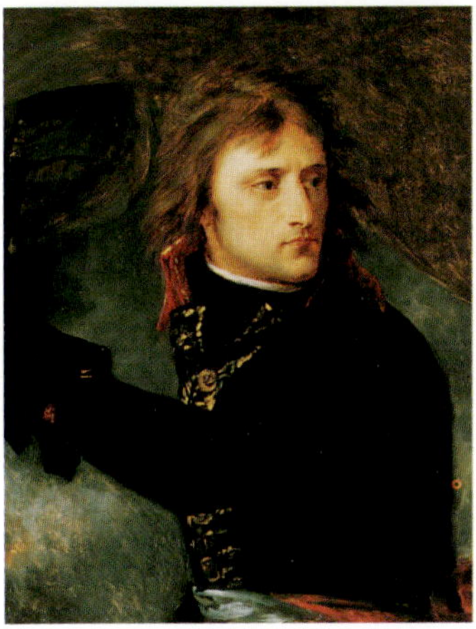

◀ Antoine-Jean Gros, *Bonaparte auf der Brücke von Arcole,* Ausschnitt, 1796, Paris, Musée du Louvre. Gros war einer der bedeutendsten Porträtisten Napoleons.

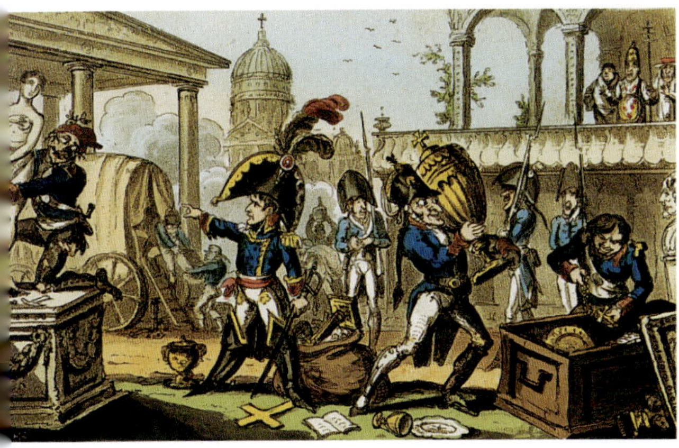

◀ In dieser Karikatur von 1814 stellt James Gillray *Die französische Armee, geführt von Napoleon, bei der Plünderung in Italien* dar. (Mailand, Civica raccolta delle stampe Bertarelli.)

1808–1814

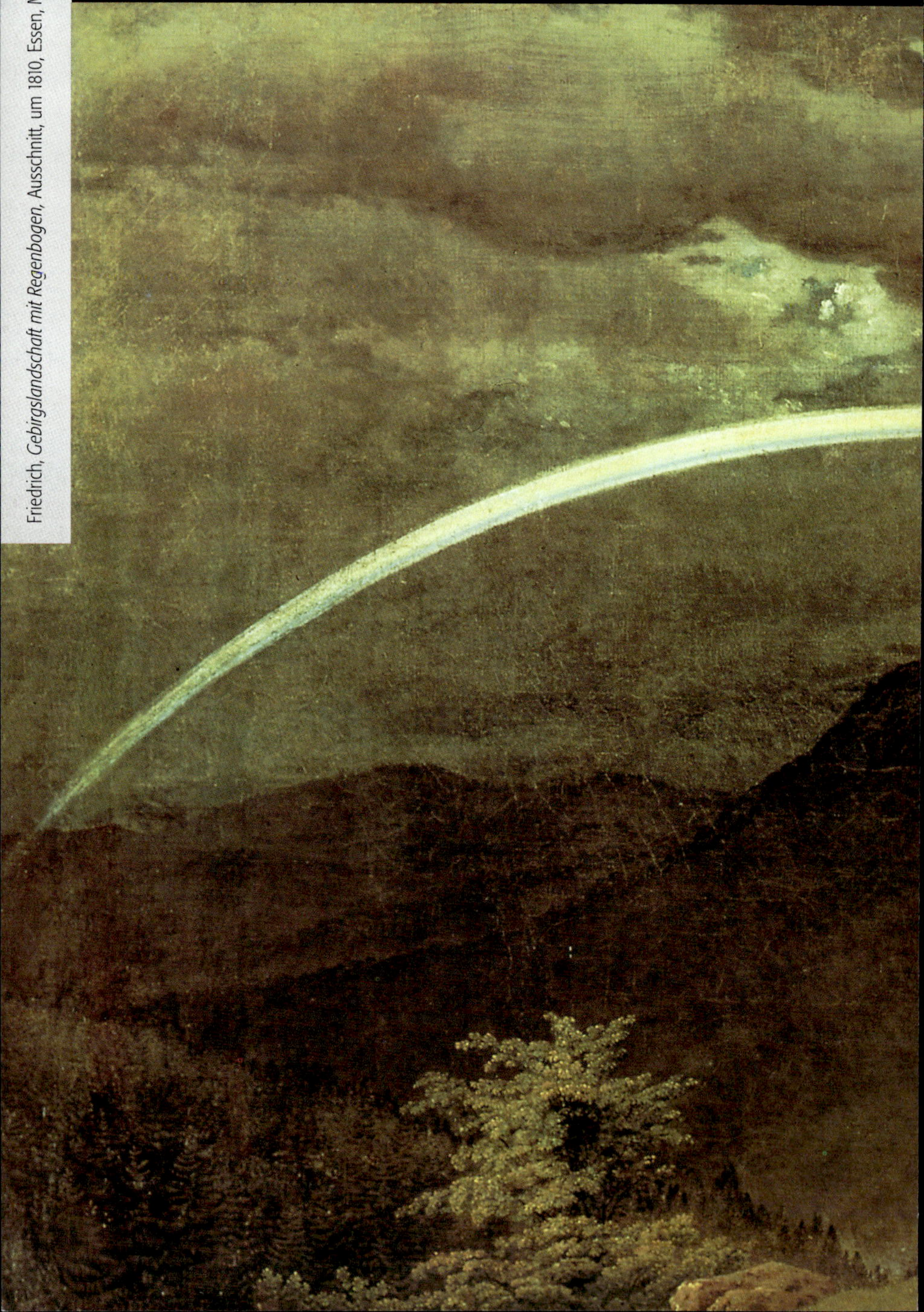

Friedrich, *Gebirgslandschaft mit Regenbogen*, Ausschnitt, um 1810, Essen, Museum Folkwang

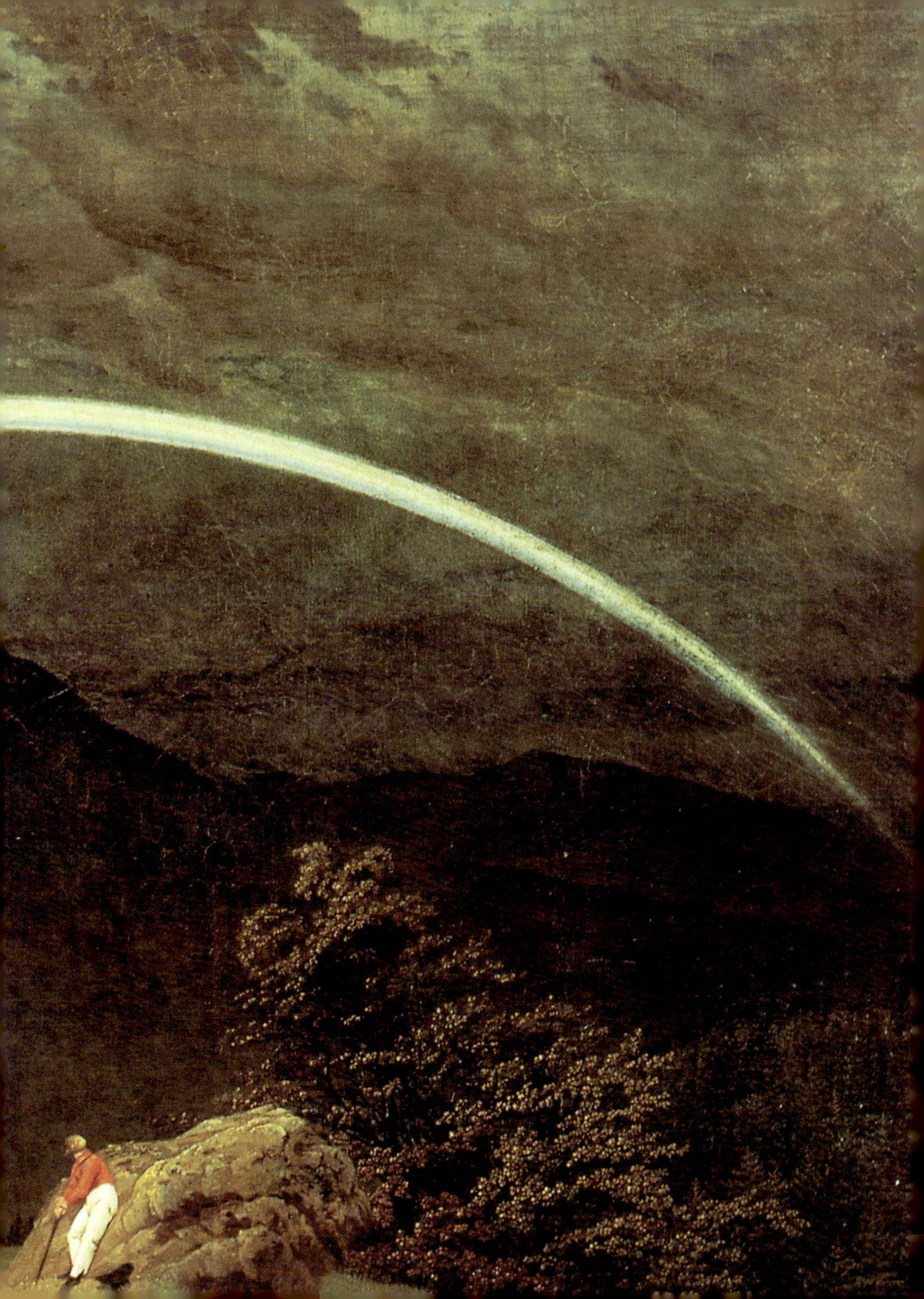

Der Winter – Symbol christlicher Hoffnung

Seine religiösen Gedichte und Sinnsprüche, seine theoretischen Schriften und natürlich auch seine Bilder zeigen uns Caspar David Friedrich als tief gläubigen Menschen. In seiner Malerei sucht er sich Gott zu nähern, die Kunst ist ihm Gebet und religiöse Botschaft zugleich. Nebelverschleierte Landschaften, die unter einer Schneedecke ruhende Natur, schemenhaft auftauchende gotische Kirchen, das alles sind Symbole und Zeichen christlicher Hoffnung. Der dem neuen Aufblühen der Natur vorausgehende Winter versinnbildlicht den Übergang zu neuem Leben, zur Auferstehung vom Tod. Der Tod ist nicht das Ende, er ist die Fortsetzung des Lebens in einer anderen Welt. Daher bringt Friedrich Winterlandschaften, Ruinen und Gräber häufig in Zusammenhang. In einem einzigen Bild stellt der Maler Tod und Leben dar; es wird zum Sinnbild der Vergänglichkeit wie der Unsterblichkeit, die symbolisch in den immergrünen Bäumen zum Ausdruck kommt. Das Wissen um die Endlichkeit des Lebens ist verbunden mit der Hoffnung und dem Glauben an das Fortleben in einer anderen Welt. Vereinzelt tauchen verschwindend klein wirkende Menschen in diesen Winterlandschaften auf. Allein mit sich und der Natur wird ihnen einen Ahnung des göttlichen Mysteriums zuteil.

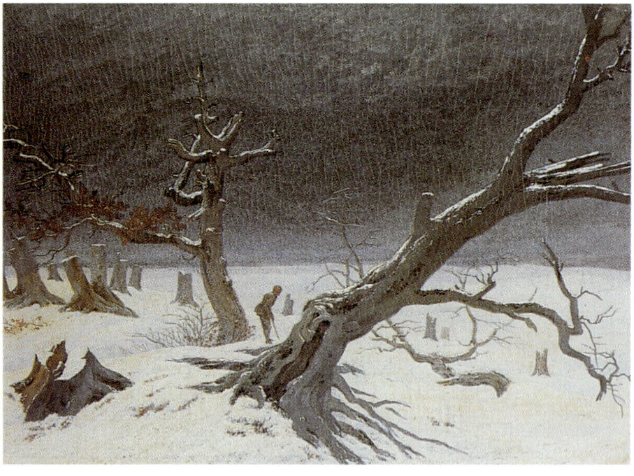

◀ Friedrich, *Winterlandschaft,* 1811, Schwerin, Staatliche Museen. Die kahlen Äste der abgestorbenen Eiche verweisen zurück auf die Zeit, in der der Baum eine Krone aus dichtem grünen Laubwerk trug und in einer blühenden Sommerwiese stand.

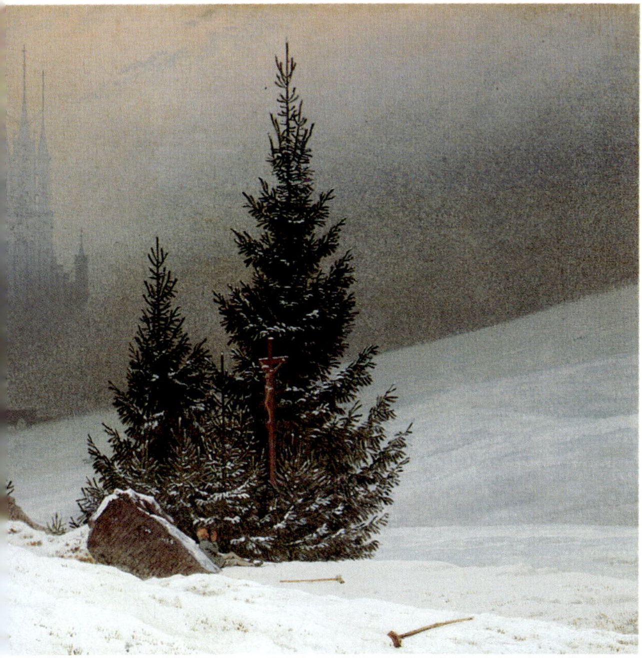

◀ Friedrich, *Winterlandschaft mit Kirche,* vor 1811, London, National Gallery. Der Gekreuzigte wird für den betenden Wanderer zum ersten Mittler zu Gott. Im Vordergrund die Krücken des vom Anblick Christi am Kreuz zutiefst getroffenen jungen Mannes, dem als Vision im Nebel die Kirche erscheint.

▼ Friedrich, *Frühschnee,* um 1828, Hamburg, Kunsthalle. Der verschneite Weg führt in einen tiefen Tannenwald. Der immergrüne, den Wechsel der Zeiten überdauernde Nadelwald ist ein Symbol christlicher Hoffnung.

▼ Friedrich, *Verschneite Hütte,* um 1826–27, Berlin, Nationalgalerie. Die schneebedeckte, an einen Grabhügel erinnernde verlassene Hütte symbolisiert den Tod, den Übergang in ein neues Leben. Die aus den Angeln geratene Tür lenkt den Blick auf die bedrückende Dunkelheit des Inneren.

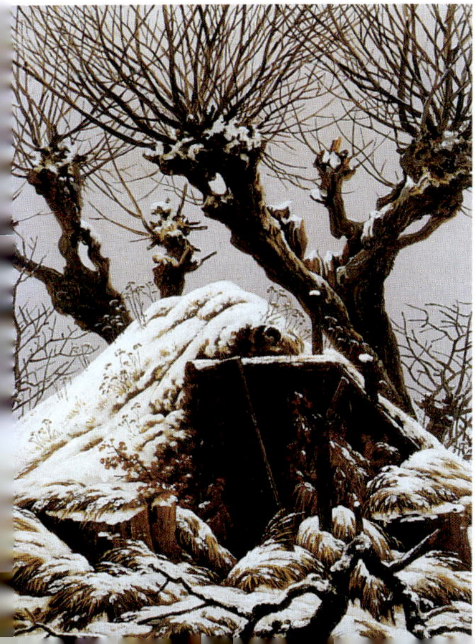

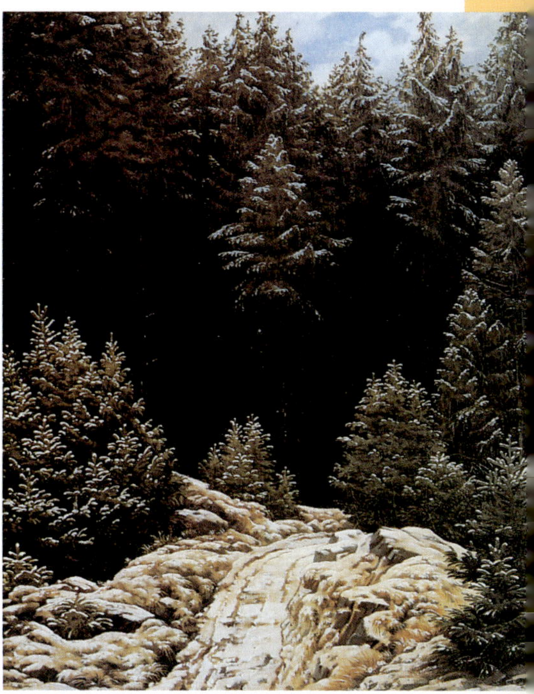

Philipp Otto Runge

Caspar David Friedrich und Philipp Otto Runge treffen sich erstmals 1801 anläßlich Runges Reise in dessen Heimatstadt Wolgast, auf der er einen Abstecher zu Friedrich in Greifswald macht. Später begegnet man sich gelegentlich in Dresden, doch eine Freundschaft scheint sich zwischen den beiden bedeutendsten Vertretern der deutschen romantischen Malerei nicht entwickelt zu haben. Runge, geboren 1777, beginnt sein Studium an der Kopenhagener Akademie wenige Jahre nach Friedrichs Übersiedlung nach Dresden. Wie Friedrich sucht auch Runge sein religiöses Empfinden in einer neuen, von der traditionellen christlichen Ikonographie gelösten Bildsprache zum Ausdruck zu bringen. Doch während sich bei Friedrich der religiöse Gehalt seiner Werke aus der unmittelbaren Anschauung der Natur ergibt, sucht Runge seine Gedanken und theoretischen Erkenntnisse in allegorische Bilder zu übersetzen. Die Blume wird zum Symbol der Schöpfung, die unveränderlich strahlenden Sterne versinnbildlichen die Ewigkeit. Runges Anliegen ist die Schaffung eines Gesamtkunstwerkes, das die Malerei, die Dichtung und die Musik in sich vereinigt.

Philipp Otto Runge, *Bildnis der Eltern,* 1806, Hamburg, Kunsthalle. In Haltung und Miene wirken die Eltern steif, ja fast abweisend. Ihre Strenge kontrastiert mit der Verspieltheit der Enkelkinder.

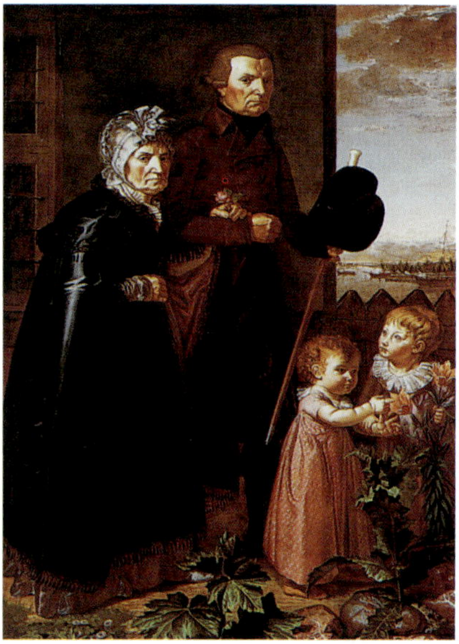

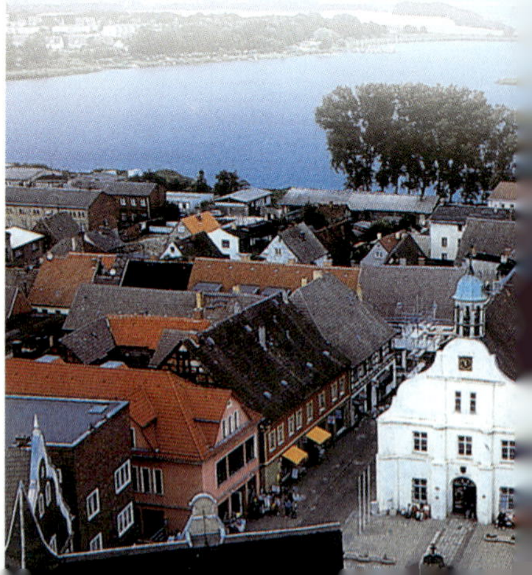

Runges Elternhaus in der Kronwieckerstraße in Wolgast, einer kleinen ehemaligen Hansestadt in Pommern.

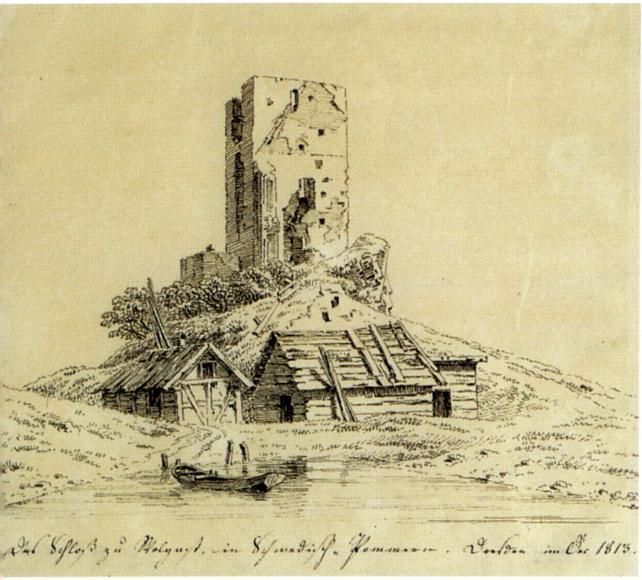

◀ Friedrich, *Die Schloßruine von Wolgast,* 1813, Moskau, Puschkin-Museum. Von 1532 bis 1625 befand sich in Wolgast die Residenz der Herzöge von Pommern-Wolgast.

▼ Philipp Otto Runge, *Der kleine Morgen,* 1808, Hamburg, Kunsthalle. Das Bild ist Teil der *Vier Tageszeiten,* ein Zyklus, der unvollendet blieb. Im Zentrum steht Aurora, die Göttin der Morgenröte, in der sich zugleich die antike Venus und die christliche Maria verbinden.

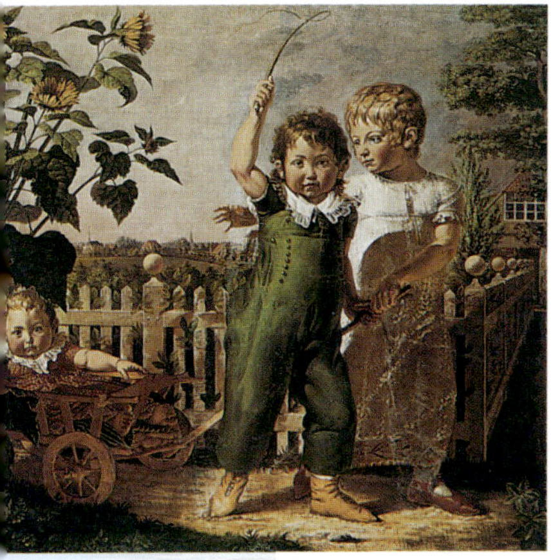

▲ Philipp Otto Runge, *Die Hülsenbeckschen Kinder,* 1805–06, Hamburg, Kunsthalle. Die drei Sonnenblumen hinter den drei Kindern sind ein Symbol für den Lebensweg, für die Kindheit, die entschwindet.

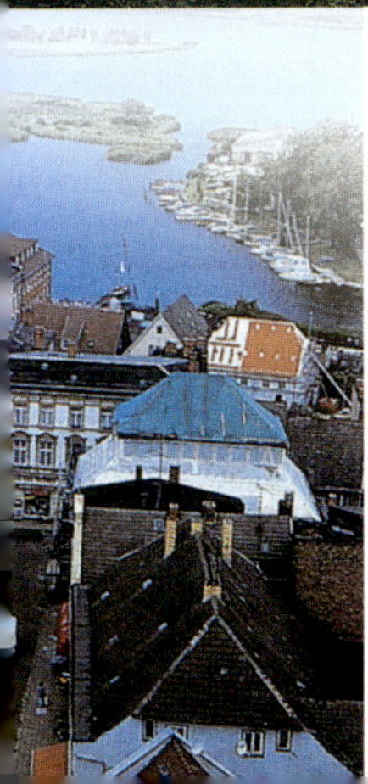

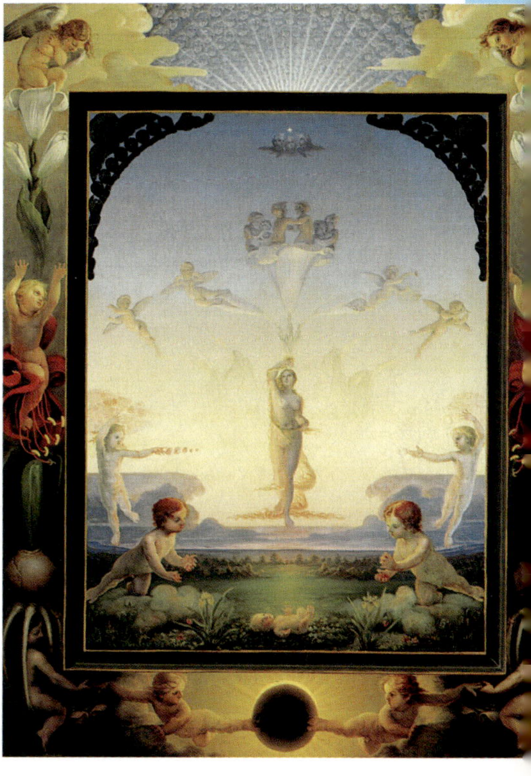

Das Kreuz im Gebirge

Das 1807–08 entstandene Gemälde (Dresden, Gemäldegalerie), das der Graf Thun-Hohenstein eigentlich für seine Schloßkapelle im böhmischen Tetschen erworben hatte, schmückte letzten Endes das Schlafzimmer des Hausherrn.

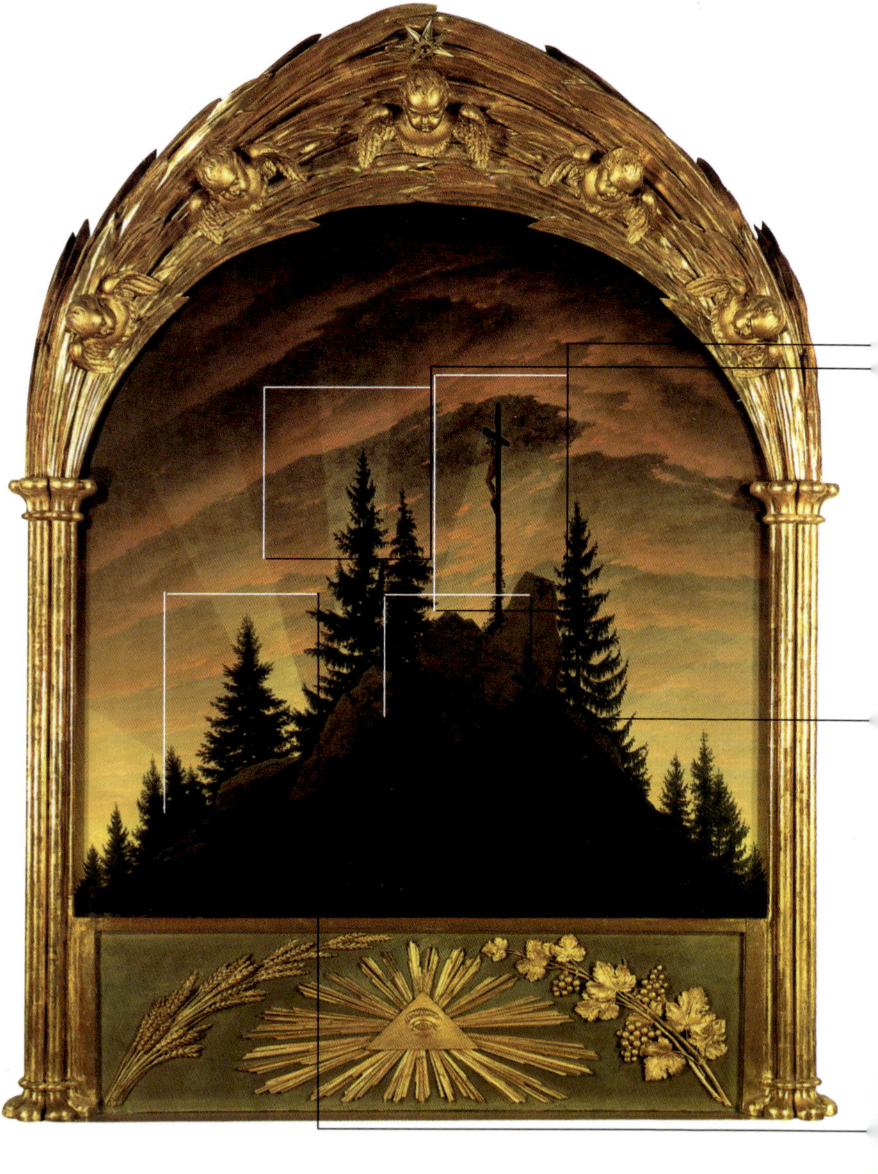

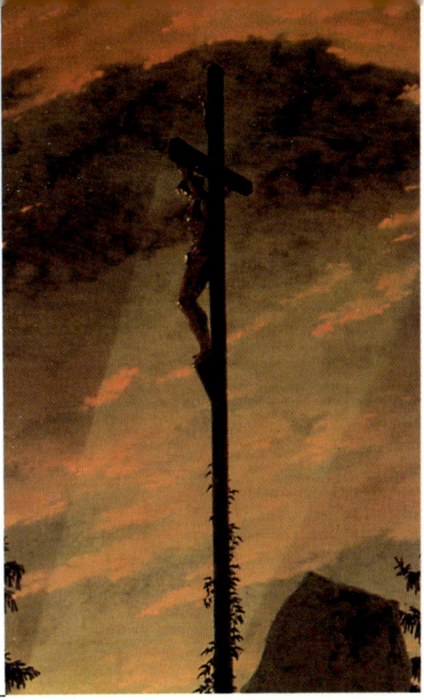

◀ »Jesus Christus, an das Holz geheftet, ist der sinkenden Sonne zugekehrt, als das Bild des ewigen allbelebenden Vaters. Auf einem Felsen steht aufgerichtet das Kreuz, unerschütterlich fest wie unser Glaube«, so der Maler selbst über sein Werk.

▼ »Immergrün, durch alle Zeiten während, stehen die Tannen um das Kreuz, wie die Hoffnung der Menschen auf den Gekreuzigten«, schreibt Friedrich. Das Bild stellt den Augenblick dar, in dem die Welt dem allgegenwärtigen Gott gegenübersteht.

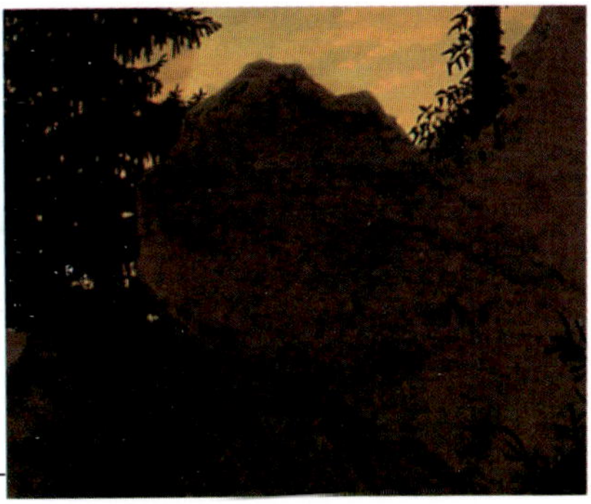

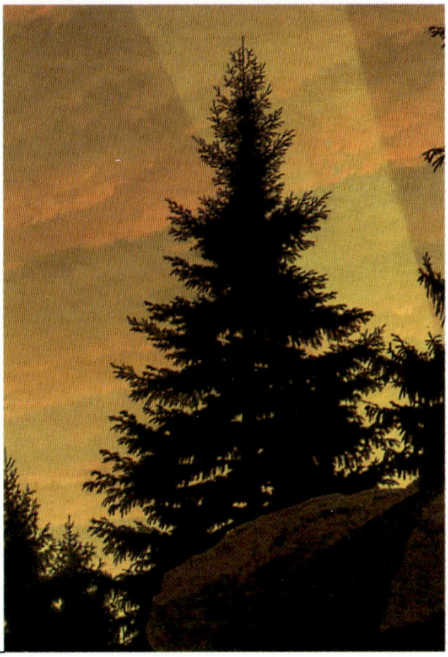

▲ Der zeitgenössische Kunstkritiker Basilius von Ramdohr bemängelte an dem Bild, daß die elementarsten Regeln der Perspektive in der Komposition nicht eingehalten worden seien. Und seltsam ist ja tatsächlich, daß der Berg wie von ferne gesehen ist, die Details in der Darstellung der Felsen jedoch wie aus der Nahsicht erscheinen.

▶ Die drei Sonnenstrahlen und die drei Tannen in Gipfelnähe assoziieren die Dreifaltigkeit. Darauf verweist auch das Auge Gottes im unteren Teil des Rahmens, den Caspar David Friedrich selbst entworfen hat. Die Lichtquelle hinter dem Felsen bleibt dem Betrachter verborgen, nicht aber dem Gekreuzigten.

Die christliche Ikonographie im Wandel

▼ Jean Auguste Dominique Ingres, *Napoleon I. auf dem Kaiserthron,* 1806, Paris, Musée de l'Armée. Majestätisch, in gottähnlicher Pose sitzt Napoleon auf dem Thron, den bei van Eyck (siehe unten) noch Gottvater einnimmt.

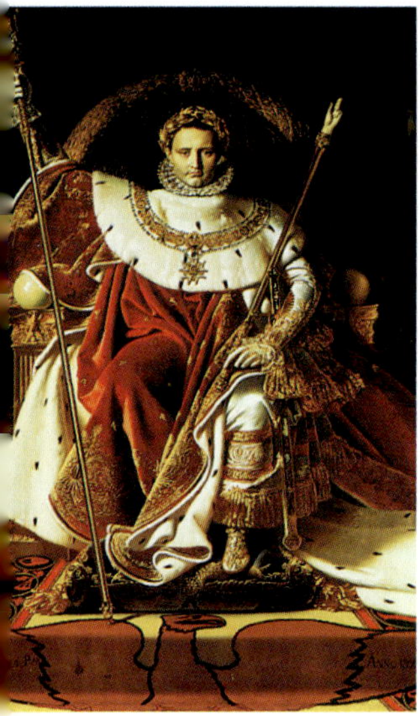

Gegen Ende des 18. Jahrhunderts findet ein Wandel der Weltanschauung statt, der die traditionelle christliche Ikonographie tiefgreifend verändert. Die Künstler der Zeit verstehen sich als Anreger und Vermittler einer neuen, subjektiven Spiritualität, die sich in einer veränderten Bildsprache manifestiert. Die vielgestaltige christliche Ikonographie vergangener Jahrhunderte wird abgelöst durch die Darstellung einzelner, in die Betrachtung des Unendlichen versunkener Menschen, durch gotische Ruinen und sich im Unendlichen verlierende Landschaften. In William Blakes visionärem Werk etwa ist der menschliche Genius sowohl Geschöpf wie auch Schöpfer. Kosmogonische Entwürfe finden sich auch im Werk von Asmus Jakob Carstens und seiner eigenwilligen Interpretation der Entstehung des Universums. Für ihn resultiert das Licht aus dem Zusammentreffen der schöpferischen Kraft mit der Nacht; auf die Darstellung Gottes verzichtet er völlig. Dagegen wendet sich Ingres der Apotheose Napoleons zu, während Goya spanische Aufständische, die von französischen Truppen füsiliert werden, in der Haltung Christi zeigt. Die religiöse Ikonographie wird in den Dienst des modernen Heldenkultes gestellt.

▶ Jan van Eyck, *Genter Altar,* 1432, Gent, St. Bavo. Seit 1986 befindet sich das Altarbild nicht mehr in der Vijd-Kapelle, sondern im Baptisterium der Kathedrale von Gent.

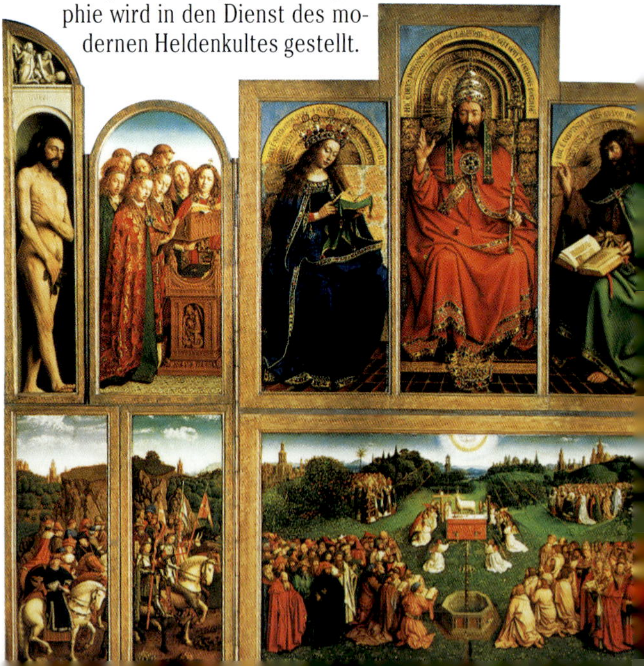

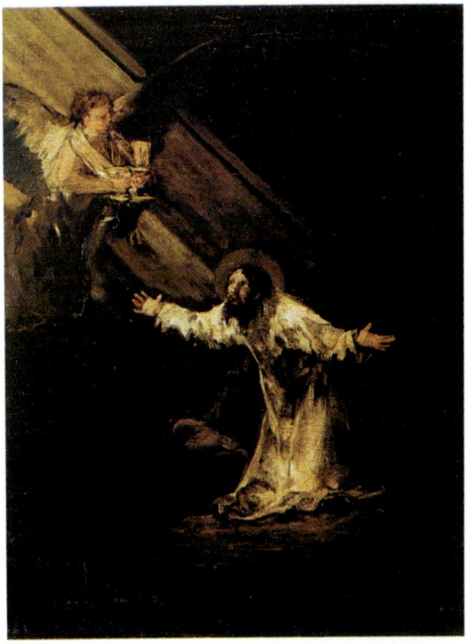

◄ Francisco de Goya, *Christus am Ölberg,* 1819, Madrid, Escuelas Pias de San Antón.

▼ Asmus Jakob Carstens, *Gastmahl des Agathon,* 1793, Kopenhagen, Thorvaldsen-Museum. Figuren aus dem alten Griechenland sind an die Stelle der Apostel des Abendmahls getreten.

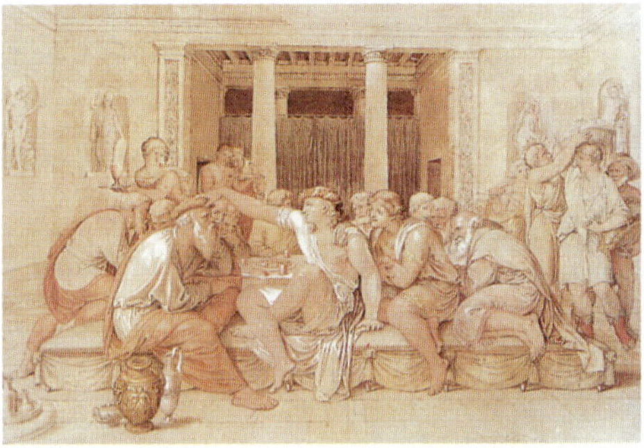

► William Blake, *Isaac Newton,* 1795, London, Tate Gallery.

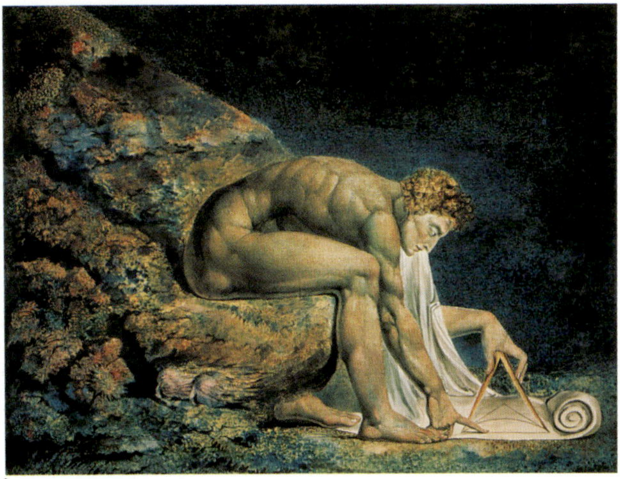

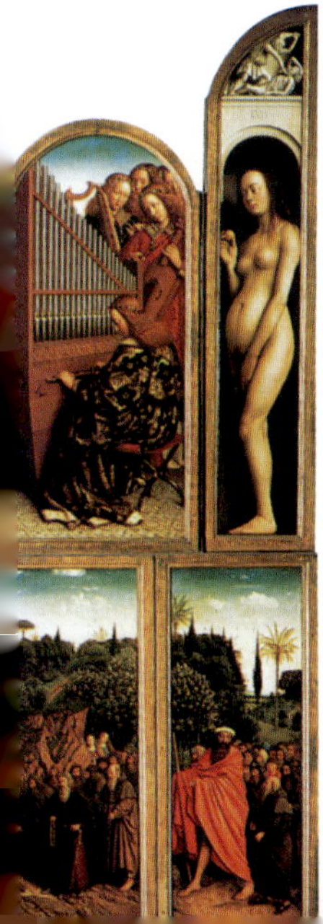

William Blake

Der Londoner Dichter, Maler und Kupferstecher William Blake (1757 bis 1827) stand unter dem Einfluß verschiedener mystischer Ideen. Seiner Ansicht nach wurde die ursprüngliche Einheit von Gott und Mensch durch den Sündenfall zerstört. Das Leben des Menschen ist demnach ein verzweifeltes Bemühen, die verlorengegangene Einheit wiederzufinden. In seinem visionären literarischen und bildnerischen Werk wendet er sich gegen Dualismen wie die Aufteilung in Gut und Böse. Er sucht die ursprünglich positive Energie in den Gegensätzen, um sie für immer zu harmonisieren.

Abtei im Eichwald

Das berühmte, im Berliner Schloß Charlottenburg aufbewahrte Gemälde entstand zwischen 1809 und 1810. Auf der Akademieausstellung von 1810 in Berlin stellte Friedrich es der Öffentlichkeit vor.

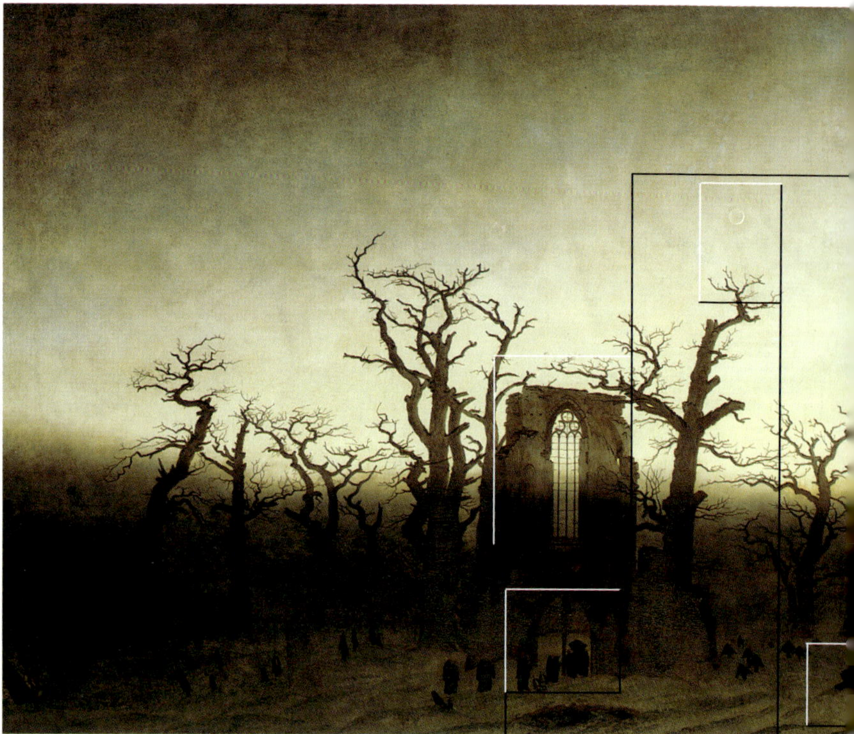

⊳ Der Trauerzug der Mönche, der sich langsam dem Kreuz im Portal der gotischen Kirchenruine nähert, scheint direkt aus der schneebedeckten Erde zu kommen. Schwarz wie die Kutten der Mönche ragen hier und da Grabkreuze aus dem Boden.

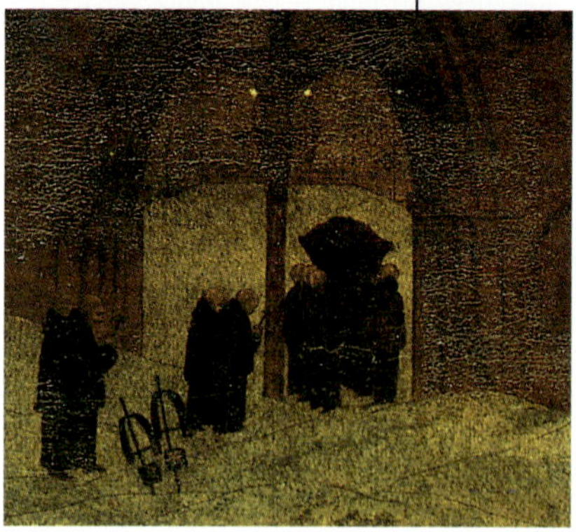

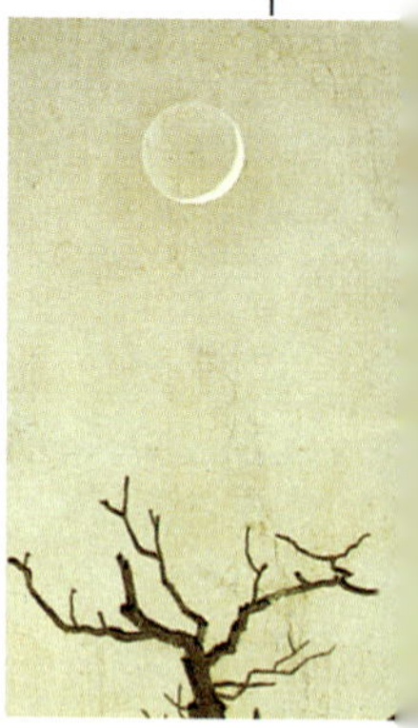

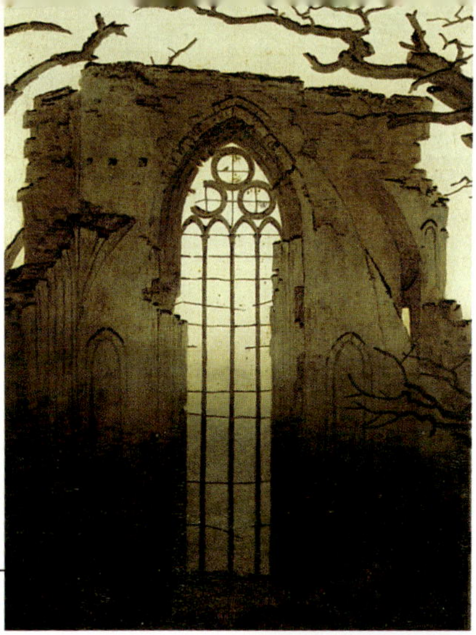

◄ Als Vorbild für das alte Gemäuer diente Friedrich die Klosterruine Eldena in der Nähe von Greifswald. Die gotische Ruine könnte als Zeichen religiöser Empfindungen aus längst vergangenen Zeiten gedeutet werden. Sie vermittelt das Gefühl einer tiefen Todessehnsucht und wird so zu einem »Memento mori«, das dem Betrachter die Vergänglichkeit des Lebens bewußt macht.

► Ein verfallendes Kreuz auf einem verlassenen Grab: Sinnbild von Tod und Vergänglichkeit. 1810 erwarb Friedrich Wilhelm III. von Preußen das Bild für den Kronprinzen.

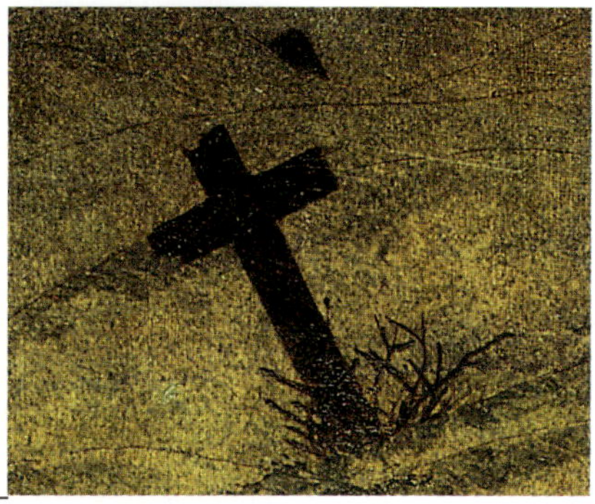

◄ Der fahle Mond ist nicht die Quelle des geradezu übernatürlichen Lichtes, in das die Äste der Eichen ragen. Die vitale Kraft der Bäume kontrastiert mit der Strenge der gotischen Architektur und der Gräber.

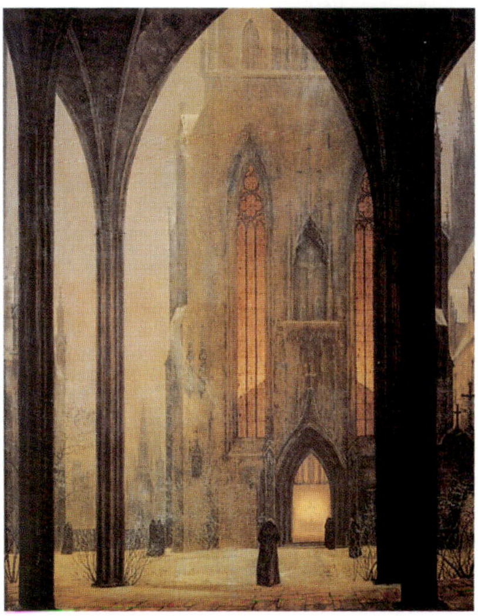

◄ Ernst Ferdinand Oehme, *Dom im Winter,* 1821, Dresden, Gemäldegalerie. Oehme, ein Schüler und Bewunderer Friedrichs, verwendet in seinem Gemälde Bildelemente, die auch in Friedrichs *Abtei im Eichwald* vorkommen: gotische Architektur, Mönche, Nebel und ein diffuses, metaphysisches Licht, dessen Quelle nicht erkennbar ist.

Auf Wanderschaft mit Kersting

Die Tasche an den Wanderstab über die Schulter gehängt, das Skizzenheft griffbereit zur Hand, so brechen Caspar David Friedrich und der Maler Georg Friedrich Kersting im Juli 1810 ins Riesengebirge auf. Die grünen Hänge, schneebedeckten Gipfel und Felsformationen, die Friedrich in Bleistiftskizzen festhält, werden ihm noch Jahre später als Fundus für seine Gemälde dienen. Die Wanderung im Riesengebirge ist für Friedrich ein beglückendes Erlebnis, gibt sie ihm doch Gelegenheit, in der Stille, in der nur Vogelrufe und das Rauschen der Blätter im Wind zu vernehmen sind, schauend und zeichnend die Natur zu ergründen. Die kontemplative Naturbetrachtung ist für ihn eine religiöse Erfahrung; hier begegnet er Gott. Die unberührte Natur erscheint ihm als Sinnbild einer Harmonie, in der sich das Walten des göttlichen Schöpfers offenbart. Diese Eindrücke verarbeitet Friedrich später in Bildkompositionen, in denen sich Elemente verschiedener Landschaften zu einer neuen Einheit verbinden, zu dem Bild, das er »in sich sieht«. So werden die Landschaftsbilder zum Ausdruck seiner Empfindungen, seiner Seele.

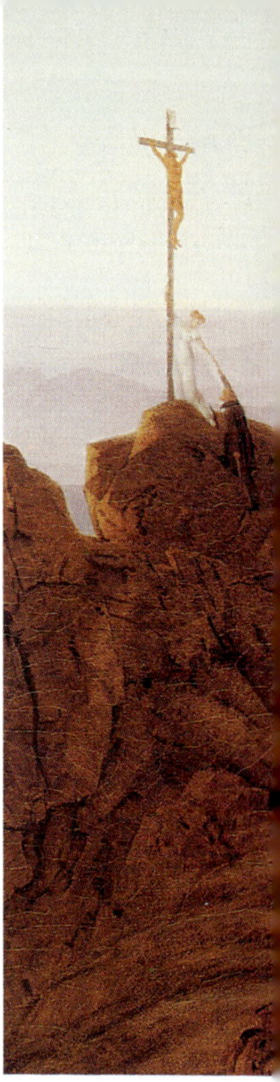

▲ Friedrich, *Morgen im Riesengebirge,* Ausschnitt, 1810–11, Berlin, Schloß Charlottenburg. Die beiden Figuren sollen von Kerstings Hand stammen.

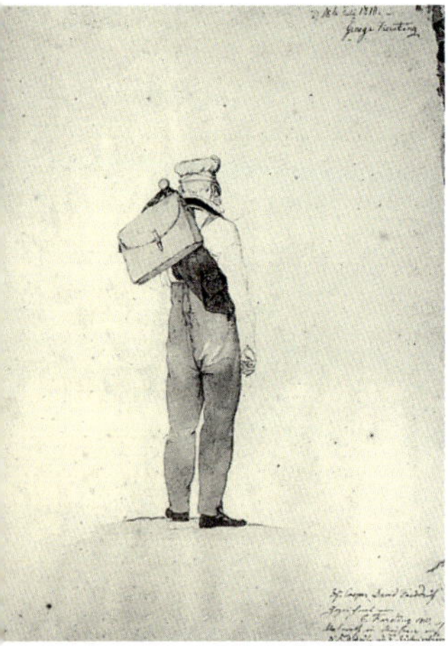

▲ Georg Friedrich Kersting, *Friedrich während seiner Reise mit Kersting,* 1810, Berlin, Kupferstichkabinett.

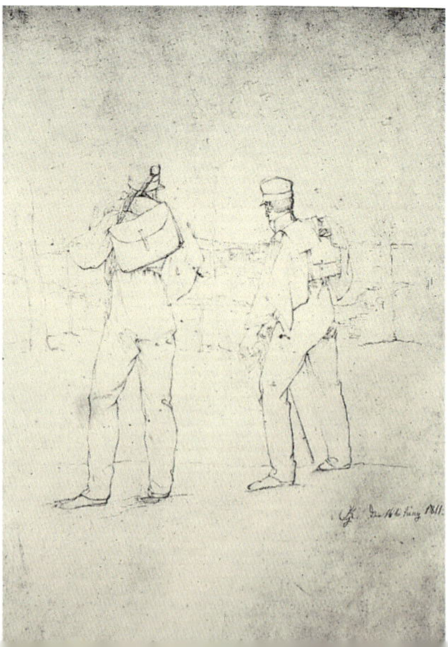

◄ Georg Friedrich Kersting, *Friedrich und der Bildhauer Kühn während ihrer Harzreise,* 1811, Berlin, Kupferstichkabinett. Der Bildhauer Christian Gottlieb Kühn fertigte den Rahmen für Friedrichs *Das Kreuz im Gebirge* (Seite 40–41) an.

▶ Friedrich, *Gebirgslandschaft,* nach 1830, Moskau, Puschkin-Museum. Noch in den letzten Jahren seines Lebens griff Friedrich auf Erinnerungen und Skizzen zurück, die er von seiner zwanzig Jahre zuvor mit Kersting unternommenen Wanderung durch das Riesengebirge mitgebracht hatte. Die Eindrücke von damals blieben vor seinem inneren Auge lebendig.

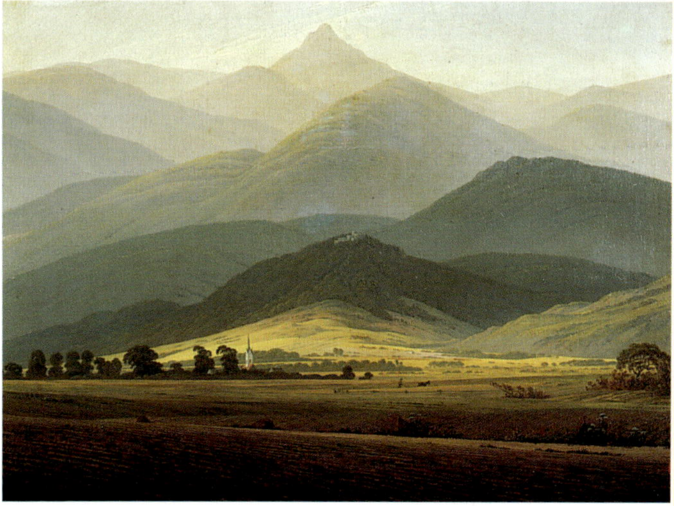

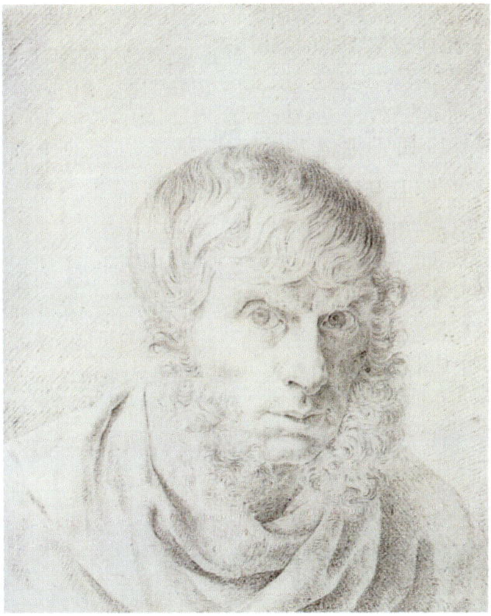

▼ Friedrich, *Böhmische Landschaft,* um 1810 (?), Stuttgart, Staatsgalerie. Über Böhmen kehrten Friedrich und Kersting von ihrer Wanderung nach Dresden zurück. Das Bild wurde vom Grafen von Thun-Hohenstein erworben, der schon *Das Kreuz im Gebirge* gekauft hatte.

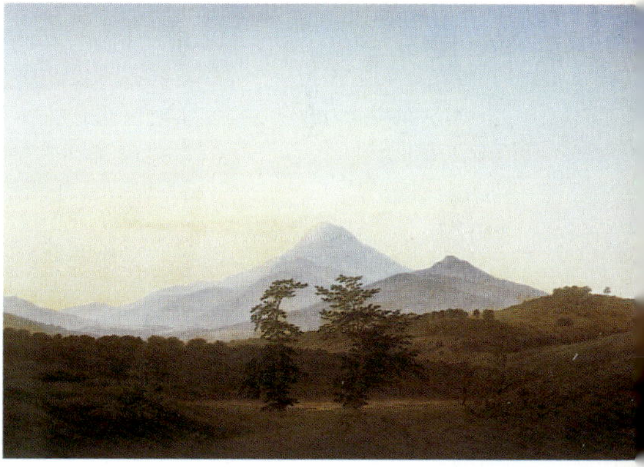

▲ Friedrich, *Selbstbildnis,* um 1810, Berlin, Kupferstichkabinett. Diese Kreidezeichnung ist das letzte der Selbstporträts, in denen der Künstler in den verschiedenen Lebensabschnitten Zwiesprache mit sich selber hielt.

▶ Friedrich, *Morgen im Riesengebirge,* 1810–11, Berlin, Schloß Charlottenburg. Vom höchsten Gipfel ragt das Kreuz in den Himmel. Die weite Landschaft darunter bedeckt ein Nebelmeer, aus dem nur die Kuppen der Berge auftauchen.

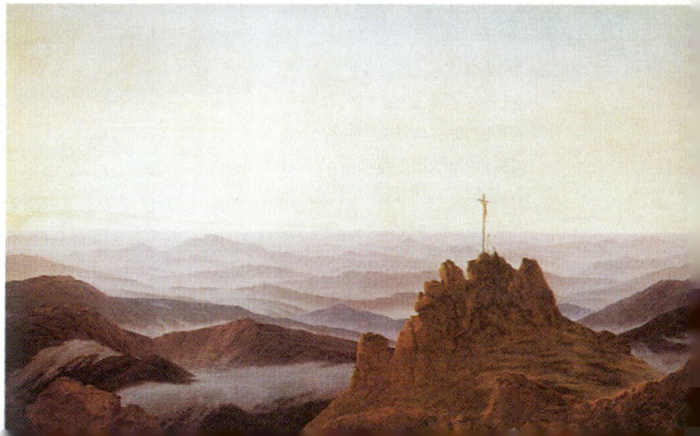

Italien, das Arkadien der deutschen Künstler

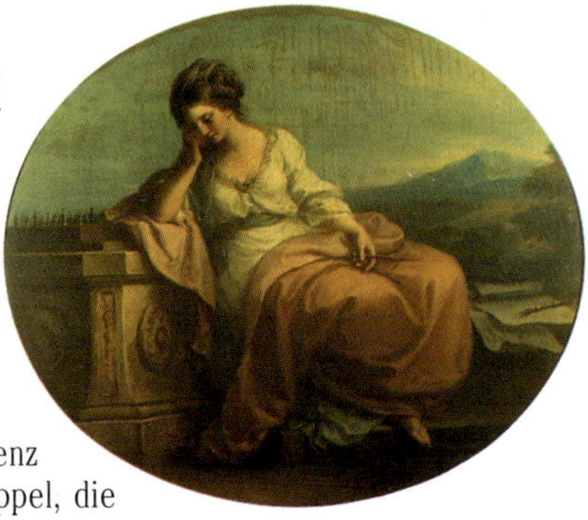

▲ Angelika Kauffmann, *Komposition,* um 1780, Burlington House. In diesem Gemälde, das ursprünglich in der Eingangshalle von Somerset House hing, wird die auf den Einfluß Winckelmanns zurückgehende Neubesinnung auf die Kunst der klassischen Antike spürbar.

Der Dom von Florenz mit der von Brunelleschi geschaffenen Kuppel, die Engelsburg und das Kapitol in Rom, die gewaltigen Mauern von Castel Sant'Elmo bei Neapel – die Wahrzeichen italienischer Städte zählen zu den bevorzugten Motiven vor allem deutscher Künstler, die, angezogen vom Mythos Roms und seinen antiken Ruinen, ab der Mitte des 18. Jahrhunderts nach Italien pilgern. »Auch ich in Arkadien!« wählt Goethe als Motto für seine *Italienreise,* die er 1786 antritt. In Rom weilt er bei Johann Wilhelm Tischbein und besucht dann in Neapel Jakob Philipp Hackert, damals Hofmaler König Ferdinands IV., dessen klare, sachliche Veduten auch bei der Zarin Katharina II. in hohem Ansehen stehen. In Begleitung des Landschaftsmalers Christian Kniep reist Goethe schließlich nach Sizilien. Treffpunkt der Italienreisenden aus dem Norden ist die Villa Malta am Pincio Park in Rom. Hier verkehren Künstler wie Joseph Anton Koch, Johann Christian Reinhart und Angelika Kauffmann, die sich nach ihrer Heirat mit dem venezianischen Maler Antonio Zucchi endgültig in der Ewigen Stadt niedergelassen hat. Auch Künstler wie etwa Michael Wutky, Johan Christian Clausen Dahl oder Franz Catel sind mit den Namen italienischer Orte verbunden. Bis Mitte des 19. Jahrhunderts bleibt Italien das bevorzugte Ziel der europäischen Bildungsreisenden.

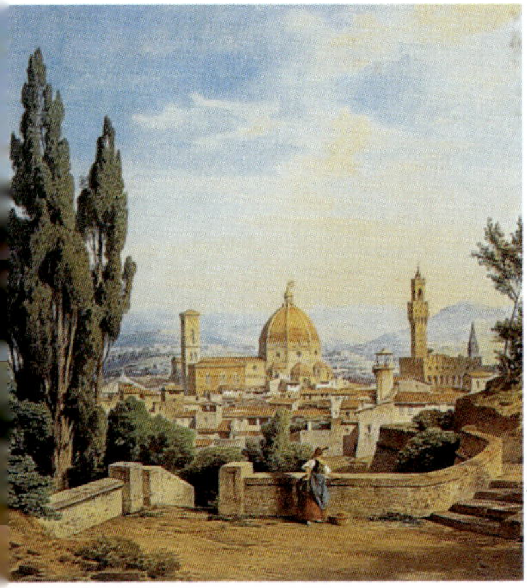

▲ Albert Emil Kirchner, *Florenz,* Hamburg, Kunsthalle. Florenz war eines der Hauptziele der Italienreisenden.

▼ Johan Christian Clausen Dahl, *Vesuv-Ausbruch,* 1821, Kopenhagen, Statens Museum for Kunst. Ab 1764, besonders jedoch in den Jahren 1767 und 1779 wurde der Vesuv wieder aktiv – für die Reisenden ein beeindruckendes Schauspiel.

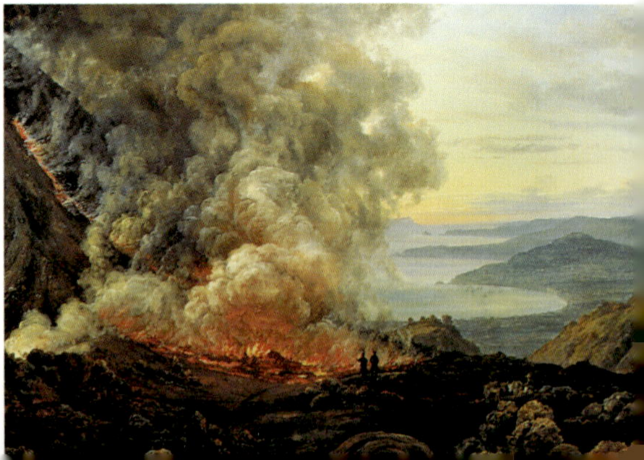

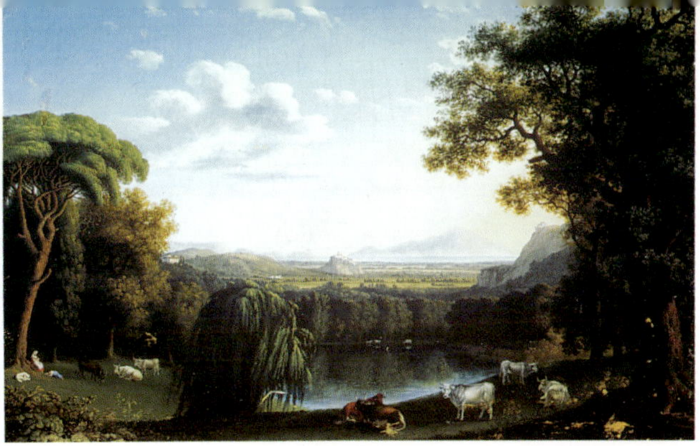

◄ Jakob Philipp Hackert, *Der englische Garten von Caserta mit Blick auf den Vesuv,* 1797, Düsseldorf, Kunstmuseum. Als Hofmaler König Ferdinands IV., des Königs beider Sizilien, stellte Hackert vornehmlich Ansichten von Neapel und Umgebung sowie des höfischen Lebens dar.

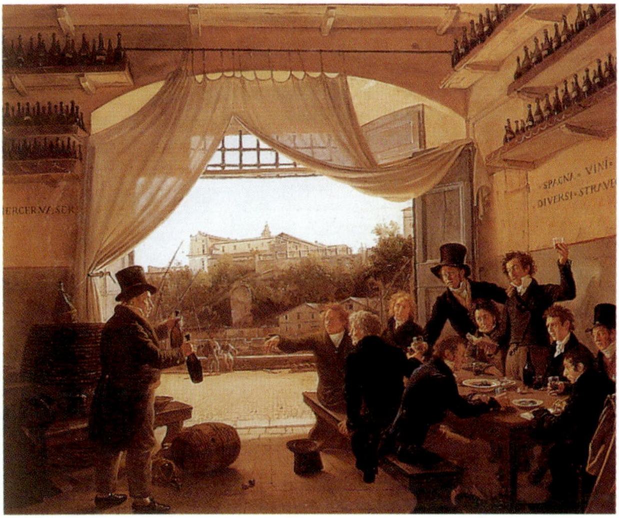

► Franz Ludwig Catel, *Kronprinz Ludwig in der spanischen Weinschenke zu Rom,* 1824, München, Neue Pinakothek. An den Treffpunkten der deutschen Künstlerkolonie, hier nahe der Piazza di Spagna, begegnete man häufig dem späteren bayerischen König Ludwig I.

▼ Johan Christian Clausen Dahl, *Villa Malta in Rom,* 1821, Oslo, Nasjonalgalleriet. Auch die Herzogin Amalie von Sachsen-Weimar hielt sich in der Villa Malta auf.

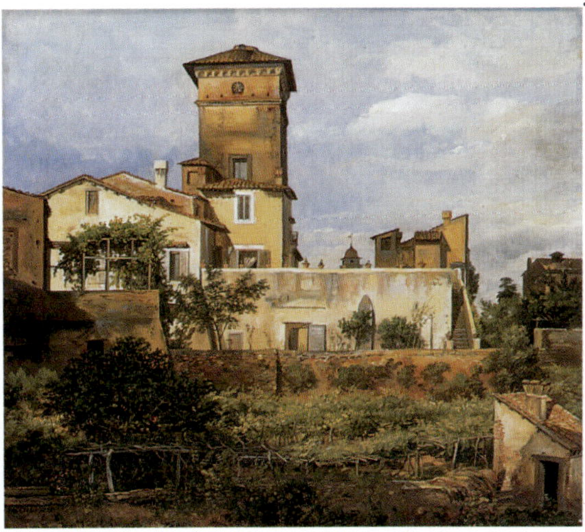

Villa Malta

Die Villa Malta, einst Sommersitz des Vertreters des Malteserordens, gelangte 1794 in den Besitz des Kurfürsten Ferdinand August von Hannover, der sie der deutschen Künstlerkolonie in Rom zur Verfügung stellte. Der Fürst beauftragte den Kunsthistoriker und Theoretiker des Klassizismus, Karl Fernow, hier Vorträge über Ästhetik zu halten sowie einen Lesekreis und eine Bibliothek einzurichten. So wurde die Villa Malta bald zum kulturellen Zentrum für Künstler, Literaten und Bildungsreisende aus dem Norden. 1827 erwarb sie König Ludwig I. von Bayern.

Der Mönch am Meer

Das 1809–10 entstandene Gemälde (Berlin, Schloß Charlottenburg) wurde zusammen mit der *Abtei im Eichwald* (Seite 44–45) auf der Berliner Akademieausstellung von 1810 gezeigt und vom preußischen Kronprinzen erworben.

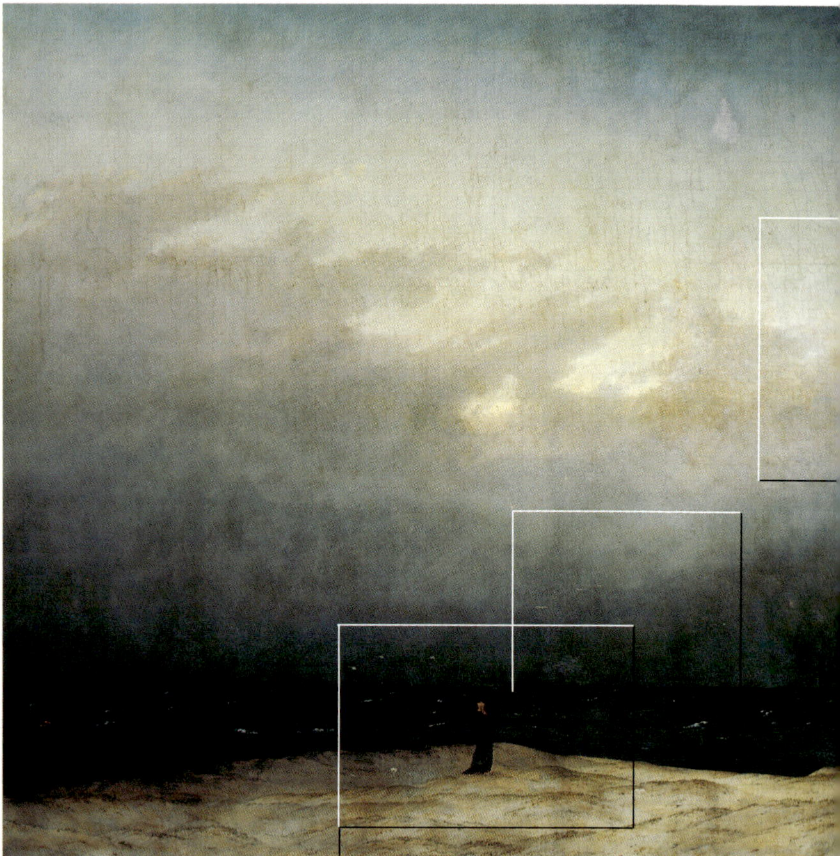

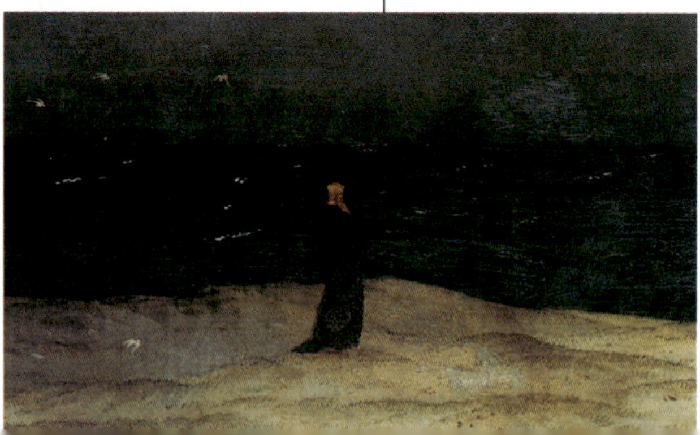

◀ In dem in die Betrachtung der Natur versunkenen Mönch soll Friedrich sich selbst dargestellt haben. Die Gestalt des Mönchs, die einzige Senkrechte in den horizontalen Weiten,

dient als Vergleichsmaßstab der Größenverhältnisse. Das Bild wird zum Sinnbild der Verlorenheit des Menschen, der sich gegenüber der gewaltigen Natur seiner Kleinheit bewußt wird.

▲ Im Bildaufbau nimmt der Himmel über die Hälfte des Raumes ein, der wiederum, entgegen der traditionellen Landschaftsdarstellung, nicht durch seitliche Kulissen begrenzt wird. Dieser unendlichen Weite steht verloren die kleine Gestalt des Mönches gegenüber.

▼ Über dem Wasser »flattern nur einige Möwen umher und machen die Einsamkeit noch einsamer und grausiger«, so beschrieb Marie Helene von Kügelgen ihren Eindruck von diesem Bild.

Wolkenbilder: Friedrich und Cozens

▲ Friedrich, *Ziehende Wolken,* 1821, Hamburg, Kunsthalle.

Flüchtige Gebilde voller Symbolgehalt, Träger einer verschlüsselten Botschaft, das sind Caspar David Friedrichs Wolken. Sie sind Teil eines Naturschauspiels, hinter dessen Kulissen sich eine unbekannte, dem Blick des Menschen entzogene Welt verbirgt. Die weißen Wolkenschleier, die die Landschaft verhüllen, regen, so Friedrich, die Vorstellungskraft des Betrachters an und lassen ihn das Bild mit dem inneren Auge ergründen. Auch die Landschaften des englischen Malers John Robert Cozens (1752–1797) zeigen eine mit dem Gefühl, mit dem inneren Auge wahrgenommene Natur. In der Ansicht des *Lago di Nemi* – das Bild entstand während Cozens' Aufenthalt in Italien (1776–1779) – verwandelt der Künstler den Naturprospekt in einer Weise, die bereits auf Friedrichs romantische Landschaften vorausweist. Die Wolken in seinen Landschaftsansichten sind, wie bei Friedrich, mehr als lediglich atmosphärische Erscheinungen. Sie sind Symbol des »panta rhei«, des ewigen Wandels der Dinge. Friedrich und Cozens suchen in ihren Wolkenbildern nicht faßbare Erscheinungen intuitiv festzuhalten – ein Vorgehen, das in gewisser Weise einer Vorwegnahme der Abstraktion in der Malerei des 20. Jahrhunderts gleichkommt.

▼ John Robert Cozens, *Schäferhütte zwischen Neapel und Portici,* London, Trustees of the Victoria and Albert Museum. Von 1780 bis 1783 unternahm Cozens eine zweite Italienreise.

▲ John Robert Cozens, *Vietri am Abend, im Hintergrund Raito,* Ausschnitt, London, Privatsammlung.

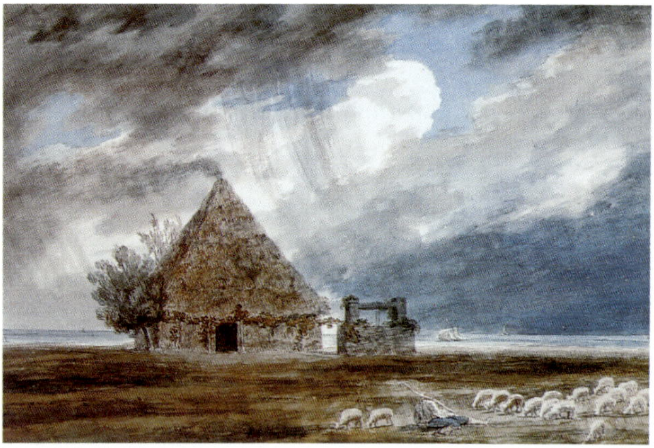

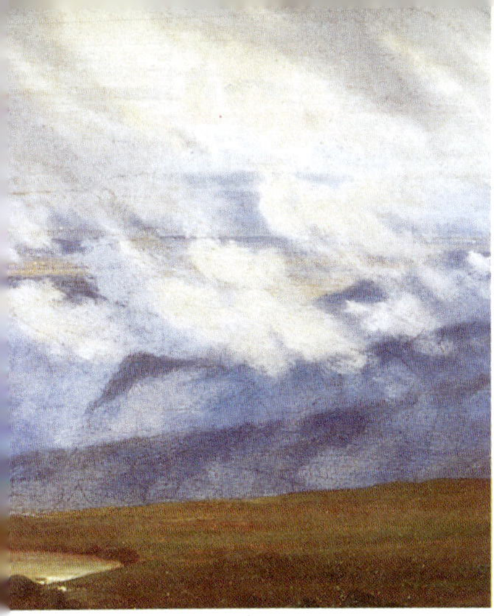

▼ Friedrich, *Nordische See im Mondlicht,* Ausschnitt, um 1824, Prag, Národní Galerie. Ein apokalyptisch anmutendes Naturschauspiel. Die vorherrschenden Töne in dieser Sinfonie von Farben am abendlichen Himmel sind Gelb und Violett. Die Blautöne und der Mond sind beide typisch für die romantische Sehnsucht nach unerreichbaren Fernen und Weiten.

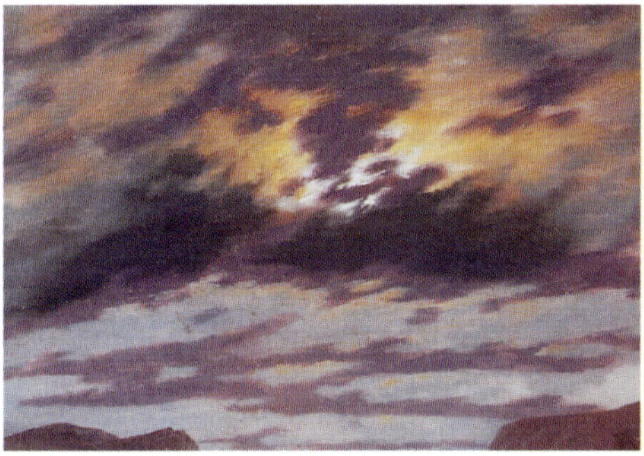

▼ John Robert Cozens, *Padua,* London, Tate Gallery. John Constable, selbst berühmt für seine Landschaftsdarstellungen, hielt Cozens für den größten Landschaftsmaler aller Zeiten.

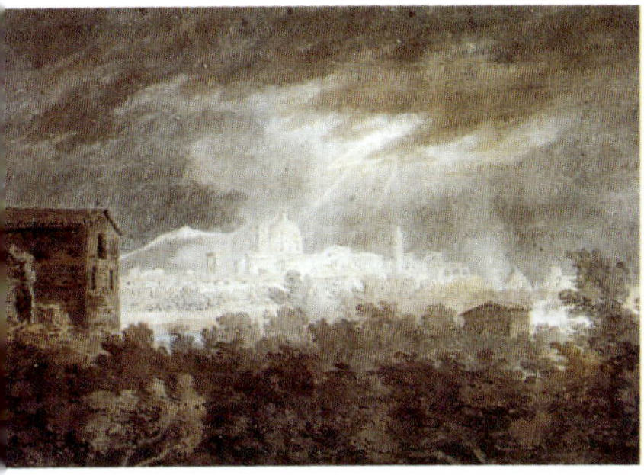

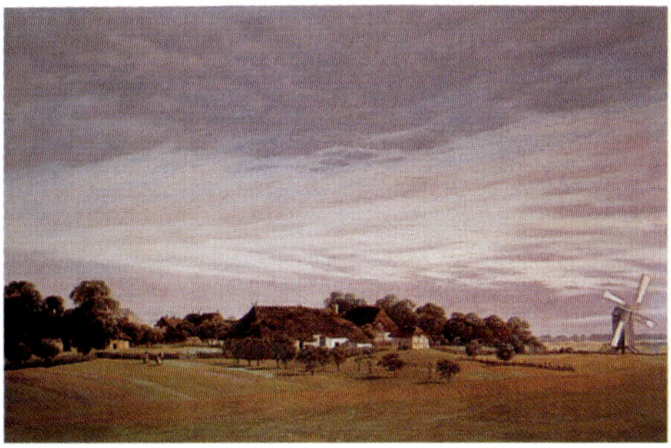

▲ Friedrich, *Landliche ebene Gegend,* um 1823, Berlin, Schloß Charlottenburg.

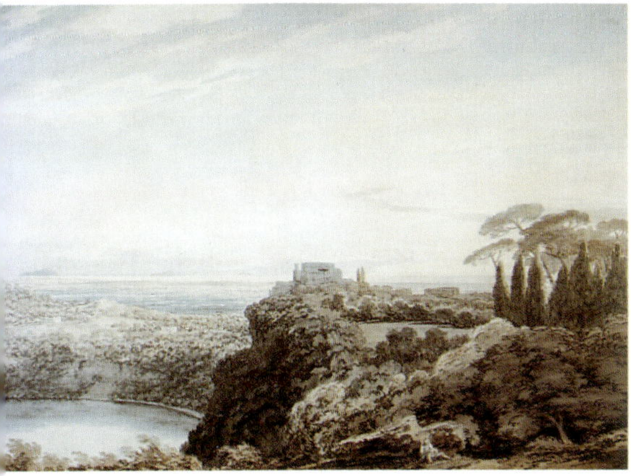

◄ John Robert Cozens schuf das Aquarell mit dem *Lago di Nemi* im Jahr 1777 (Manchester, Whitworth Art Gallery).

1808–1814

Die Napoleonischen Kriege

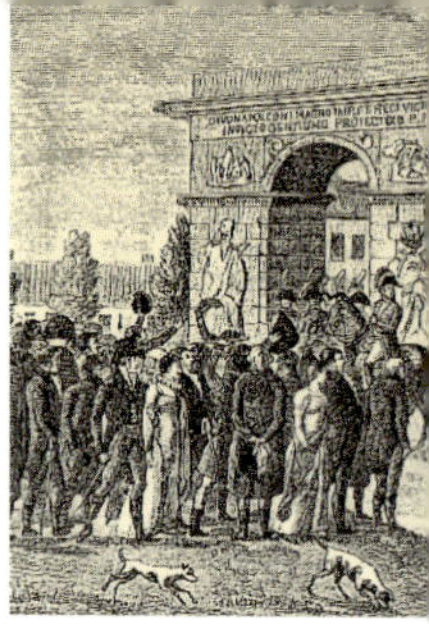

▲ Vor den Stadttoren Wiens empfängt Kaiser Franz I. von Österreich am 25. September 1814 Zar Alexander I. und König Friedrich Wilhelm III. von Preußen.

Am 24. Juni 1812 überschreitet Napoleon mit über 600 000 Mann den Njemen, um Rußland unter Zar Alexander I. niederzuwerfen. Durch Hunger und Kälte erschöpft und dezimiert erreicht die Grande Armée drei Monate später Moskau. Wenige Tage später steht die Stadt in Flammen – von den Russen selbst in Brand gesteckt, um die Franzosen von der Versorgung abzuschneiden. Der nahende Winter, den seine Truppen ohne Vorräte nicht überstehen würden, zwingt Napoleon zu einem Rückzug, der zur Katastrophe wird: Die Grande Armée wird durch Hunger, Kälte und den unaufhörlichen Widerstand der Bevölkerung fast völlig aufgerieben. Eine weitere Niederlage erleidet der Imperator im Oktober 1813: in der Völkerschlacht bei Leipzig wird er von den Truppen der Verbündeten (Rußland, Preußen, Österreich, England und Schweden) geschlagen. Napoleon wird nach Elba verbannt, versucht jedoch noch einmal, nach der Macht zu greifen. Die Schlacht von Waterloo am 18. Juni 1815 besiegelt sein Schicksal endgültig. Sechs Jahre später stirbt er in der erneuten Verbannung auf der Atlantikinsel St. Helena.

▼ Giuseppe Bernardino Bison, *Fürst Schwarzenberg verkündet den Verbündeten den Sieg über Napoleon,* Triest, Musei Civici di Storia e Arte.

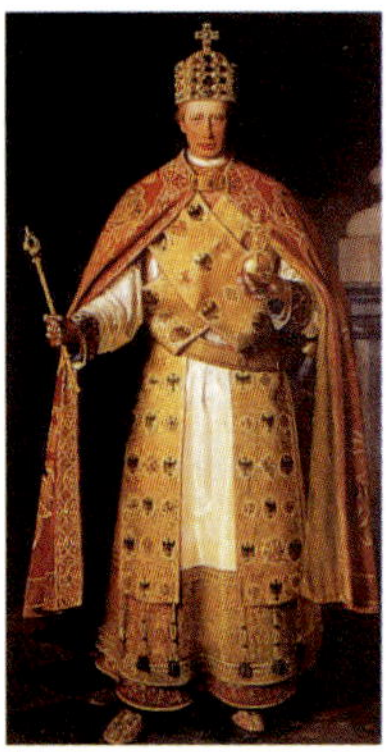

▲ Ludwig Streitenfeld, *Kaiser Franz II., der letzte Kaiser des Heiligen Römischen Reiches Deutscher Nation,* 1874.

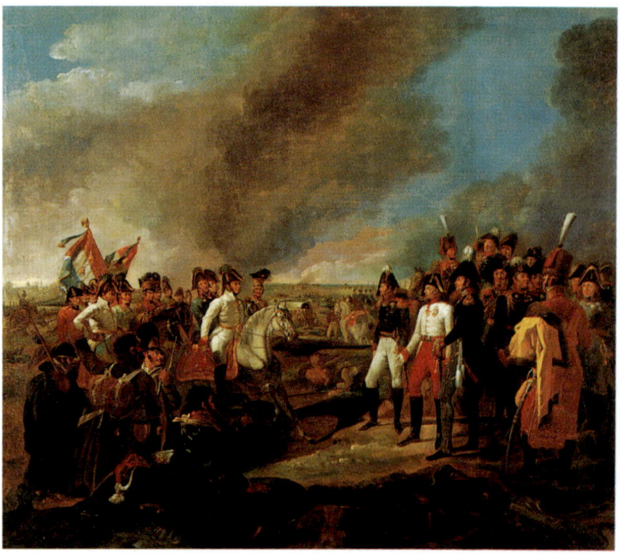

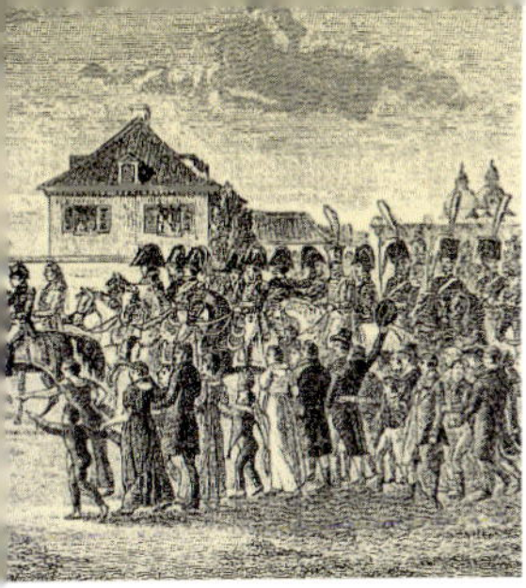

▼ Auf seiner Reise durch die von Frankreich beherrschten Gebiete besuchte Napoleon am 3. November 1811 auch die Stadt Düsseldorf.

▼ Vor seiner Verbannung nach St. Helena (hier eine zeitgenössische Federzeichnung) wiederholte Napoleon häufig, er werde noch einmal Kaiser des Orients werden.

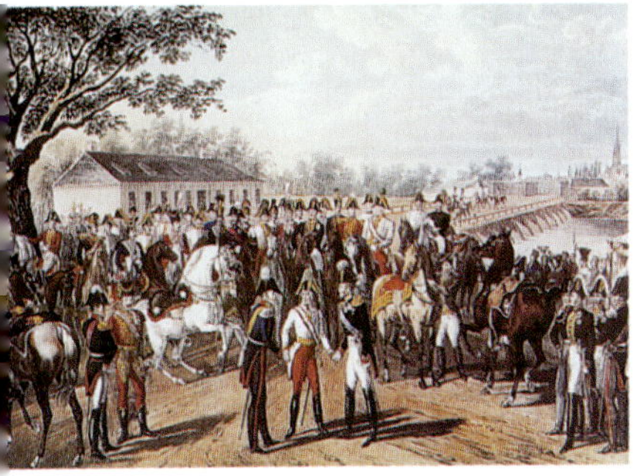

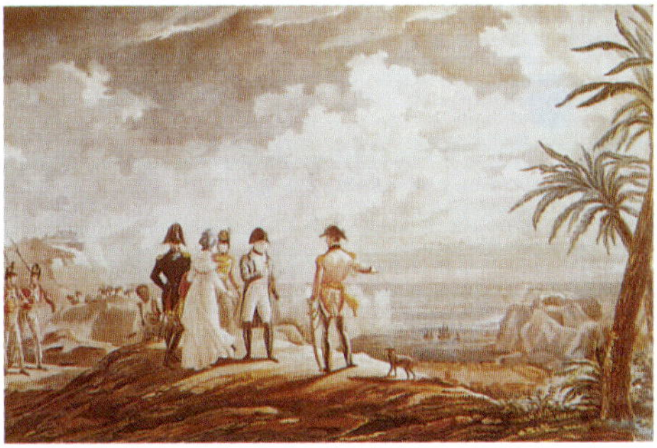

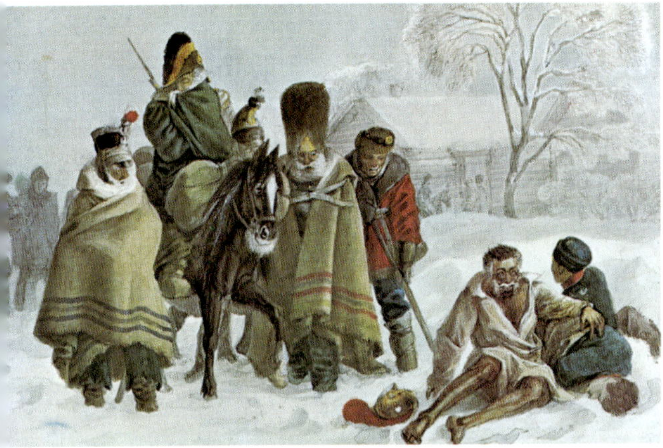

◄ Wilhelm Faber du Faur, General der napoleonischen Truppen in Rußland, veranschaulichte in einer Skizze den Rückzug der Grande Armée. Ausgezehrt von Hunger und Kälte starben die Soldaten zu Tausenden.

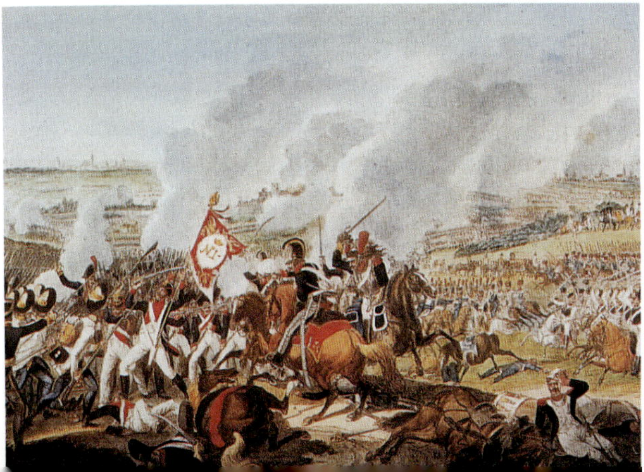

◄ Carl Heinrich Rahl, *Die Völkerschlacht bei Leipzig*, 1813. Nach dieser Schlacht kündigten die Staaten des Rheinbundes, der 1806 auf Druck Napoleons gegründet worden war, ihr Abkommen mit Frankreich.

Das Grab des Arminius

Verloren wie die napoleonischen Truppen in den verschneiten Weiten Rußlands steht der französische Soldat in Friedrichs Gemälde *Der Chasseur im Walde* auf der Lichtung. Auf dem Baumstumpf im Vordergrund hockt ein Rabe – eine Reminiszenz an die niederländische Malerei – und krächzt ihm das Totenlied hinterher. *Das Grab des Arminius* zeigt uns wieder einen französischen Soldaten; er steht am offenen Grab des Arminius, des legendären Cheruskerfürsten Hermann, der im Teutoburger Wald die Legionen des Varus besiegte. Im zweiten Jahrzehnt des 19. Jahrhunderts verstärken sich überall in Europa die antinapoleonischen Ressentiments, verbunden mit einem verstärkten Nationalgefühl. Auch Friedrich verkehrt in Dresden in liberalen, republikanisch-national gesinnten Kreisen. Man diskutiert über Heinrich von Kleists Schauspiel *Die Hermannsschlacht*, in dem der Autor, den Kampf Hermanns gegen die Römer schildernd, zum Aufstand gegen die französische Fremdherrschaft aufruft.

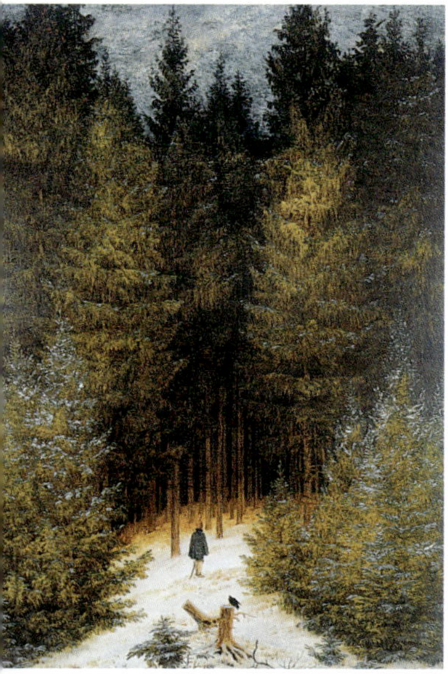

▲ Friedrich, *Der Chasseur im Walde*, 1813–14, Bielefeld, Privatsammlung.

▼ Pieter Brueghel d. Ä., *Die Heimkehr der Herde (Herbst)*, 1565, Wien, Kunsthistorisches Museum. Der links im Geäst sitzende Rabe ist ein Zeichen für Unheil und Tod. In seinem Bild *Der Chasseur im Walde* griff Friedrich dieses Symbol auf.

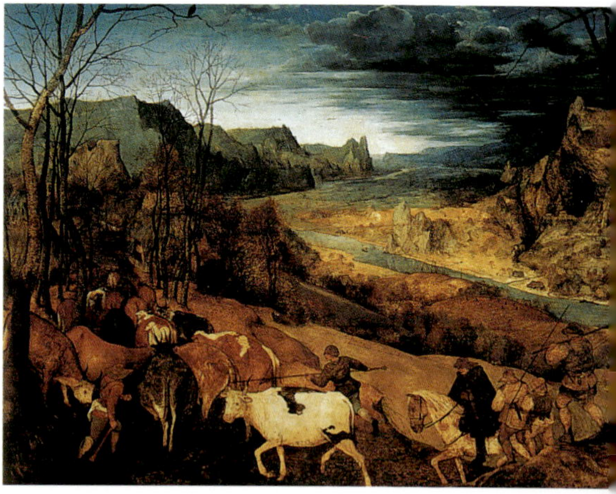

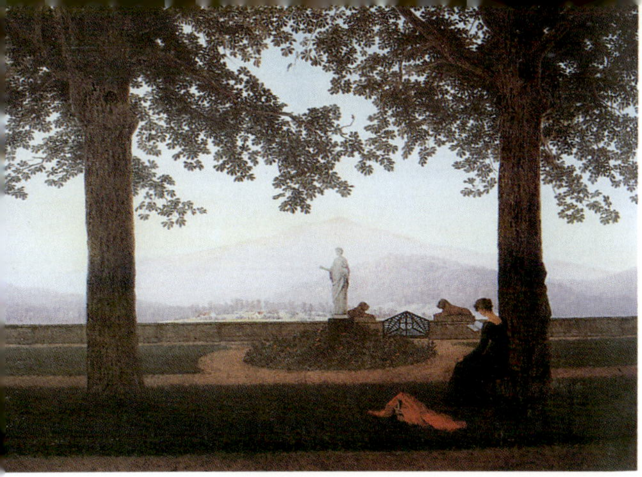

◀ Friedrich, *Gartenterrasse*, 1811–12, Potsdam-Sanssouci, Staatliche Schlösser und Gärten. Jenseits der Mauer, die den im französischen Stil angelegten Garten umgibt, erstreckt sich eine duftige weite Landschaft – eine Verheißung von Glück und Freiheit.

▶ Friedrich, *Gräber gefallener Freiheitskrieger*, 1812, Hamburg, Kunsthalle. Der weiße Obelisk am Eingang zur Grotte trägt die Inschrift »Edler Jüngling Vaterlandsretter«. Das Bild bringt den Wunsch nach Befreiung von der napoleonischen Fremdherrschaft zum Ausdruck.

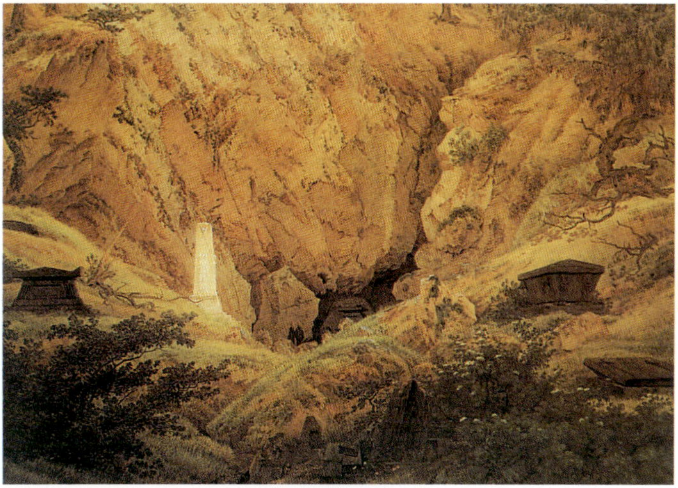

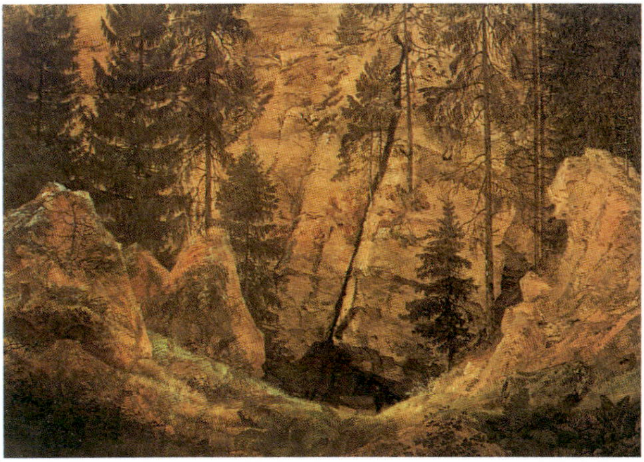

◀ Friedrich, *Felsental (Das Grab des Arminius)*, 1813–14, Bremen, Kunsthalle. Eines von drei Gemälden, die Friedrich im März 1814, nach der Befreiung Dresdens von den Franzosen, auf einer Ausstellung patriotischer Kunst zeigte.

1815 – 1823

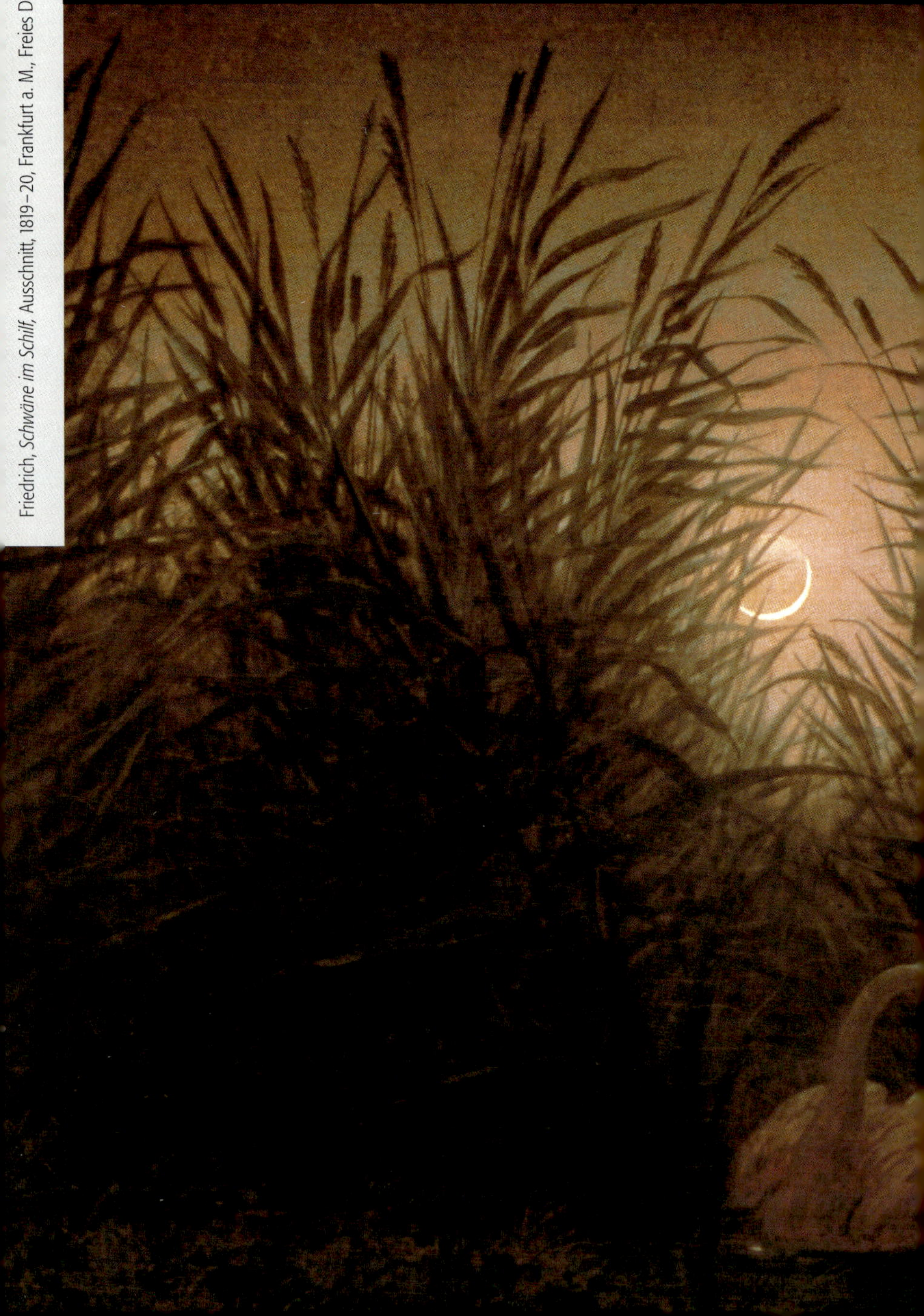

Friedrich, *Schwäne im Schilf*, Ausschnitt, 1819–20, Frankfurt a. M., Freies Deutsches Hochstift

Auf der Höhe der Schaffenskraft

1815–1823

Der Wiener Kongreß

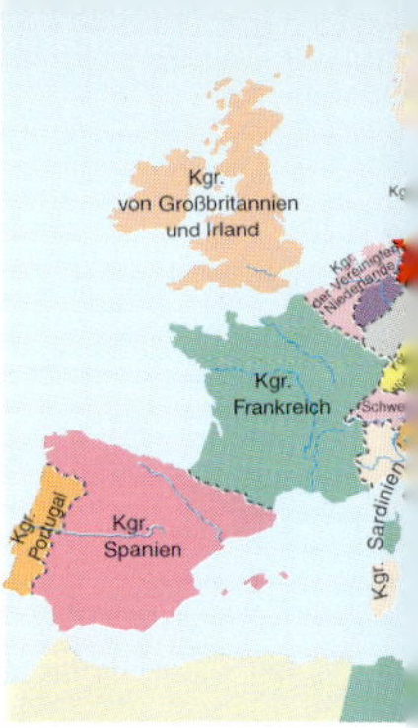

Nach der Schlacht von Waterloo und dem Sturz Napoleons I. treffen sich die Monarchen und Staatsmänner Europas im Herbst 1814 auf dem Wiener Kongreß, dessen Verhandlungen bis zum Juni 1815 andauern. Hier geben die Großmächte Österreich, Großbritannien, Rußland und Preußen den Ton an; auch Frankreich kann sich durch das diplomatische Geschick seines Außenministers Charles Maurice Talleyrand gut behaupten. Neben ihm ist der österreichische Staatskanzler Fürst Metternich die dominierende Persönlichkeit auf dem Wiener Kongreß. Eines der wichtigsten Ziele der Verhandlungen ist es, die vorrevolutionären Verhältnisse wiederherzustellen sowie die territoriale Neuordnung zu regeln. Die Grenzen von 1792 werden weitgehend wieder für gültig erklärt; Frankreich muß die von Napoleon annektierten Gebiete zurückgeben. Zur Sicherung der neuen Ordnung wird anschließend auf Rußlands Initiative die Heilige Allianz geschlossen, in der sich Zar Alexander I., Kaiser Franz I. von Österreich sowie der preußische König Friedrich Wilhelm III. zu einer gemeinsamen Interessen- und Beistandspolitik verpflichten. In Europa wird die alte soziale Ordnung wiederhergestellt. Mit Ludwig XVIII. kehrt ein Bourbone auf den französischen Thron zurück, und auch die anderen europäischen Dynastien erlangen ihre Herrschaft wieder.

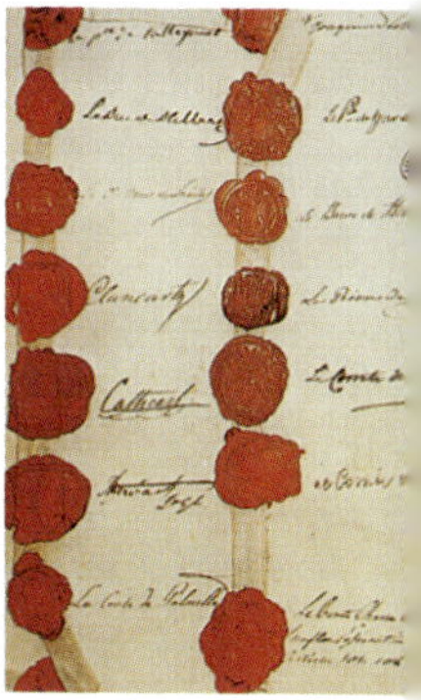

▲ Die von allen Teilnehmern unterzeichnete und mit Siegeln versehene Wiener Kongreßakte vom 9. Juni 1815.

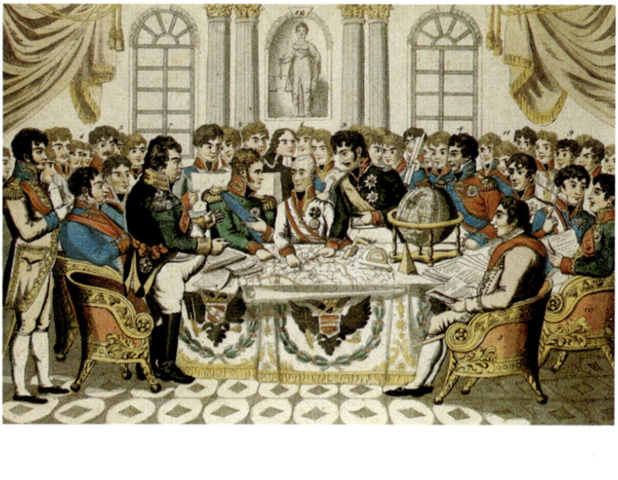

◀ Eine Tagung des Wiener Kongresses, um 1815 dargestellt aus der Sicht des Karrikaturisten Zutz (Wien, Historisches Museum).

▶ Sir Thomas Lawrence, *Fürst Metternich,* um 1815, Windsor Castle. Der führende Staatsmann seiner Epoche starb am 11. Juni 1859 in Wien.

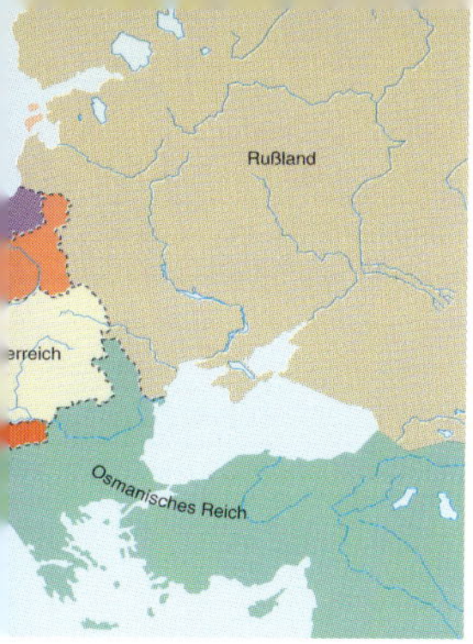

◄ In der auf dem Wiener Kongreß beschlossenen Neuordnung Europas gewann Österreich seine Besitzungen und damit die Vormachtstellung in Italien zurück, Rußland schluckte einen Großteil Polens und an die Stelle des Heiligen Römischen Reichs Deutscher Nation trat der Deutsche Bund, der von Preußen dominiert wurde.

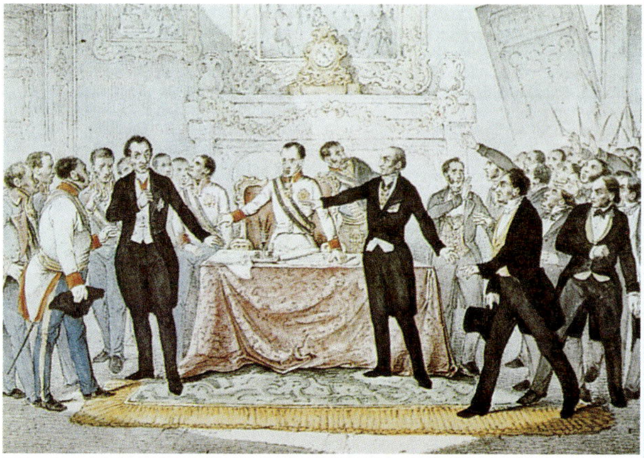

► Metternichs reaktionäre Restaurationspolitik führte im März 1848 zu Volksaufständen, die ihn zum Rücktritt – hier von einem zeitgenössischen Zeichner festgehalten – und zur Flucht ins Ausland zwangen.

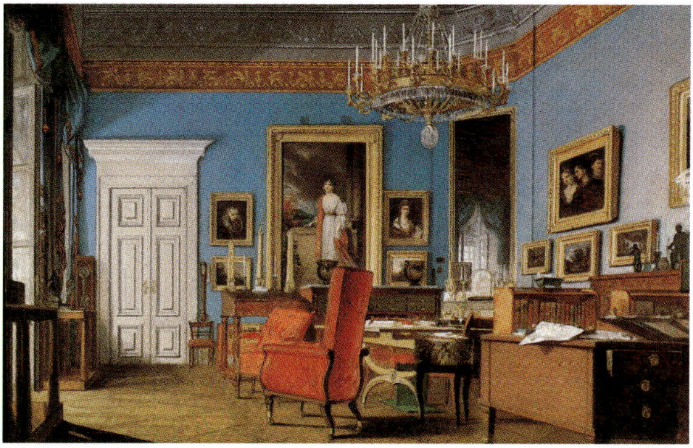

► *Metternichs Arbeitszimmer,* 1829, Wien, Historisches Museum. 1801 reiste Metternich als kaiserlicher Gesandter nach Dresden. Nach seiner Ernennung zum österreichischen Außenminister 1809 kehrte er nach Wien zurück.

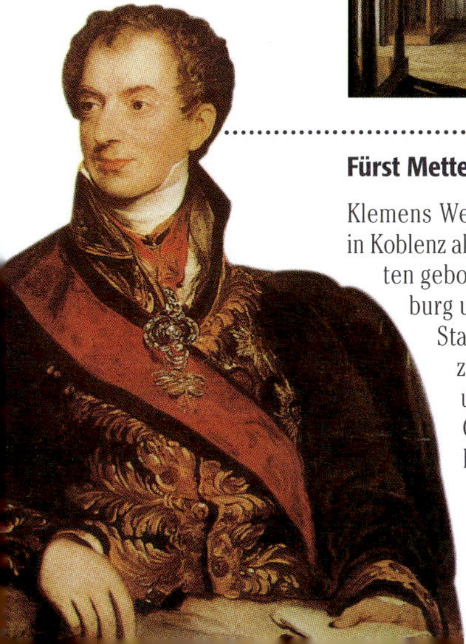

Fürst Metternich

Klemens Wenzel Metternich, 1773 in Koblenz als Sohn eines Diplomaten geboren, studiert in Straßburg und Mainz Rechts- und Staatswissenschaften. Er zieht 1794 nach Wien und wird kaiserlicher Gesandter in Dresden, Berlin und Paris. 1809 übernimmt er die Leitung des österreichischen Außenministeriums, 1821 wird er Staatskanzler. Bis zuletzt versucht Metternich, die monarchische Ordnung durch Unterdrückung liberaler Tendenzen zu verteidigen; die Märzrevolution von 1848 zwingt ihn jedoch zum Rücktritt.

Rückenfiguren

Den Blick in die Ferne, ins Unbekannte gerichtet, stehen die Menschen in Friedrichs Bildern fast immer mit dem Rücken zum Betrachter. Eine Metapher der unüberwindbaren Distanz zwischen Mensch und Natur oder Ausdruck seines Einsseins mit ihr? Der romantischen Auffassung folgend, glaubt Friedrich an die Überwindung des Gegensatzes zwischen Mensch und All im Vertrauen auf die versöhnende Kraft des Universums. Der in den Anblick der Landschaft vor ihm versunkene *Wanderer über dem Nebelmeer* scheint sich freilich angesichts der Unermeßlichkeit der Natur unbedeutend vorzukommen: er betrachtet sie, doch er ist an ihrem Geschehen nicht beteiligt. Wie klein der Mensch sich dem großen All gegenüber empfindet, bringt Friedrich in seinen verhältnismäßig kleinen Figuren zum Ausdruck, die so zum Sinnbild der Verlorenheit des Menschen und seiner Sehnsucht nach einer Teilhabe am Göttlichen im Naturerlebnis werden. Über die in die Ferne schauenden Rückenfiguren wird der Bildbetrachter ins Bild hineingezogen; er nimmt an ihren Empfindungen teil, indem er sich gleich ihnen in die vergeistigten Landschaften Friedrichs versenkt.

▼ Friedrich, *Der Wanderer über dem Nebelmeer,* um 1818, Hamburg, Kunsthalle. Das die Gebirgslandschaft verhüllende Nebelmeer verstärkt das Geheimnisvolle und Beunruhigende, das von diesem Bild ausgeht.

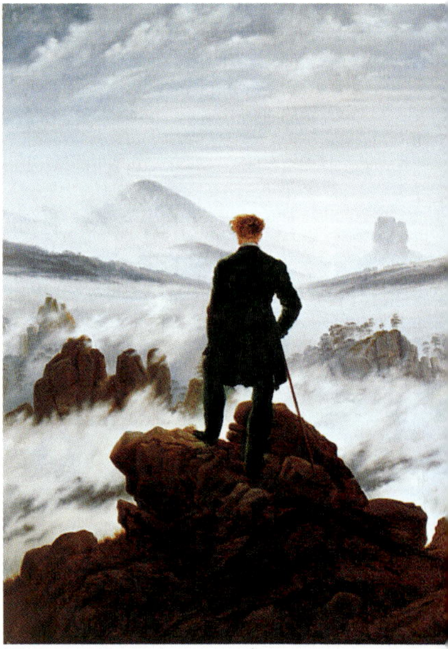

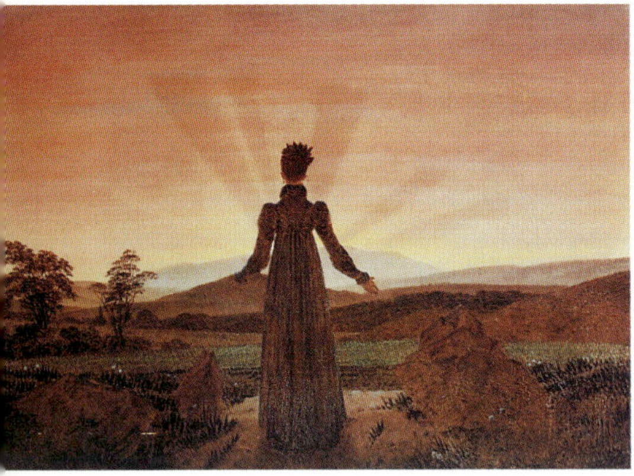

◀ Friedrich, *Frau vor der untergehenden Sonne,* um 1818, Essen, Museum Folkwang. Mit ausgebreiteten Armen steht die Frau vor dem Naturschauspiel: sie öffnet sich ihm, um nicht als bloße Zuschauerin, sondern mit ihrer ganzen Seele daran teilzuhaben.

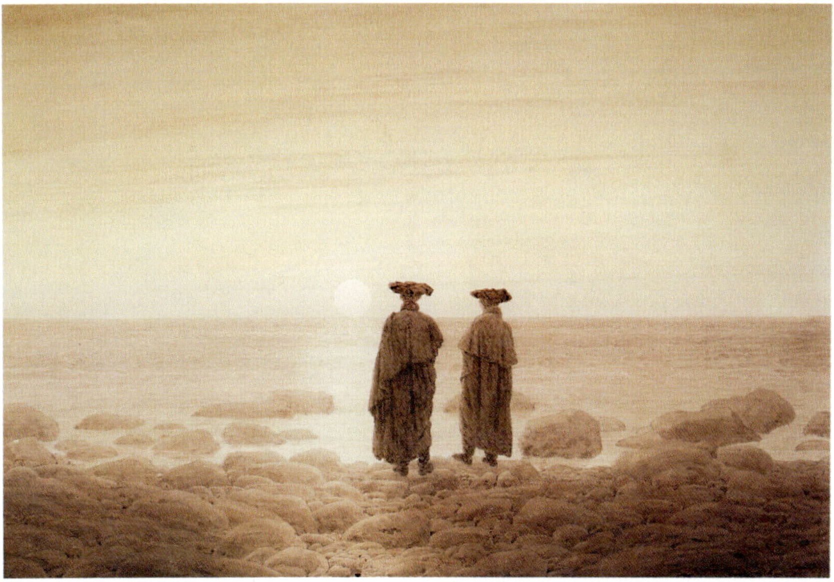

▲ Friedrich, *Zwei Männer am Meer bei Mondaufgang,* 1835, St. Petersburg, Eremitage. Ab etwa 1816/17 häufen sich die Rückenfiguren in Friedrichs Werk. Auch in seiner späten Schaffensperiode griff er das Motiv wieder auf.

▶ Friedrich, *Landschaft mit männlicher Figur,* 1837–38, Moskau, Puschkin-Museum. Während in den Werken vieler anderer Landschaftsmaler die Menschen in die Landschaft integriert sind und ihr einen belebenden Akzent verleihen, stellt Friedrich seine Figuren der Natur in unüberbrückbarer Distanz gegenüber.

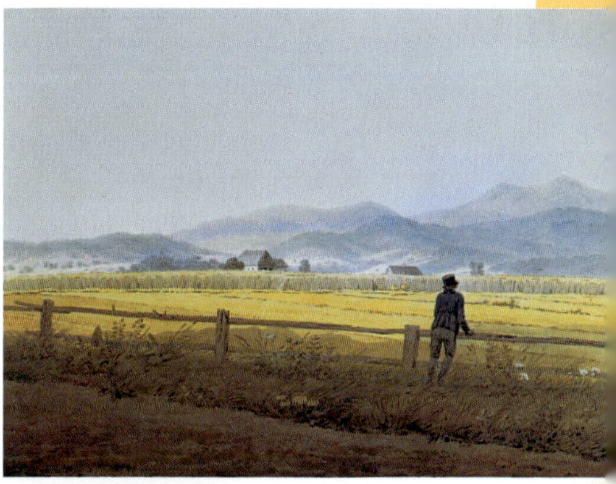

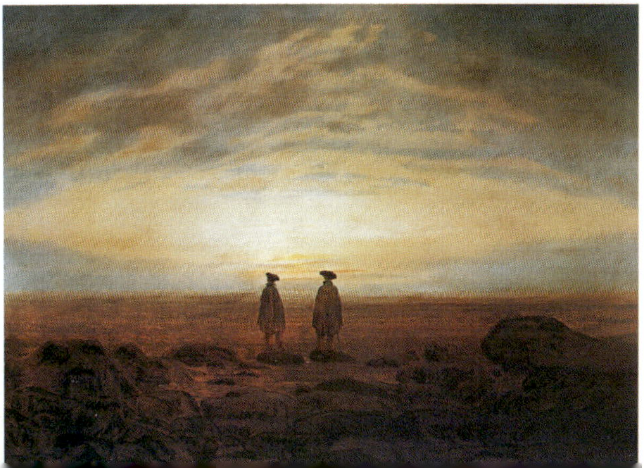

◀ Friedrich, *Zwei Männer am Meer bei Mondaufgang,* 1817, Berlin, Nationalgalerie. Einige zeitgenössische Kunstkenner kritisierten, die Reflexion des Mondlichtes auf dem Wasser sei zu hell.

Greifswald im Mondschein

Das 1816–17 entstandene und heute in der Osloer Nationalgalerie aufbewahrte Gemälde stellt Greifswald dar, die Geburtsstadt Friedrichs. Wie eine ferne Vision tauchen die Kirchtürme der Stadt am Horizont auf.

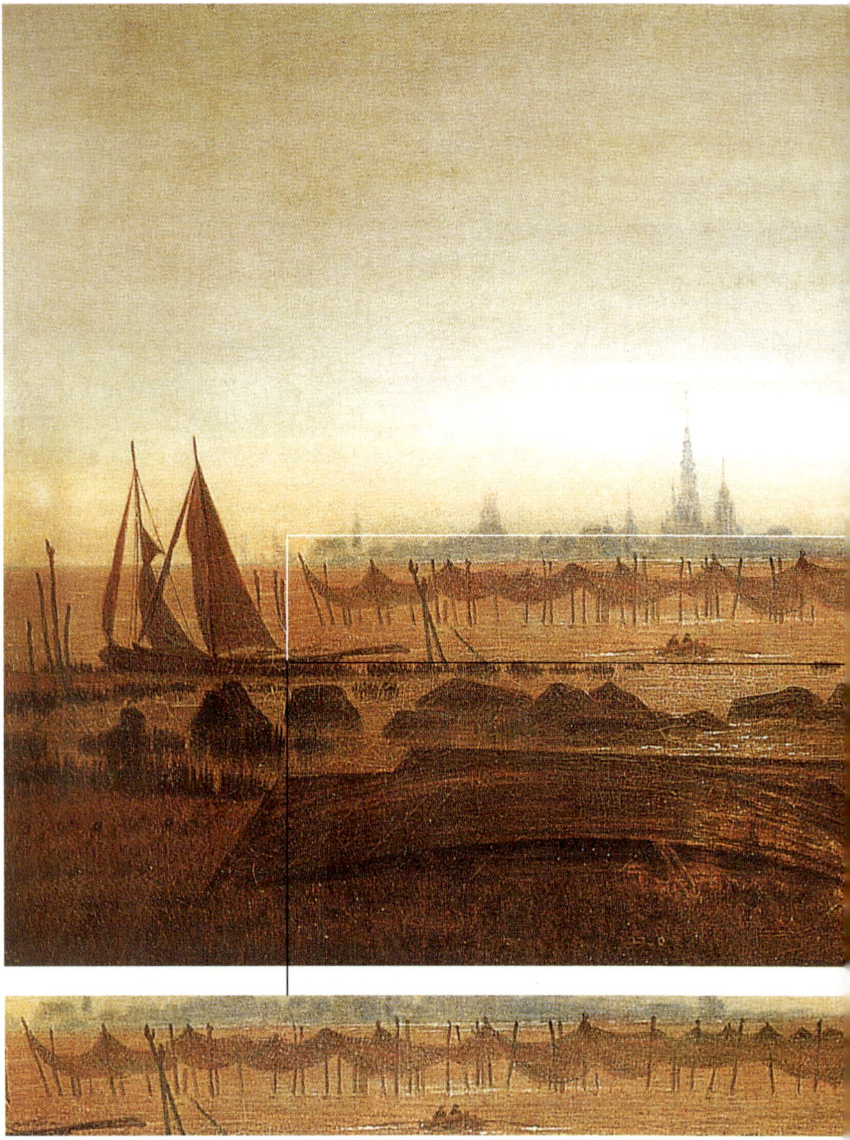

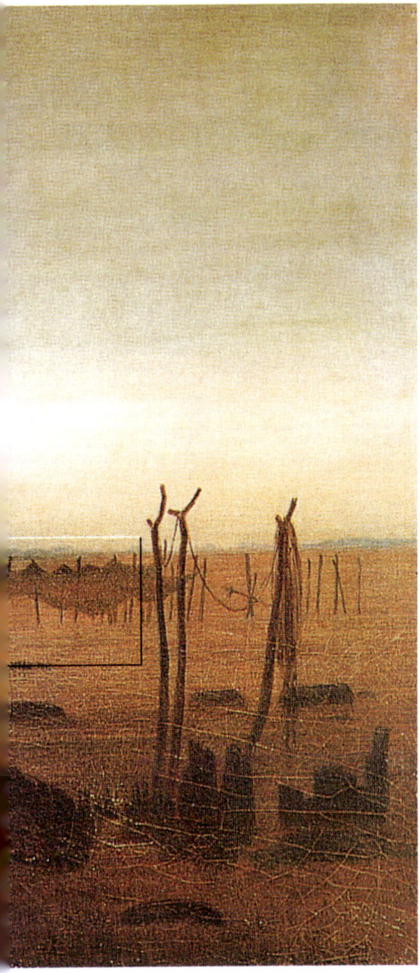

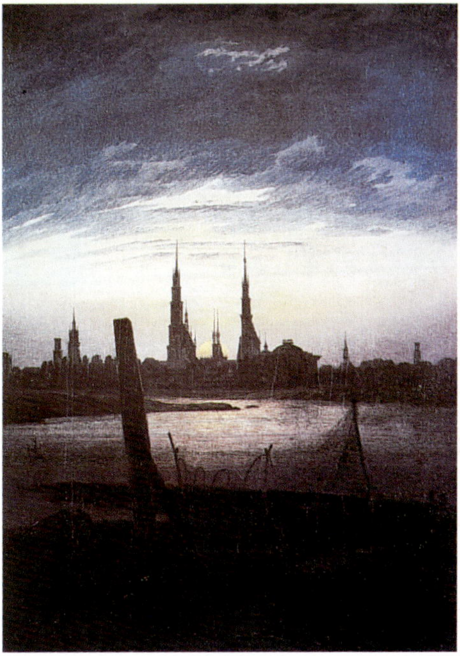

▲ Friedrich, *Stadt bei Mondaufgang,* um 1817, Winterthur, Stiftung Oskar Reinhart. Auch hier stehen die im Vordergrund zum Trocknen aufgespannten Fischernetze wie eine Art Barriere vor der Stadt mit ihren Kirchtürmen.

▼ Friedrich, *Küstenlandschaft im Abendlicht,* um 1816–18, Lübeck, Museum für Kunst und Kulturgeschichte. Nach einem auf der offenen See verbrachten arbeitsreichen Tag kehren die beiden Fischer nach Hause zurück.

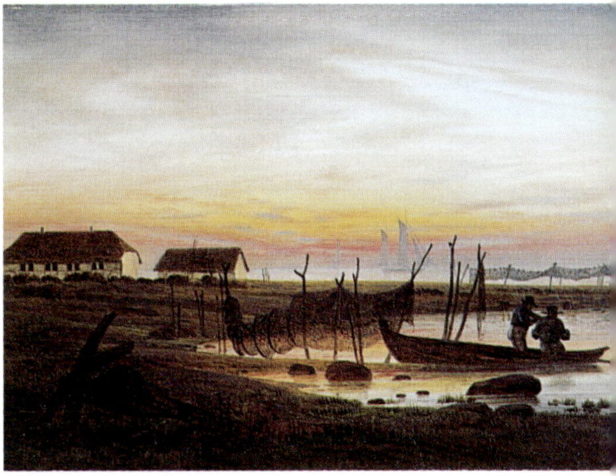

◄ Die Fischernetze in der Bildmitte bilden eine horizontale Barriere, die den Vordergrund vom Hintergrund trennt. Versinnbildlichen sie die Trennlinie zwischen dem Hier und Heute und dem Jenseits, zwischen dem irdischen und dem zukünftigen Leben in einer anderen Welt?

1815–1823

Heirat und Familie

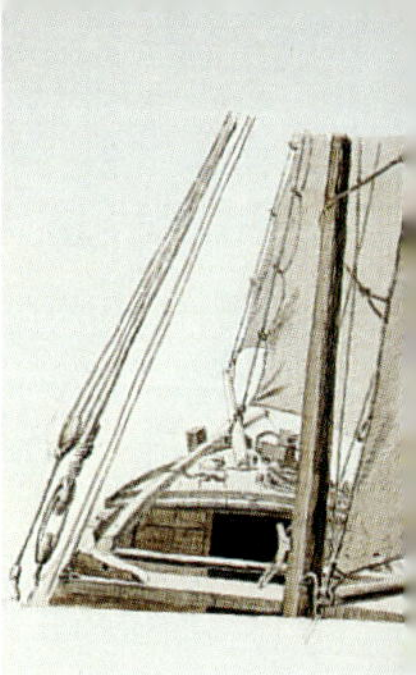

▲ Friedrich, Studie für das Gemälde *Auf dem Segler*, 1818, Oslo, Nasjonalgalleriet. Nach der Hochzeitsreise in seine pommersche Heimat begann Friedrich mit den Vorarbeiten zu dem Gemälde, das ihn zusammen mit Caroline zeigt.

Groß ist das Erstaunen seiner Freunde, als Friedrich ihnen mitteilt, er habe im Januar 1818 geheiratet. Erst wenige Monate zuvor hat er die 25jährige Christiane Caroline Bommer (Friedrich selbst ist 44) kennengelernt, möglicherweise durch seinen Freund Kersting. Den Briefen nach zu urteilen, ist Line, wie Friedrich seine Frau liebevoll nennt, ein lebhafter, liebenswürdiger und stets hilfsbereiter Mensch. Ihr fröhliches Wesen heitert selbst ihren ernsten, in sich gekehrten Mann auf. »Seit ich das Ich in Wir verwandelt, ist gar manches anders geworden. Meine alte, einfache häusliche Einrichtung ist in manchem nicht mehr zu erkennen, und es ist mir lieb, daß es jetzt sauberer und ordentlicher bei mir aussieht.« Zurückhaltend, wie er ist, teilt Friedrich seiner Familie erst eine Woche nach der Trauung mit, daß er nun verheiratet sei. Bald darauf reist er mit seiner jungen Frau nach Pommern, um sie Verwandten und Freunden vorzustellen. Ein Jahr später, 1819, kommt das erste Kind zur Welt, das auf den Namen Emma getauft wird. 1823 wird Friedrichs zweite Tochter, Agnes Adelheid, geboren, und im Jahr darauf folgt schließlich der Sohn Gustav Adolf.

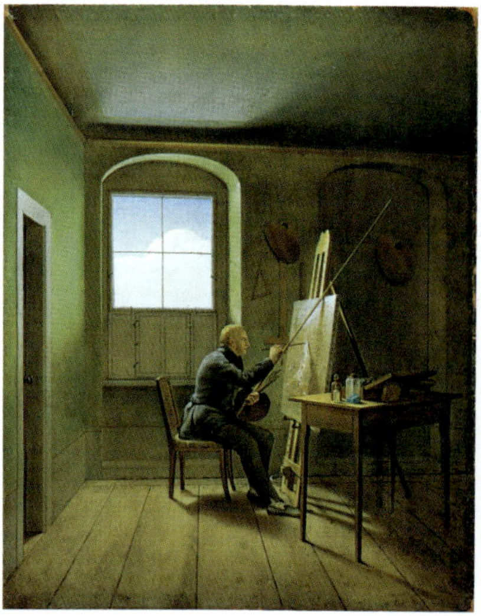

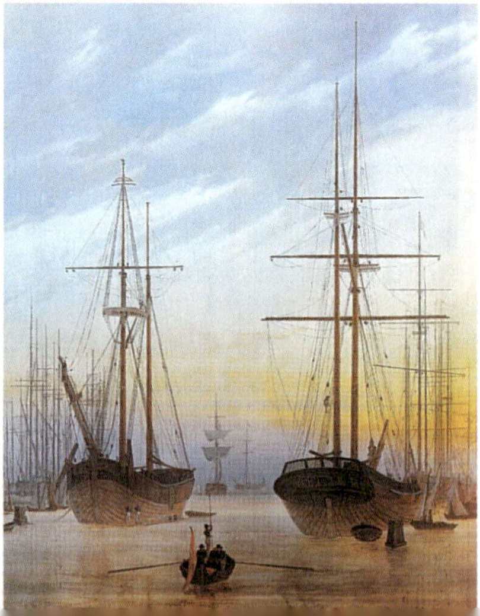

◀ Friedrich, *Ansicht eines Hafens*, 1815–16, Potsdam-Sanssouci, Staatliche Schlösser und Gärten. Der Hafen wird zum Symbol für den göttlichen Ursprung des Lebens.

▲ Georg Friedrich Kersting, *Caspar David Friedrich in seinem Atelier*, 1811, Hamburg, Kunsthalle. Die Einrichtung von Friedrichs Atelier war spartanisch einfach.

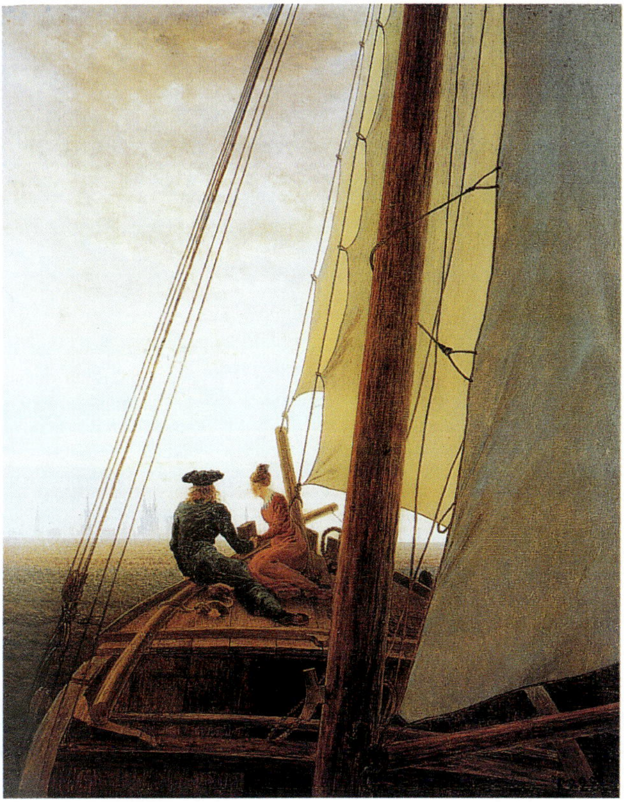

◀ Friedrich, *Auf dem Segler,* 1818–19, St. Petersburg, Eremitage. Friedrich und seine Frau beginnen ihre gemeinsame Lebensreise. Das Gemälde wurde vom späteren Zaren Nikolaus I. während dessen Hochzeitsreise 1820 in Dresden erworben.

▼ Friedrich, *Frau am Fenster,* 1822, Berlin, Nationalgalerie. Friedrich betrachtet die Welt aus der Sicht seiner Frau, die vom Fenster ihrer Wohnung an der Elbe in die Ferne blickt.

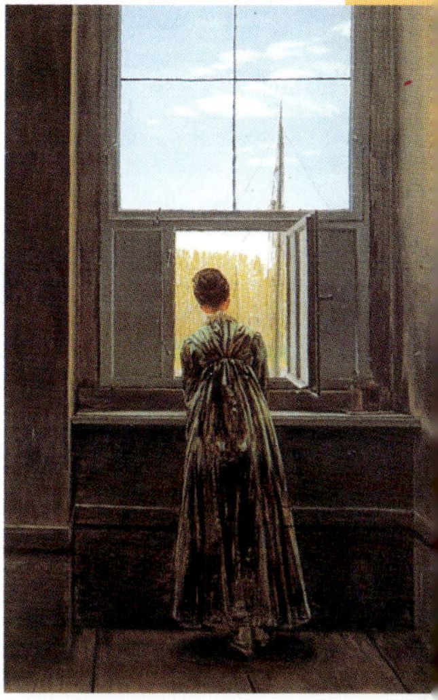

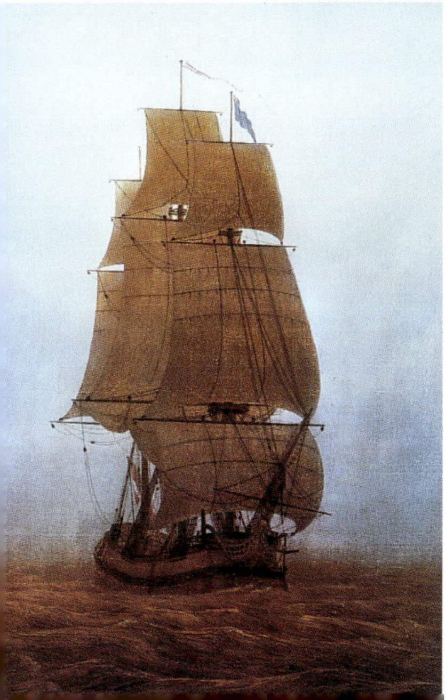

◀ Friedrich, *Segelschiff,* um 1815 (?), Chemnitz, Städtische Kunstsammlungen. Schiffe gehören zum Motivkanon Friedrichs. Sie erscheinen bereits in einigen Zeichnungen des Jahres 1798.

▶ Georg Friedrich Kersting, *Vor dem Spiegel,* 1827, Kiel, Kunsthalle. Die Ähnlichkeit mit Friedrichs *Frau am Fenster* ist unverkennbar. Kersting besuchte seinen Freund oft im Atelier und kannte dieses Bild wahrscheinlich.

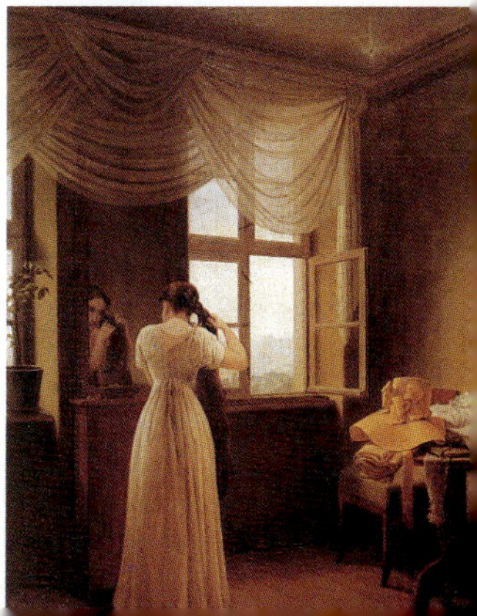

Carl Gustav Carus

Carl Gustav Carus (1789–1869) ist nicht nur als Landschaftsmaler bekannt, sondern auch als Philosoph, Naturforscher und Arzt – 1827 wird er Leibarzt des sächsischen Königs. Friedrich lernt Carus 1817 in Dresden kennen, und bald verbindet die Künstler eine enge freundschaftliche Beziehung. Beide hegen eine ähnliche Auffassung vom Wesen der Kunst, die ihnen die Natur und das in ihr waltende Göttliche erschließt. »Die Naturschönheit ist göttlicher, die Kunstschönheit ist menschlicher«, schreibt Carus in seiner 1831 erschienenen Schrift *Neun Briefe über Landschaftsmalerei.* Die objektive Sicht, die sich aus der Betrachtung der Natur ergibt, verbindet Carus mit einer Umformung der Wirklichkeit entsprechend der Empfindungen, die ihm die kontemplative Naturschau vermittelt. Carus' Bildern eignet jedoch nicht der vergeistigte, metaphysische Charakter, der Friedrichs Werk kennzeichnet, sie sind im Grunde lediglich stimmungsvolle Landschaftsdarstellungen. Nebelverhüllte Landschaften, Rükkenfiguren und Schiffe sind Motive, die Carus von Friedrich übernimmt. Die von ihrem Naturell her so verschiedenen Künstler, der introvertierte Einzelgänger Friedrich und der weltoffene Carus, bleiben einander über Jahre hinweg freundschaftlich verbunden.

▼ Carl Gustav Carus, *Das Eismeer bei Chamonix,* 1825–27, Obbach bei Schweinfurt, Sammlung Georg Schäfer. Das Gemälde wirkt wie die Illustration zu einer wissenschaftlichen Abhandlung über Gletscher.

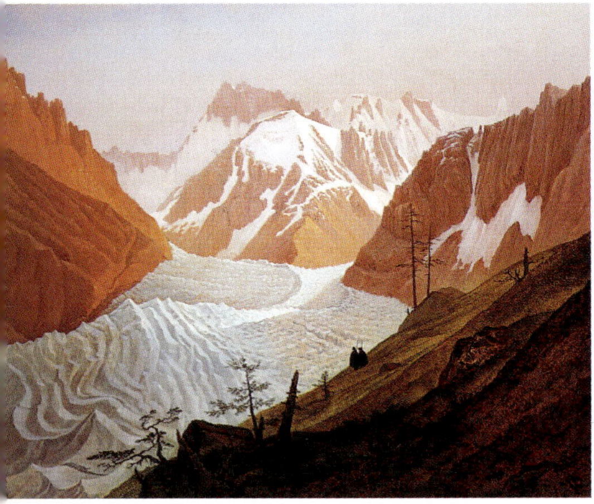

▶ Carl Gustav Carus, *Hochgebirgstal,* 1822, Düsseldorf, Kunstmuseum. Ähnlich wie in Friedrichs Bildern schafft der Nebel hier eine geheimnisvolle Atmosphäre. Er verhüllt die Berge im Hintergrund; nur ihre schneebedeckten Gipfel sind als ferne Vision erkennbar.

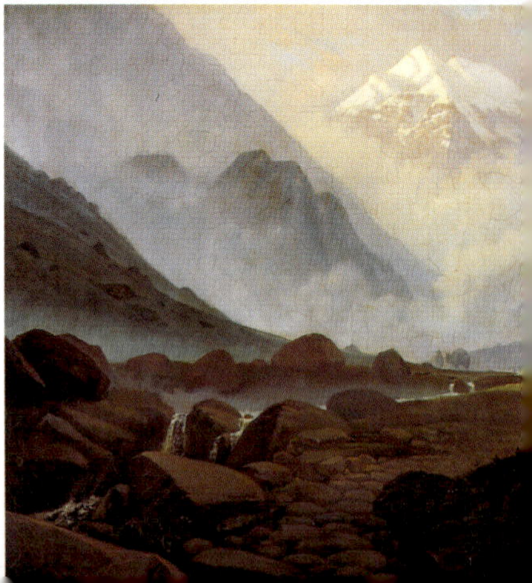

▼ Carl Gustav Carus, *Frau auf Terrasse,* 1824, Dresden, Gemäldegalerie. Die Frau schaut, vom Betrachter abgewandt, in die Ferne. Carus nimmt hier ein Motiv auf, das Friedrich in der Zeit zwischen 1815 und 1820 mehrfach dargestellt hatte.

▶ Carl Gustav Carus, *Das Goethe-Denkmal,* 1832, Hamburg, Kunsthalle. Das Gemälde entstand unmittelbar nach dem 22. März 1832, dem Todestag Goethes. Carus hatte den Dichter Anfang der zwanziger Jahre kennengelernt.

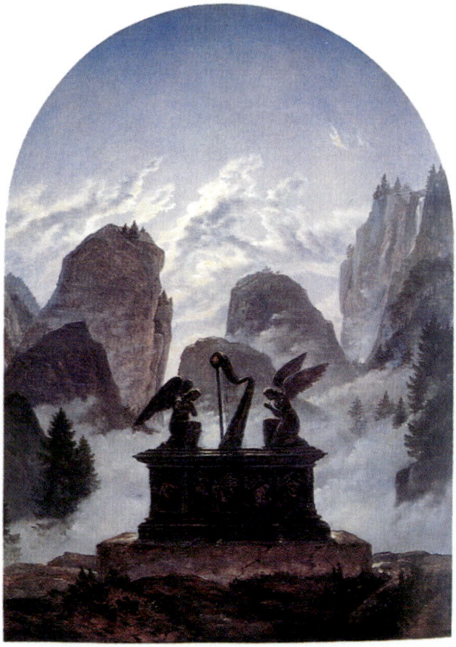

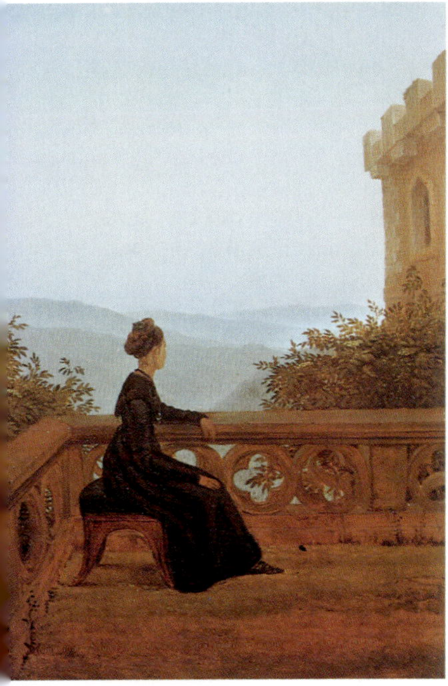

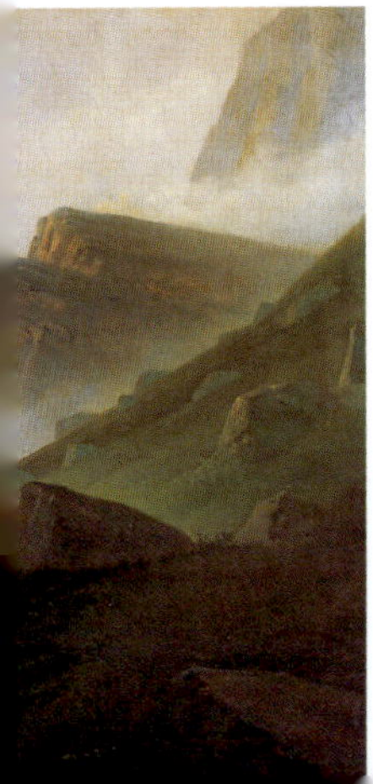

▶ Carl Gustav Carus, *Kahnfahrt auf der Elbe,* 1827, Düsseldorf, Kunstmuseum. Anders als in Friedrichs Gemälde *Auf dem Segler* blickt dieses Paar nicht Seite an Seite der fernen Stadt entgegen. Die Frau sieht vielmehr dem Mann beim Rudern zu.

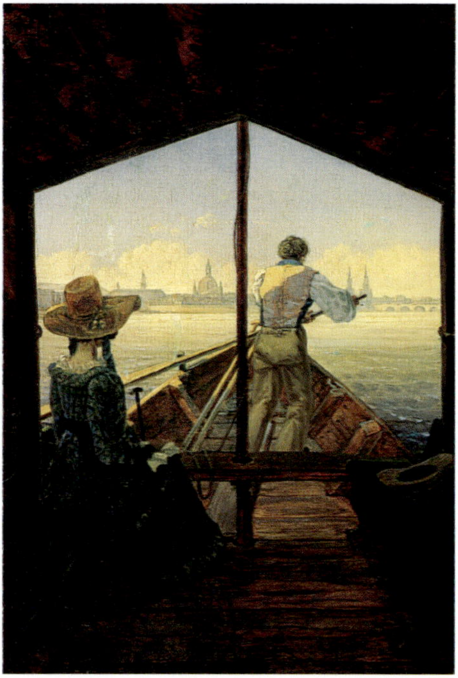

Kreidefelsen auf Rügen

Friedrich führte dieses Gemälde (um 1818, Winterthur, Stiftung Oskar Reinhart) nach Skizzen aus, die er während seiner Hochzeitsreise auf Rügen gefertigt hatte. Der Ort ist nicht genau bestimmbar; möglicherweise handelt es sich um eine Komposition aus verschiedenen Studien.

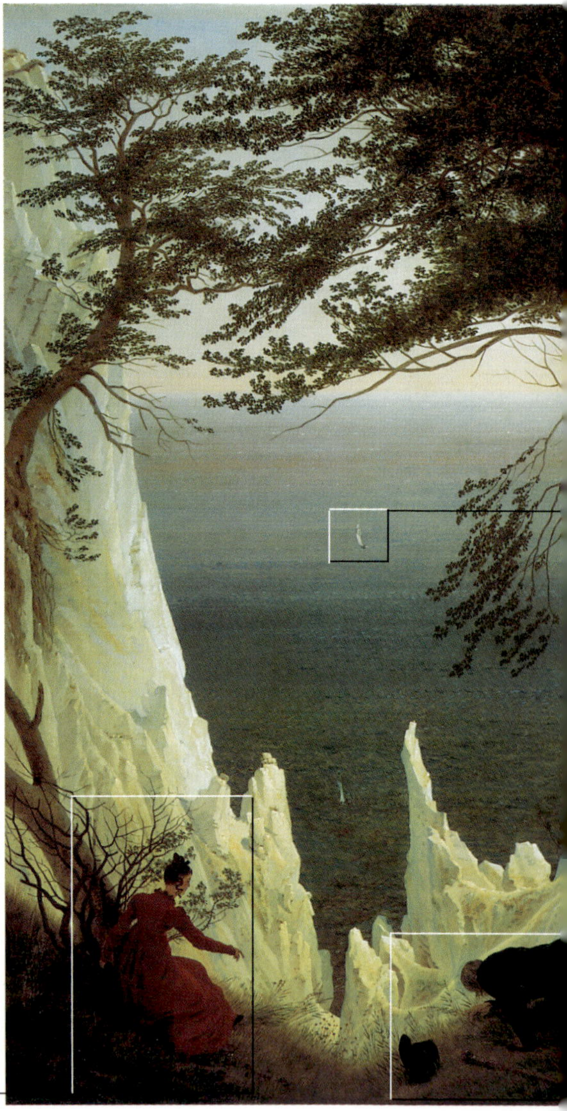

Die Frau, die sich am Ast eines Strauches festhält, um nicht in die Tiefe zu stürzen, stellt vermutlich Friedrichs Frau Caroline dar. Ihr rotes Kleid könnte ein Symbol der Liebe und der christlichen Nächstenliebe sein.

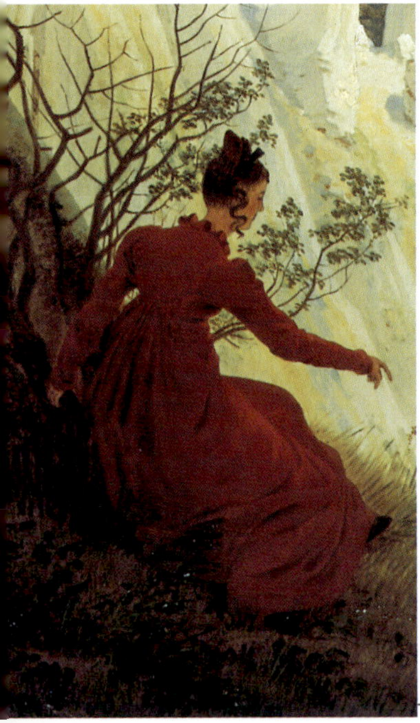

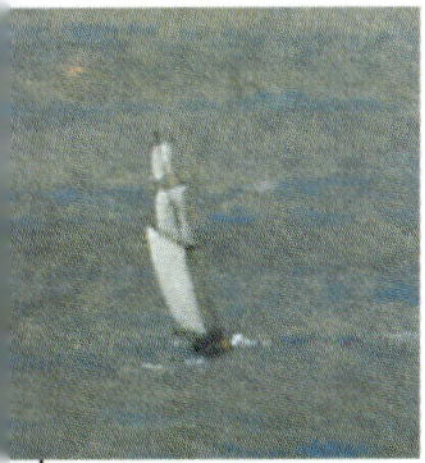

◀ Das kleine, in die Ostsee hinausfahrende Schiff steuert einem unbekannten Ziel entgegen. Der Symbolsprache Friedrichs folgend, könnte man das Schiff als Sinnbild für die Lebensfahrt des Menschen sehen, die ihn von dieser in eine andere Welt, in das Reich Gottes führt.

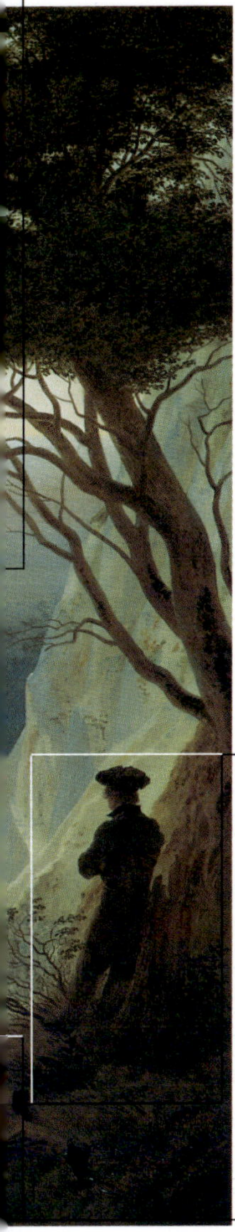

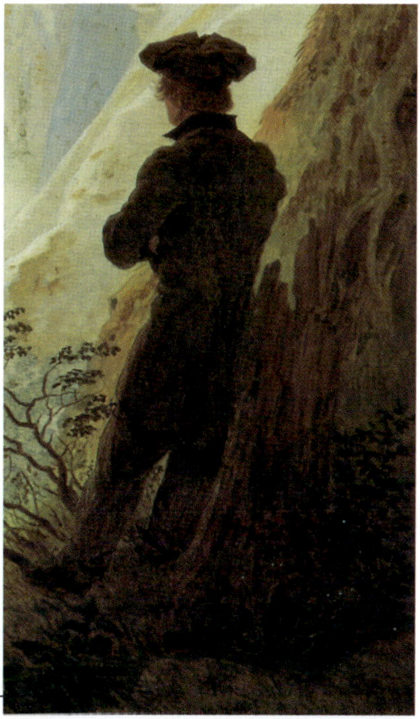

◀ Der in altdeutsche Tracht gekleidete Mann wurde als Friedrichs Bruder Christian identifiziert; es könnte sich allerdings auch um eine Selbstdarstellung des Malers handeln. Der versunken auf das Wasser hinausschauende Mann kann als allegorische Verkörperung der Hoffnung gedeutet werden.

▼ Demut und Resignation sprechen aus der Haltung des älteren Mannes, der Stock und Hut abgelegt hat und ängstlich auf Knien in den Abgrund blickt. Sein blauer Rock symbolisiert möglicherweise eine weitere christliche Tugend: den Glauben.

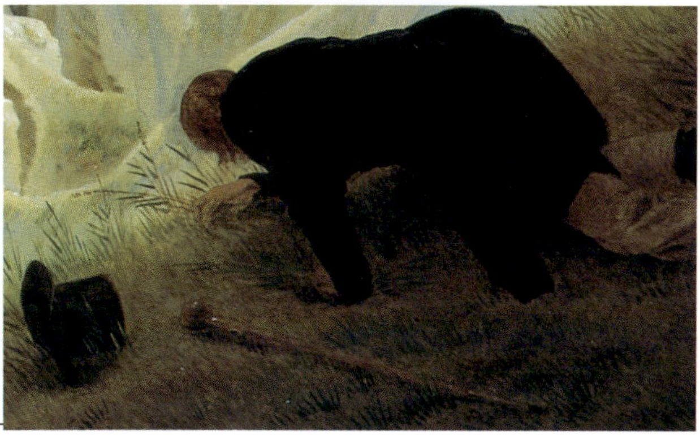

Vergänglichkeit und Tod

Vor einem flammenden Abendhimmel umkreist ein Krähenschwarm eine riesige, gekrümmte, kahle und morsche Eiche: ein Bild, das in Motiv- und Farbwahl Todesahnung zum Ausdruck bringt. Todesmotive erscheinen bereits in den frühen Werken Caspar David Friedrichs, in seinen Winterlandschaften mit gotischen Ruinen und offenen Gräbern, seinen Kreuzen und Leichenzügen. Mit dem Tod ist Friedrich schon als Kind konfrontiert worden: erst verlor er die Mutter, dann die Geschwister Elisabeth, Maria und Johann Christopher. In einer Sepiazeichnung stellt sich der dreißigjährige Künstler gar sein eigenes Begräbnis vor. Einige Jahre zuvor hatte er einen Selbstmordversuch unternommen. Caspar David Friedrichs Bilder, die das Innerste des Künstlers widerspiegeln, erhalten durch diese tragischen Erlebnisse zwangsläufig einen düsteren Ton. Die Portale verfallender Abteien werden zu Symbolen des Todes, sie bedeuten den Übergang des Menschen in eine andere Welt. Nach des Malers Überzeugung ist es das Bewußtsein um die Endlichkeit, das dem Leben Richtung und Sinn verleiht. Das kahle Geäst der Bäume, die verwelkten Blätter und die steilen Abhänge sind Sinnbilder der Vergänglichkeit, die für Friedrich freilich mit der Hoffnung auf eine andere Welt verbunden ist.

▶ Friedrich, *Die Frau beim Spinnennetz zwischen kahlen Bäumen,* um 1803, Hamburg, Kunsthalle. Diese Zeichnung, von Friedrichs Bruder Christian in Holz geschnitten, wurde mit Dürers Allegorie der *Melancholie* verglichen und ist auch unter diesem Titel bekannt. Das Spinnennetz steht für die Vergänglichkeit von Schönheit und Kunst.

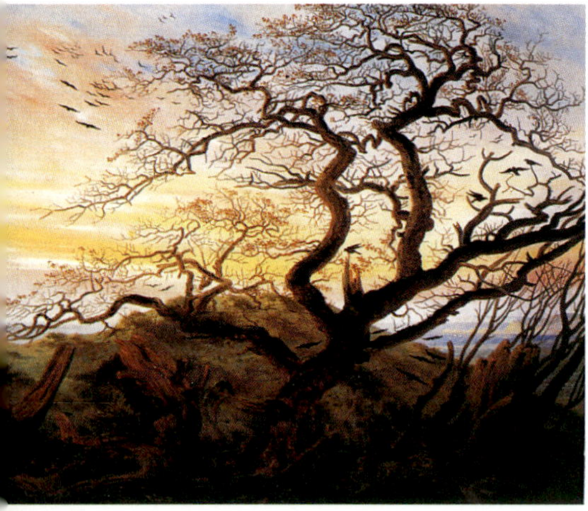

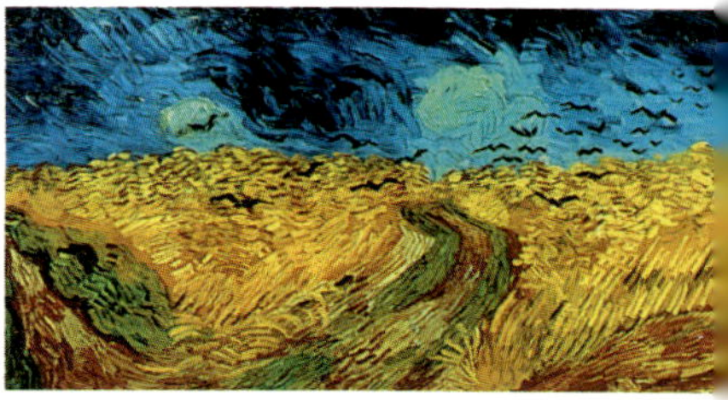

◀ Friedrich, *Der Krähenbaum,* 1822, Paris, Musée du Louvre. Der alte, gekrümmte Eichenbaum wird zum Gleichnis des Sterbens.

▲ Vincent van Gogh, *Weizenfeld mit Raben,* 1890, Amsterdam, Rijksmuseum Vincent van Gogh. Auch van Gogh hat das Motiv der Raben als Todesboten aufgenommen.

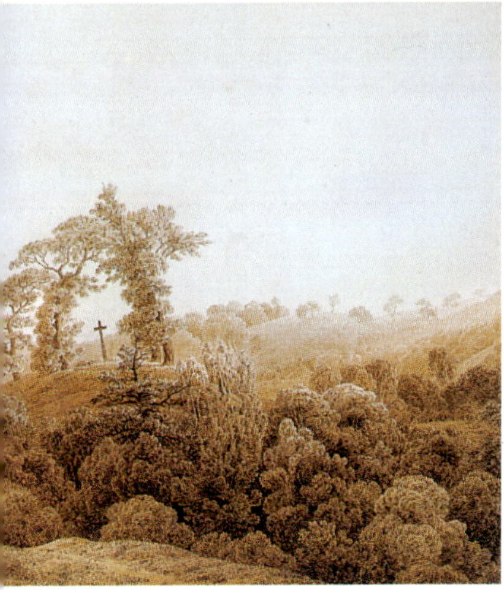

◀ Friedrich, *Küstenlandschaft mit Kreuz und Statue,* um 1835, Berlin, Kupferstichkabinett. Das Laubwerk der Bäume über dem Kreuz bildet gleichsam ein gotisches Portal, eine Versinnbildlichung des Spruches »der Tod ist das Tor zum ewigen Leben«.

▼ Friedrich, *Sarg am Grab,* 1836, Moskau, Puschkin-Museum. In dieser Darstellung eines Sarges über dem offenen Grab schien Friedrich eine Vorahnung seines eigenen Todes zum Ausdruck bringen zu wollen. Er starb vier Jahre später, am 7. Mai 1840.

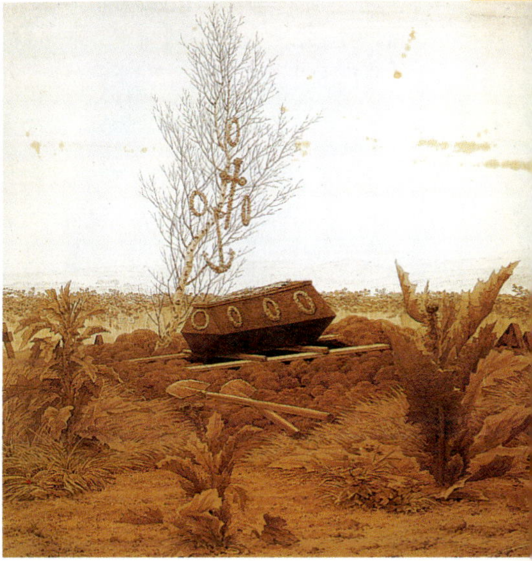

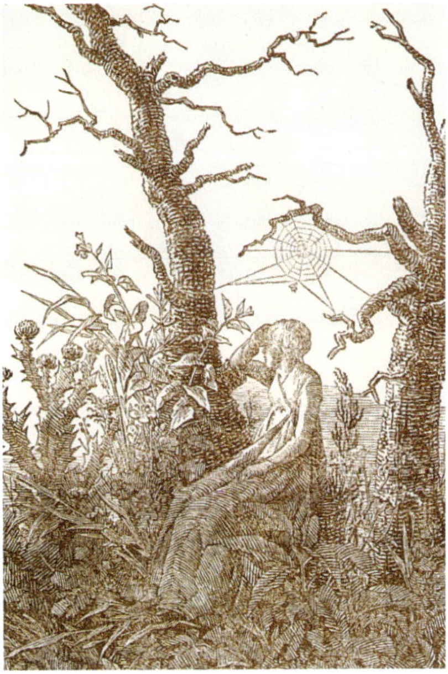

▶ Friedrich, *Eule am Grab,* 1836–37, Moskau, Puschkin-Museum. Die Eule, ein Nacht- und somit Todesvogel, erscheint häufig in Friedrichs späten Werken.

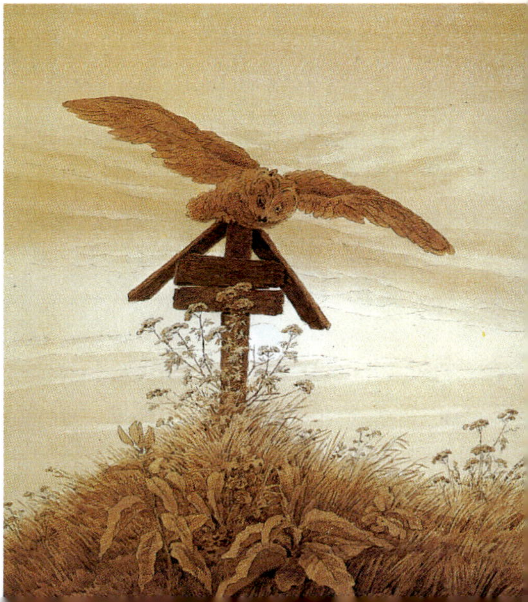

Von Homer bis Shakespeare

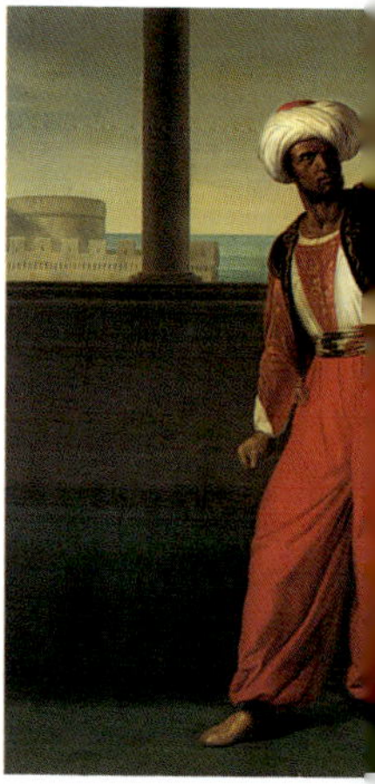

▲ Giuseppe Sabatelli, *Othello und Desdemona,* 1834, Mailand, Pinacoteca di Brera. Dem romantischen Zeitgeist entsprechend, wählte der Künstler ein Motiv nach Shakespeare. Das Bild wurde 1834 in der Brera ausgestellt.

Um 1800 setzt in Europa eine Denkströmung ein, die sich aus der Rückbesinnung auf ursprüngliche Kulturen speist. Künstler und Schriftsteller träumen von einer Rückkehr zu natürlichen Anfängen und streben danach, die illusionistischen Kunstformen, die sich vom 16. bis zum 18. Jahrhundert herausgebildet haben, zu überwinden. In ihrer Begeisterung für archaische Zivilisationen lassen sich die Künstler von antiken Mythen inspirieren. So schaffen Füssli, Blake und Flaxman Illustrationen zu den Werken von Aischylos, Hesiod und Homer, aber auch zu Dante, Milton und zu den Ossian-Dichtungen. Die Bilder dieser Künstler sind nicht mehr von der Harmonie und klassischen Ausgewogenheit bestimmt, die Winckelmann Mitte des 18. Jahrhunderts propagiert hatte, sie zeigen uns vielmehr eine dunkle, dämonische Antike. Voller Begeisterung für das Phantastische und das Erhabene wählen sich die Künstler Themen aus der griechischen und römischen Literatur, die sie in dramatische, emotionsgeladene Bilder umsetzen. Odysseus' Begegnung mit dem Meerungeheuer Skylla, Klytaimnestra, die sich mit dem Dolch auf Agamemnon stürzt – Szenen voller Gefahr und Grauen halten den Betrachter gefangen. Nicht der Verstand führt diese Künstler, sie folgen dem Gefühl und der Phantasie, dem Traum und dem Mythos.

▼ Johann Heinrich Füssli, *Kriemhild erblickt im Traum den toten Siegfried,* 1805–10, Zürich, Privatsammlung. Auch das Nibelungenlied wurde neu entdeckt. Das Heldenepos faszinierte die Künstler als ein Zeugnis aus der altgermanischen Vergangenheit.

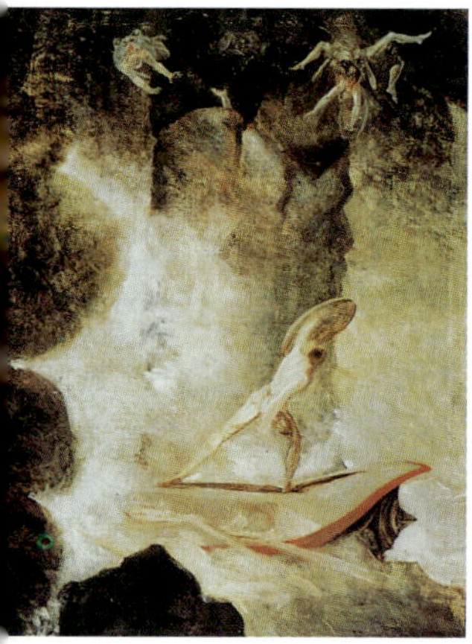

▲ Johann Heinrich Füssli, *Odysseus zwischen Skylla und Charybdis,* 1794–96, Aarau, Aargauer Kunsthaus. Oben erkennt man das Ungeheuer, das Odysseus' Gefährten verschlingt.

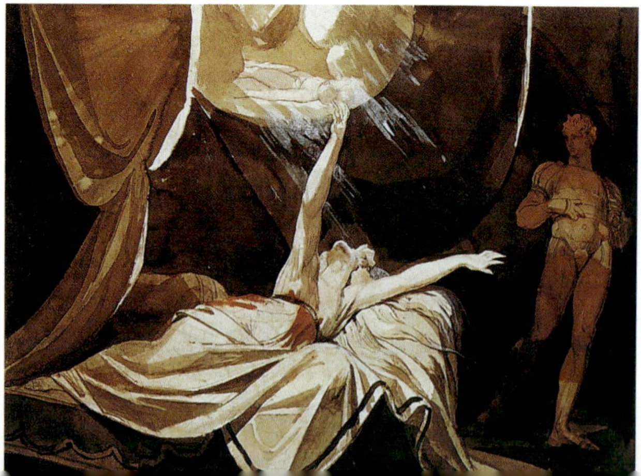

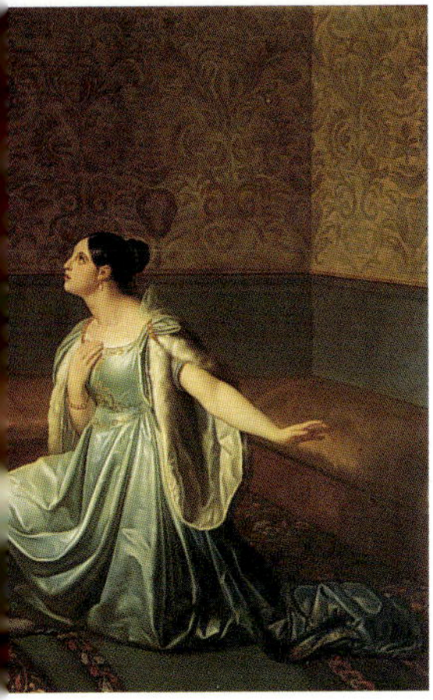

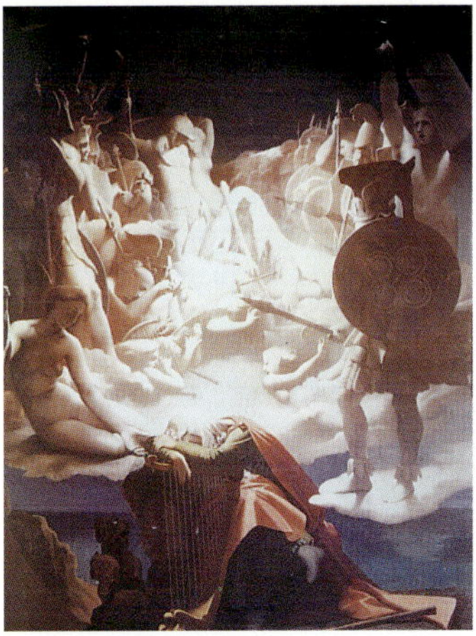

◁ Jean Auguste Dominique Ingres, *Der Traum Ossians,* 1813, Montauban, Musée Ingres. Angeregt von der Ossian-Legende schuf der Künstler eine Traumvision. Ab der Mitte des 18. Jahrhunderts machte sich vielerorts in der europäischen Kunst eine Hinwendung zum Irrationalen bemerkbar. Das Interesse der Künstler galt dem Traum, dem Unbewußten, den Abgründen der Seele, der Kehrseite der Ratio.

▷ François Gérard, *Ossian erweckt mit dem Klang seiner Harfe die Geister am Ufer des Lora,* um 1801, Hamburg, Kunsthalle. Das Gemälde wurde von Napoleon in Auftrag gegeben.

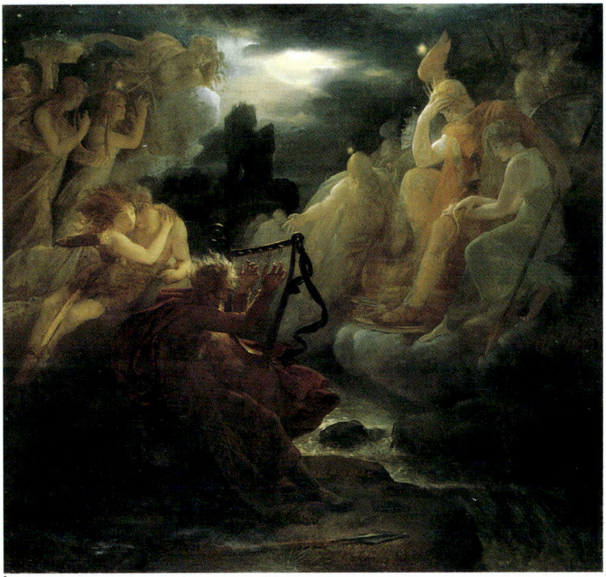

▽ William Blake, *Antaeus setzt Dante und Vergil auf den Grund der Hölle,* 1824–27, Melbourne, National Gallery of Victoria. Eine Szene aus Dantes *Göttlicher Komödie.* Antaeus' mächtige Gestalt beherrscht das Bild.

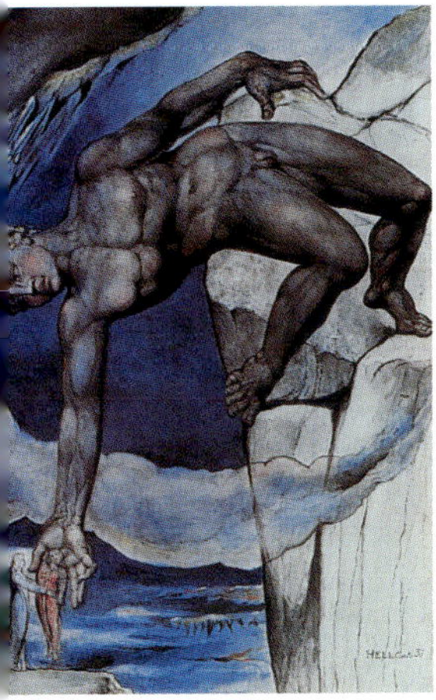

Der Ossiankult

Die 1762/63 von dem schottischen Lehrer James Macpherson veröffentlichten angeblichen *Ossian-Gesänge,* die er in Wirklichkeit selbst verfaßt hatte, treffen die Stimmung der Zeit und lösen einen wahren Kult aus. Held des Epos ist Ossian, der gälische Barde aus dem 3. Jahrhundert. Als Homer des Nordens gefeiert, wird er für Künstler wie Runge, Carstens, Füssli, Abildgaard und viele andere eine Quelle der Inspiration. Selbst Napoleon gerät in den Bann des Ossianismus. Er gibt Bilder zu ossianischen Themen in Auftrag und trägt so zur Verbreitung des Mythos in Frankreich bei.

Freundschaft mit Johan Christian Clausen Dahl

Als der norwegische Maler Johan Christian Clausen Dahl 1823 in dasselbe Haus in Dresden einzieht, in dem auch Caspar David Friedrich mit seiner Familie wohnt, kennen sich die beiden Künstler bereits seit fünf Jahren. Wie Friedrich vor ihm, hatte auch Dahl an der Kopenhagener Akademie studiert und sich dabei in die niederländische Landschaftsmalerei des 17. Jahrhunderts vertieft, unter deren Vertretern Allaert van Everdingen seine besondere Bewunderung gilt. Bei seiner Ankunft in Dresden im Jahr 1818 hat sich Dahl als Maler bereits einen Namen gemacht, und bald sind seine Werke in ganz Deutschland bekannt und beliebt. Anders als Friedrich begibt sich Dahl nach seiner Heirat mit Emilie von Block auf die obligate Italienreise. Er besucht Capri, Neapel und Rom, wo er sich der deutschen Künstlerkolonie in der Villa Malta anschließt. Dahls heroische Landschaftsbilder haben wenig mit Caspar David Friedrichs vergeistigten Landschaften gemein; in der Motivwahl allerdings macht sich dessen Einfluß bemerkbar. So bei dem Gemälde *Hünengrab im Winter* aus dem Jahr 1825 oder bei den Eichen- und Schiffsmotiven. Die beiden Künstler bleiben bis zu Friedrichs Tod 1840 Hausgenossen und Freunde.

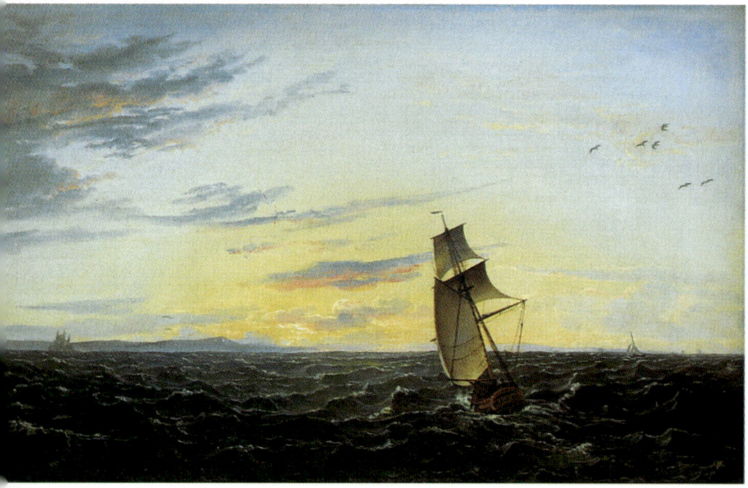

◄ Johan Christian Clausen Dahl, *Segelschiff vor Rügen,* 1818, Kopenhagen, Statens Museum for Kunst. In diesem Gemälde konzentriert sich der Künstler auf die Darstellung der Wolken, mit der er sich auch auf seiner Italienreise intensiv befaßt hatte. Skizzen und Studien in Öl belegen Dahls eingehende Beobachtung der verschiedenen Wolkenformationen.

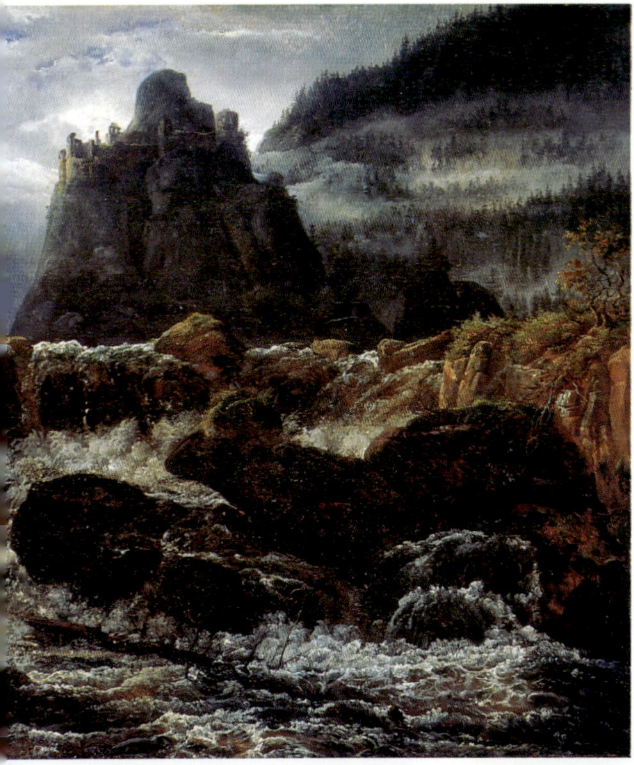

◀ Johan Christian Clausen Dahl, *Phantastische Landschaft mit Wasserfall und Schloßruine,* 1819, Bergen, Billedgallery Rasmus Meyers Samlinger. Aus der nebeldurchzogenen Landschaft ragt die Burgruine in einen dramatisch bewölkten Himmel: eine Szenerie, in der die nordische Sagenwelt lebendig wird.

▼ Johan Christian Clausen Dahl, *Italienische Landschaft,* 1818, Oslo, Nasjonalgalleriet. Dahl unternahm seine Italienreise auf Einladung des dänischen Erbprinzen Christian Friedrich, der ihn in seiner Villa in Quisisana bei Castellammare di Stabia empfing.

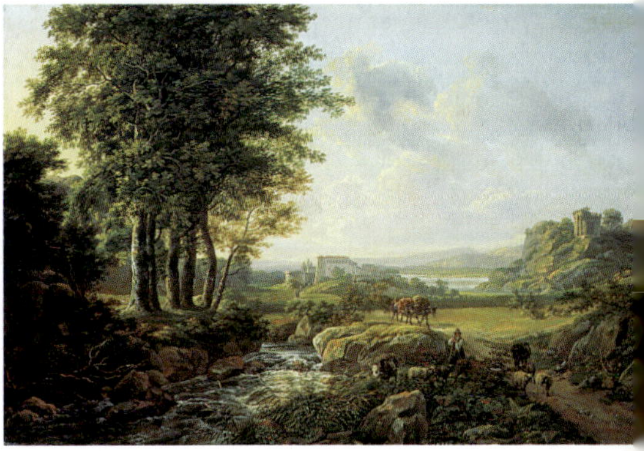

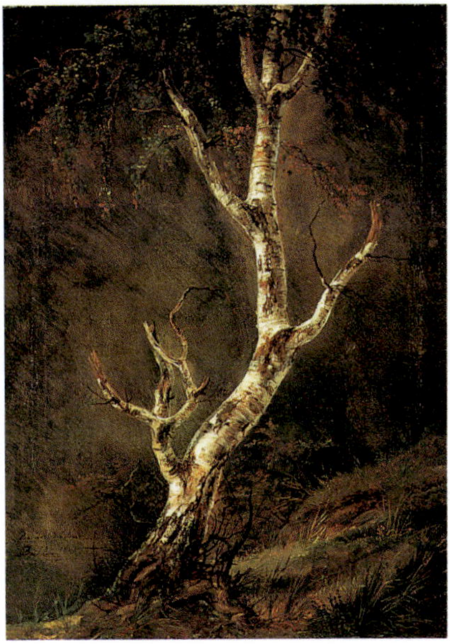

◀ Johan Christian Clausen Dahl, *Studie mit Birke,* 1826, Oslo, Nasjonalgalleriet. Nach einem kurzen Aufenthalt in Italien (1820–1821) ließ sich Dahl endgültig in Dresden nieder, wo er vor allem an seine norwegische Heimat erinnernde Landschaften malte. Sein besonderes Augenmerk galt dabei der Lichtwirkung in seinen Gemälden.

1815–1823

Schinkel, Klenze und der Klassizismus

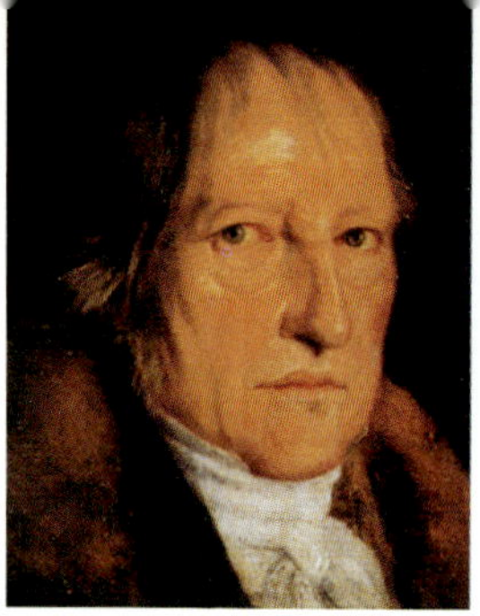

Zwischen dem Ende des 18. und der Mitte des 19. Jahrhunderts findet auch in der Architektur eine Rückbesinnung auf die Ursprünge der abendländischen Kultur statt. Als vorbildlich gelten nun wieder die klaren Formen der dorischen Tempel, daneben mengen sich freilich auch romantische Züge in die klassizistische Rekonstruktion der Antike. Karl Friedrich Schinkel und Leo von Klenze realisieren großartige Bauwerke wie das Alte Museum in Berlin und die Glyptothek in München – Bauten, die in idealer Weise ihrem Zweck als Hort der Schätze einer vergangenen Kultur gerecht werden. Um die klassische Vergangenheit wieder aufleben zu lassen, entwirft Schinkel für Otto von Bayern, der König von Griechenland geworden war, ein Königsschloß auf der Akropolis; gleichzeitig erbaut Leo von Klenze die Walhalla bei Regensburg, eine Ruhmeshalle berühmter Deutscher im Stil eines griechischen Tempels. Mit ihren visionären Entwürfen erwecken Schinkel und Klenze die klassische Antike zu neuem Leben.

Karl Friedrich Schinkel, *Eingang zum Palast der Königin der Nacht,* Bühnenbildentwurf für die Aufführung von Mozarts *Zauberflöte* im Berliner Schauspielhaus, 1816. In seiner frühen Berliner Zeit entwarf Schinkel Bühnenbilder für zahlreiche Theateraufführungen.

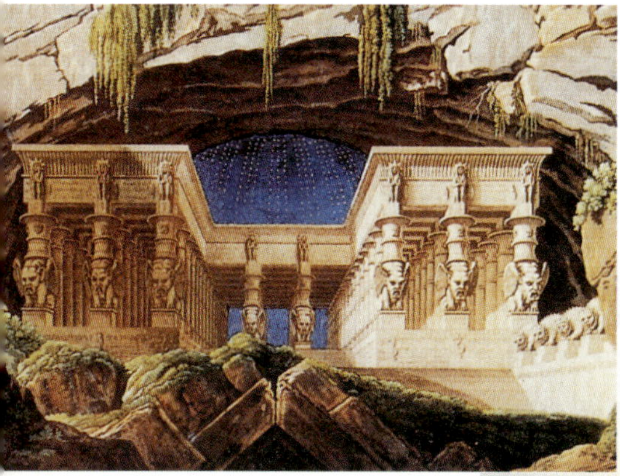

Kopie von K. E. Biermann nach Karl Friedrich Schinkel, *Gotischer Dom am Wasser,* nach 1813, München, Neue Pinakothek. In seinen Gemälden zeigte Schinkel ein feines Gespür für die gotische Architektur.

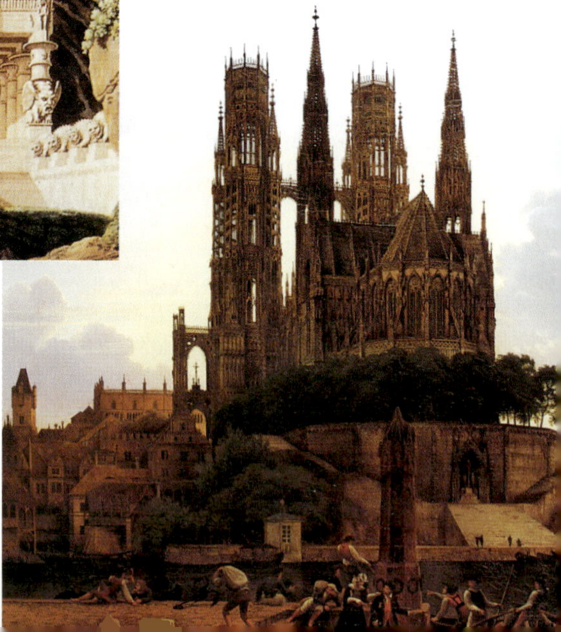

◄ *Georg Friedrich Wilhelm Hegel,* 19. Jahrhundert, Privatbesitz. Schinkels und Klenzes großartige Bauentwürfe wirken wie eine bildliche Umsetzung des Hegelschen Weltgeistes.

► Karl Friedrich Schinkel, *Entwurf für das Schloß Orianda auf der Krim,* 1838. Der Entwurf war Teil eines Projektes für ein Schloß der russischen Zarin am Schwarzen Meer.

◄ Karl Friedrich Schinkel, *Entwurf für die Halle eines Königsschlosses auf der Akropolis von Athen,* 1834, Berlin, Staatliche Schlösser und Gärten. Schinkel, ein Schüler Friedrich Gillys, wurde 1815 zum Berliner Oberbaurat, 1838 zum preußischen Oberlandesbaudirektor ernannt.

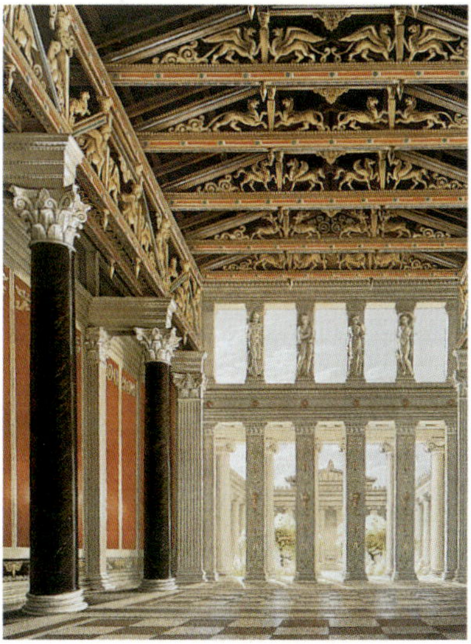

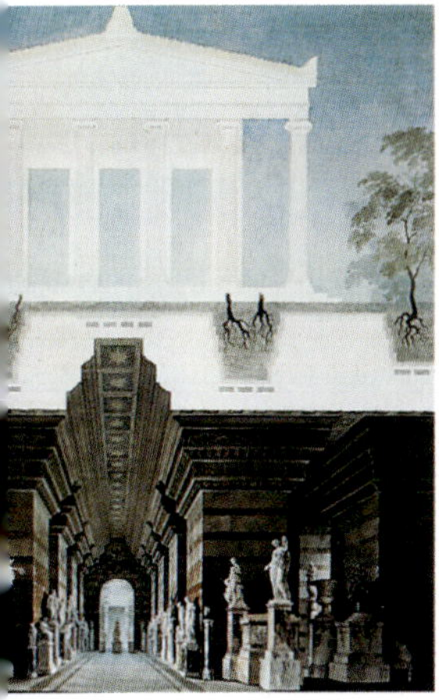

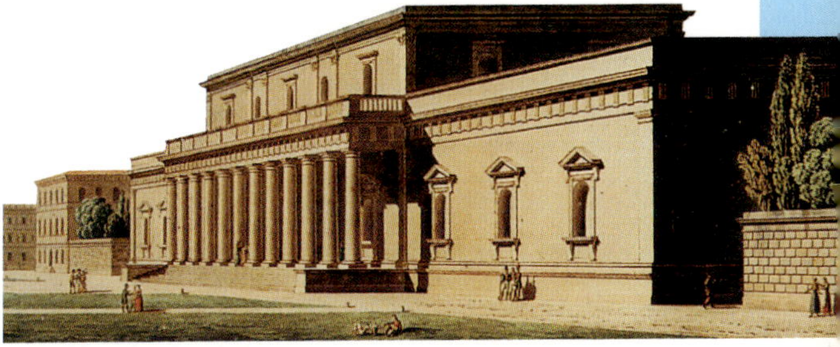

► Leo von Klenze, *Entwurf für die Glyptothek in gräzisierendem Stil,* 1815, München. Als Hofbaumeister des späteren Königs Ludwig I. von Bayern arbeitete Klenze daran, München ein griechisch-klassizistisches Gesicht zu geben.

► Leo von Klenze, *Entwurf für die Glyptothek in palladianischem Stil,* 1815, München, Staatliche Graphische Sammlung. Zwischen 1830 und 1842 leitete Klenze den Bau des neuen Flügels der Eremitage in St. Petersburg.

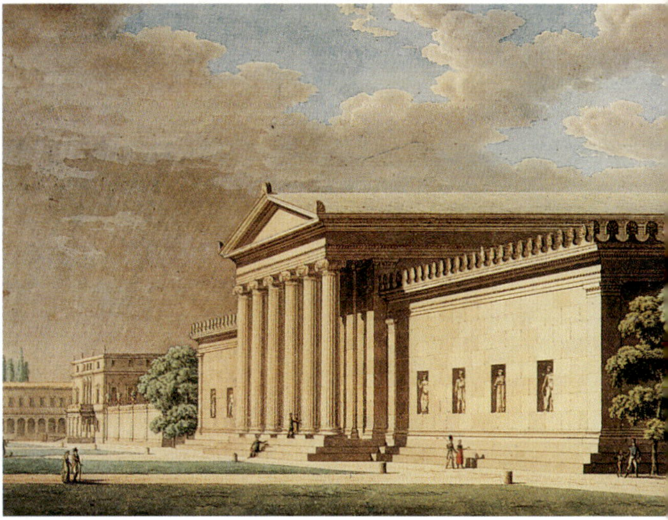

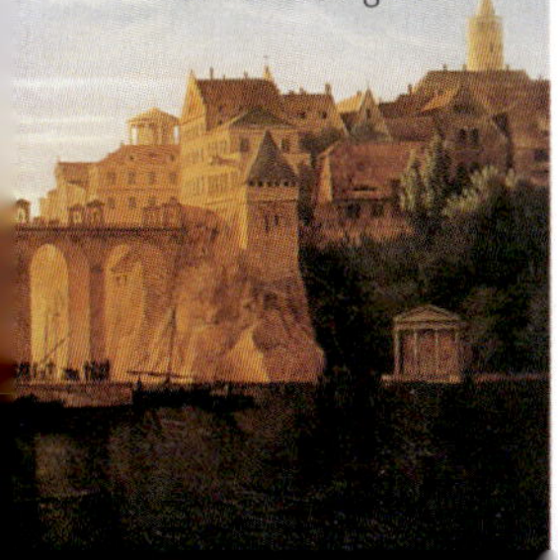

1815–1823

Zwei Männer in Betrachtung des Mondes

Einer Notiz Dahls zufolge schuf Friedrich dieses Gemälde im Jahr 1819. Die abgebildeten Männer stellen vermutlich den Maler selbst zusammen mit seinem Schüler August Heinrich dar (Dresden, Gemäldegalerie).

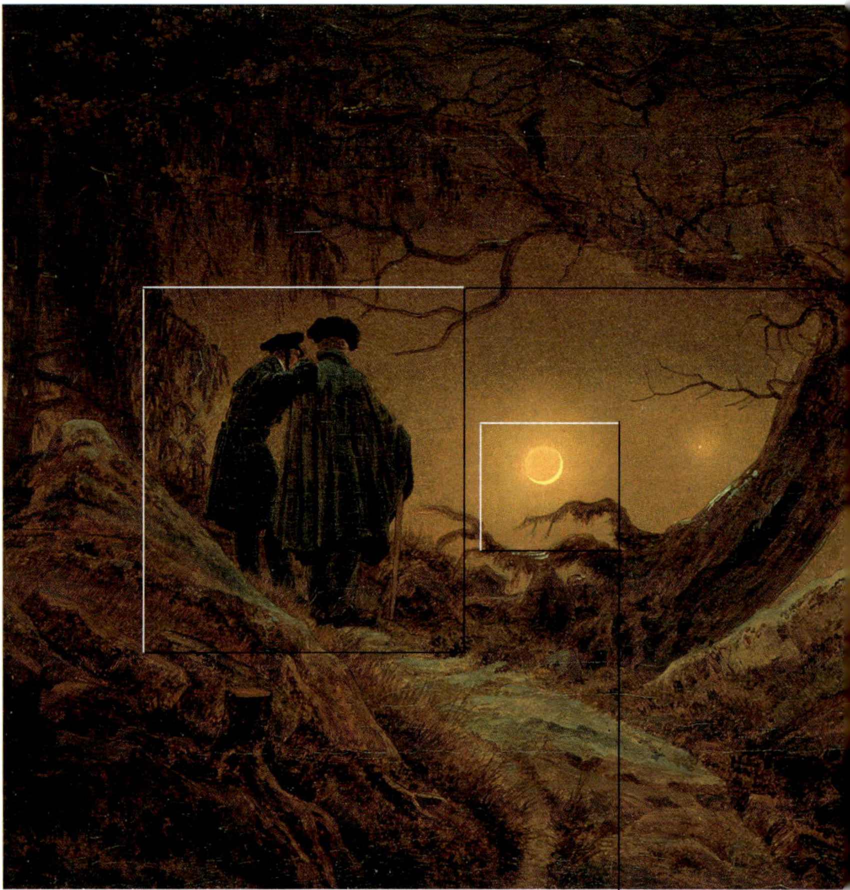

▶ Der Mond, ein Symbol der romantischen Sehnsucht nach dem Unendlichen, taucht die Landschaft in ein weiches Dämmerlicht, das alle Erscheinungen verbindet, als wären sie eins. Der Mond faszinierte Friedrich, ja er meinte sogar, wenn der Mensch wiedergeboren würde, fände er sich wohl auf dem Mond wieder.

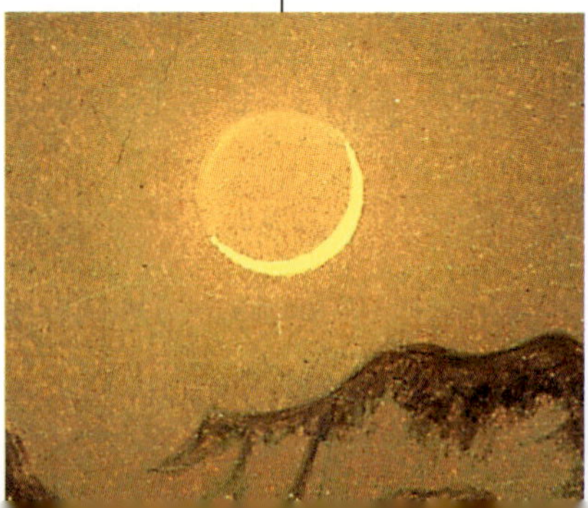

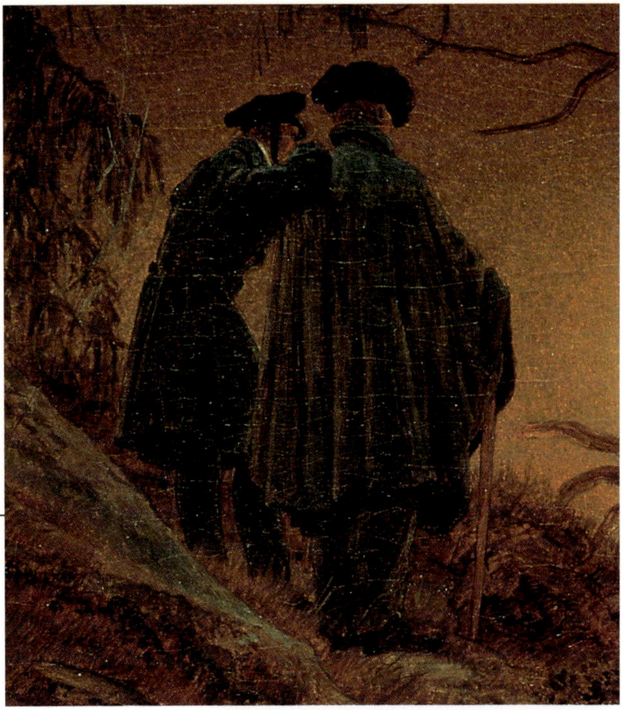

▲ Die beiden in Betrachtung des Mondes versunkenen Männer sind einander freundschaftlich verbunden. Brüderlich legt der jüngere dem älteren den Arm auf die Schulter.

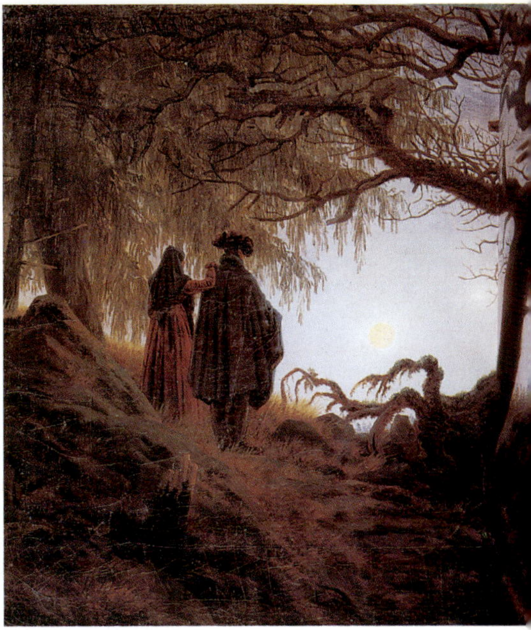

▶ Friedrich, *Mann und Frau den Mond betrachtend,* um 1824 (?), Berlin, Nationalgalerie. In dieser mehr als zehn Jahre später entstandenen Variante steht an der Stelle des jungen Mannes eine Frau. Das Paar stellt, wie wir annehmen können, Friedrich und seine Frau Caroline dar.

Neugotische Architektur

Die von Caspar David Friedrich und zahlreichen anderen Künstlern des 19. Jahrhunderts abgebildeten gotischen Kirchen und Ruinen sind Ausdruck einer Tendenz der Romantik, die sich in ganz Europa bemerkbar macht und in den größeren Zusammenhang des Historismus gehört. Architektonische Formen einer vergangenen Stilepoche werden aufgegriffen und neu gestaltet, um die nationale Kultur wiederzubeleben. In diesem Zusammenhang wird das hohe und späte Mittelalter als die entscheidende Epoche angesehen, da sich in jener Zeit die nationale Identität herauszubilden begann und der Glaube die Weltanschauung noch prägte. Das Mittelalter gilt den romantischen Künstlern als Ausgangspunkt, von dem aus sie neue Werke schaffen. Für Friedrich steht die Neugotik als Ausdruck seiner Hoffnung auf eine religiöse und politische Erneuerung. Majestätisch ragen die neugotischen Kirchen als ferne, unerreichbare Vision in den Himmel. Die beiden Frauen auf dem Bild *Die Schwestern auf dem Söller am Hafen* betrachten eine unwirklich anmutende Stadt. Auf dem Gemälde *Kreuz im Gebirge* taucht im Hintergrund die Frontfassade der Marienkirche von Neubrandenburg wie eine Erscheinung auf. Es scheint, als wolle uns Friedrich ein Ziel zeigen, den Weg dorthin weist er uns freilich nicht.

▶ Friedrich, *Die Schwestern auf dem Söller am Hafen,* um 1820, St. Petersburg, Eremitage. Die Frauen, die die fast wie eine Vision erscheinende Stadt betrachten, wurden als die Gattin Friedrichs und die Frau seines Bruders Heinrich identifiziert. Das Bild nahm 1820 zusammen mit vier anderen Gemälden des Künstlers an einer Ausstellung in Dresden teil.

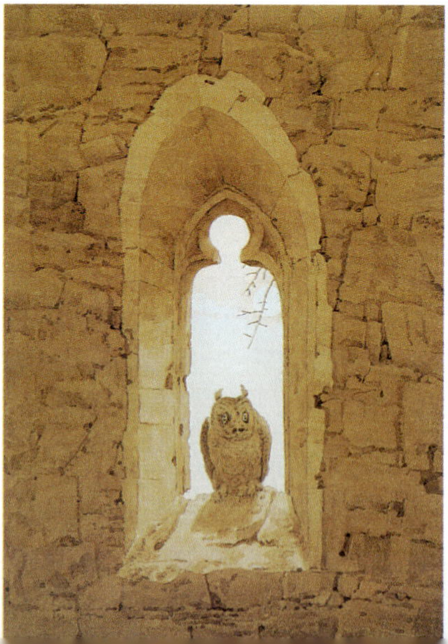

▶ Friedrich, *Eule in gotischem Fenster,* 1836, St. Petersburg, Eremitage. Die gotischen Kirchtürme sind verschwunden; das Bild zeigt nur noch eine spitzbogige Fensternische, in der eine Eule hockt. Die Eule, Inbegriff der Nacht, ist ein in Friedrichs Spätwerk häufig zu findendes Motiv.

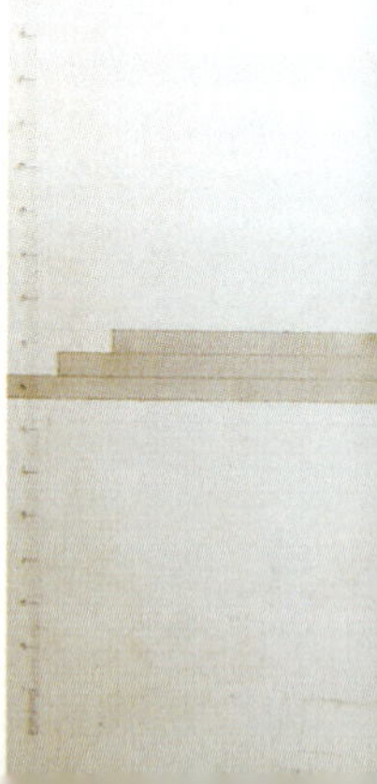

▶ Friedrich, *Entwurf für einen Altar mit neugotischer Ädikula,* 1817, Nürnberg, Germanisches Nationalmuseum. Die aquarellierte Zeichnung ist Teil der Entwürfe, die Friedrich für die neue Innenausstattung der Marienkirche von Stralsund erarbeitete.

▶ Carl Blechen, *Gotische Kirchenruine,* 1829, Düsseldorf, Kunstmuseum. In Blechens frühen, von romantischer Traumstimmung geprägten Bildern tauchen häufig gotische Klosterruinen auf. Anders als bei Friedrich tragen Blechens Motive indes keine ausgesprochen religiöse Bedeutung.

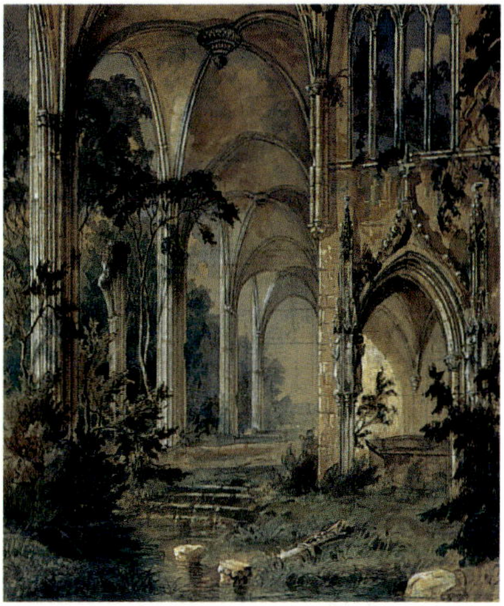

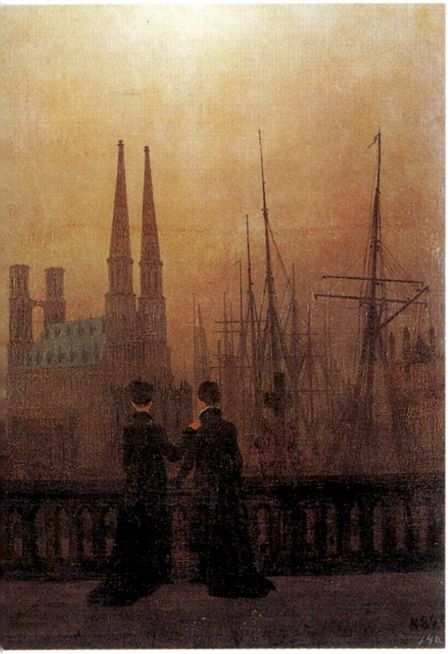

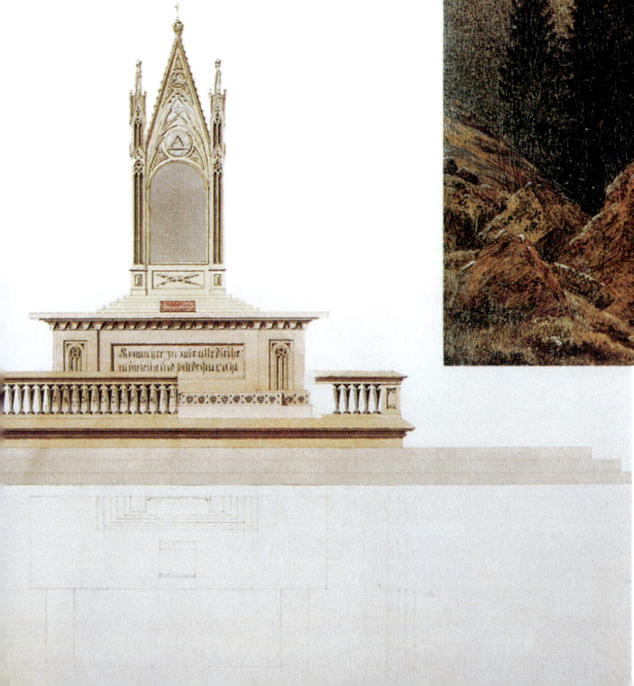

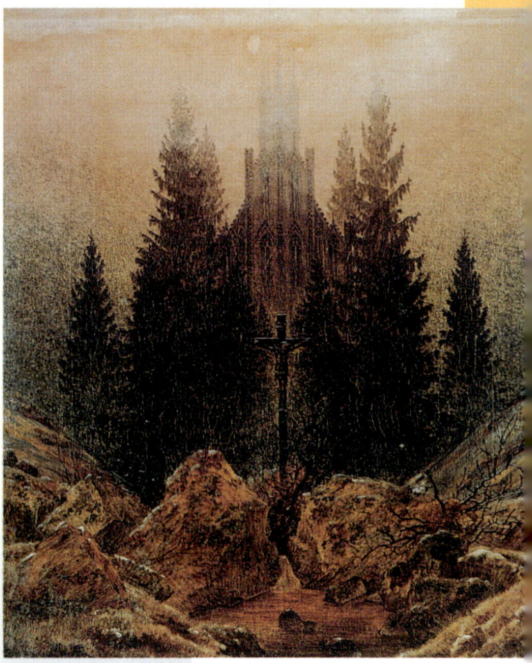

▲ Friedrich, *Kreuz im Gebirge,* 1812, Düsseldorf, Kunstmuseum. Die Quelle am Fuß des Kreuzes symbolisiert – auch im Sinne des romantischen Pantheismus – das Wasser des Lebens.

Die Musik Beethovens und Chopins

In der Zeit der Frühromantik wird das Musikgeschehen an den Höfen von Wien, Berlin, München und Dresden noch von der italienischen Oper bestimmt. Als Ausdruck eines erwachenden Nationalbewußtseins beginnt sich die deutsche Oper erst zu Beginn des 19. Jahrhunderts durchzusetzen. Carl Maria von Webers *Freischütz*, uraufgeführt am 18. Juni 1821 in Berlin, wird als erste deutsche romantische Oper zu einem großen Erfolg. In Wien stehen um die gleiche Zeit Schuberts Sinfonien und Beethovens Sonaten hoch im Kurs. Wenige Jahre später feiert man in Frankreich Fryderyk Chopins Klavierwerke, in denen sich der Geist der deutschen Romantik mit französischem Temperament verbindet. In den italienischen Opernhäusern erklingen derweil die Opern von Gioacchino Rossini und Gaetano Donizetti. Auch Ludwig van Beethoven bringt in seiner sechsten Sinfonie, der *Pastorale*, mit der Nachahmung von Naturlauten wie Vogelgezwitscher und prasselnden Regengüssen romantische Empfindung zum Ausdruck. Seine reinste Ausprägung erfährt das romantische Gefühl in der Musik von Robert Schumann und Franz Liszt sowie in Richard Wagners *Walküre*.

▶ Vincenzo Camuccini, *Gioacchino Rossini*, Mailand, Pinacoteca di Brera. Im Alter von 24 Jahren schuf Rossini, der sich als Komponist bereits einen Namen gemacht hatte, in nur zwei Wochen die Oper *Der Barbier von Sevilla*. Nach seiner Tätigkeit an diversen europäischen Opernhäusern ließ sich der Komponist in Paris nieder. Dort starb Rossini 1868.

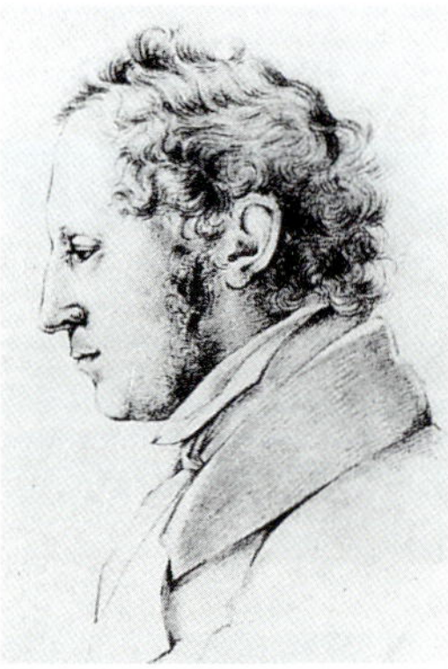

▲ Fryderyk Chopin, 1810 in Warschau geboren, spielte bereits mit acht Jahren in den Salons der polnischen Aristokratie.

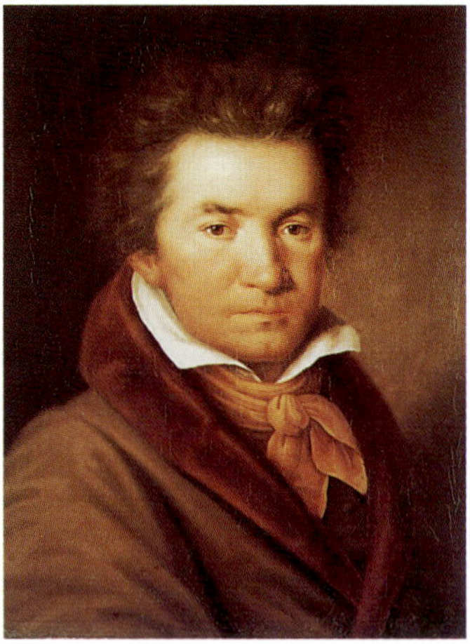

◀ Joseph Willibrord Mahler, *Ludwig van Beethoven*, 1815, Wien, Sammlungen der Gesellschaft der Musikfreunde. Zu der Zeit, als das Porträt entstand, hatte sich Beethovens Gehörleiden so verschlechtert, daß der Komponist nahezu taub war und sich nur noch schriftlich mit seiner Umwelt verständigen konnte. Dennoch schuf er in seinem Spätwerk Kompositionen von unerreichter Genialität.

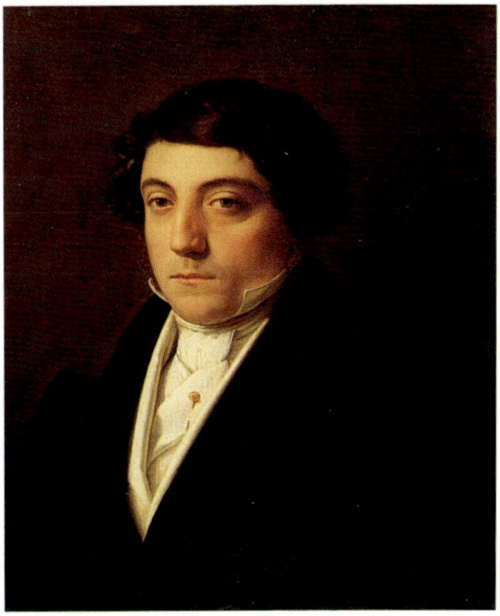

☑ Gustav Leybold, *Beethovens Arbeitszimmer im Schwarzspanierhaus in Wien IX,* Wien, Historisches Museum (Stich nach einer Zeichnung von Nepomuk Höchle). 1787 reiste Beethoven erstmals von Bonn nach Wien, um Mozarts Schüler zu werden. Später studierte er bei Antonio Salieri.

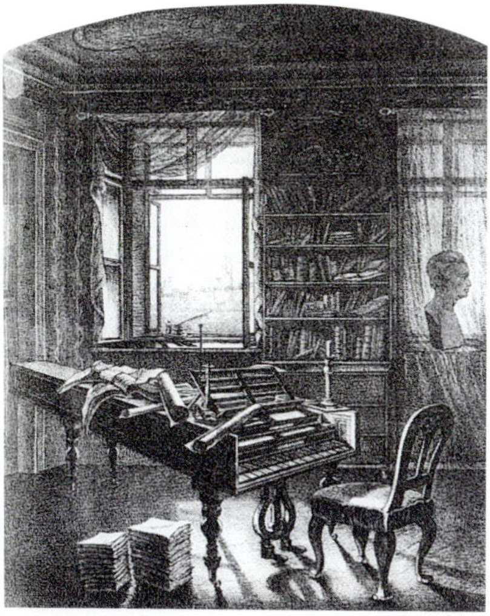

☑ Joseph Danhausers Gemälde zeigt Franz Liszt am Klavier, umgeben von Freunden: (von links) Berlioz, George Sand, Paganini und Rossini. Liszt galt als Wunderkind. Mit elf Jahren studierte er bei Czerny und Salieri in Wien, wo ihm die Ehre zuteil wurde, Beethoven vorspielen zu dürfen.

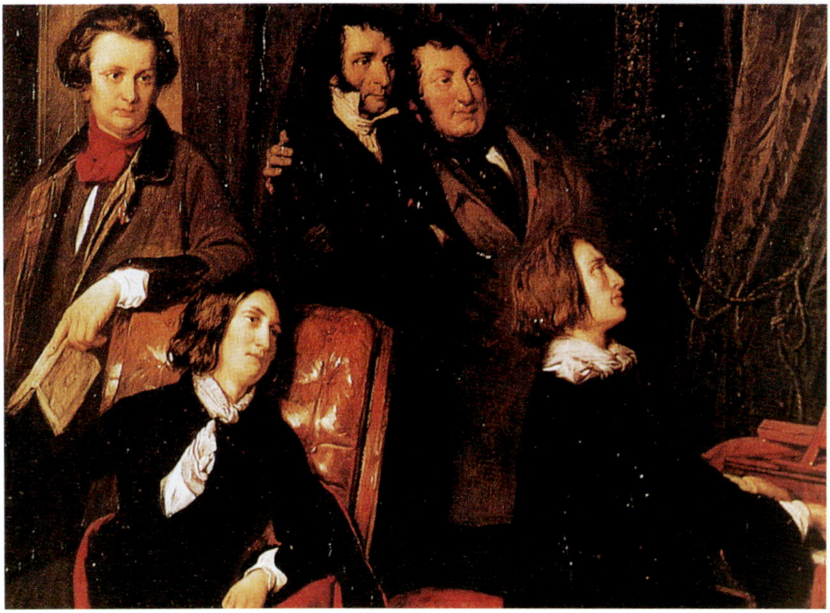

Friedrich und Turner

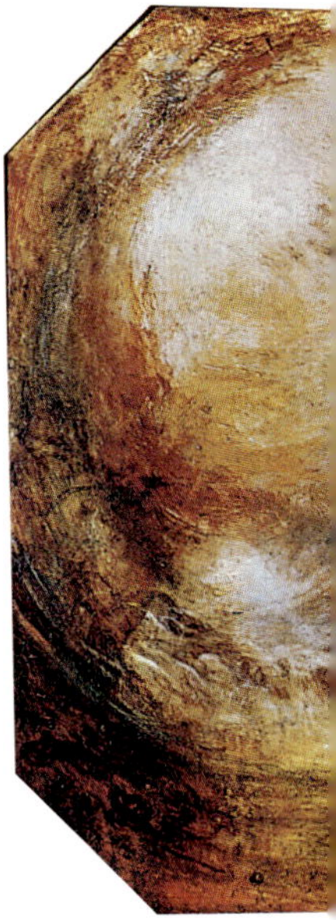

In William Turners von Licht durchfluteten Gemälden lösen sich die Formen in einer Fülle von Farbtumulten auf. Hinter feinen Dunstschleiern verschmelzen Himmel, Wasser und Erde, und die Natur wird, ähnlich wie bei Friedrich, zum Ausdruck der subjektiven Empfindung des Künstlers. Beide verleihen der Natur eine erhabene Größe, der gegenüber der Mensch als klein und unbedeutend erscheint. Die fraglose Harmonie von Mensch und Natur ist nicht mehr gegeben. Gegen die elementaren Kräfte der Natur ist das Individuum machtlos, es sieht sich einer feindlichen Welt ausgesetzt. In dieser romantischen Grundauffassung sind sich die beiden Künstler ähnlich, in der Wahl der Ausdrucksmittel unterscheiden sie sich jedoch. Während Friedrich das Licht in herkömmlicher, wenngleich symbolträchtiger Weise darstellt, lösen Turners Lichtwirkungen die gegenständliche Welt auf und verwandeln sie. Und während Friedrich die realistische Naturbeobachtung kaum merklich überschreitet, übersteigert Turner die Wirklichkeit ins absolut Phantastische und Visionäre.

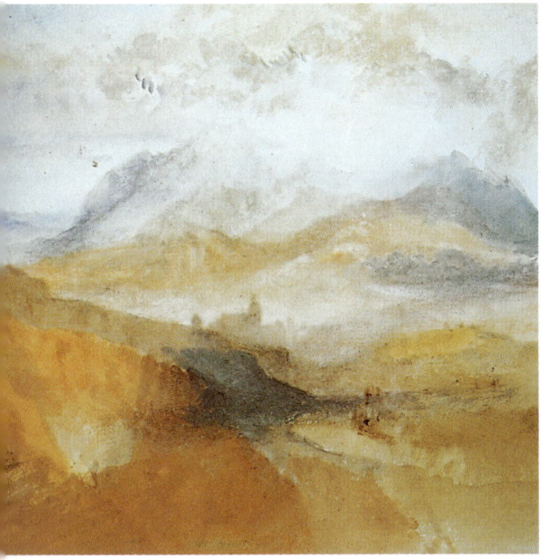

◀ William Turner, *Gebirgstal,* Privatbesitz. Das Aquarell entstand vermutlich 1819 auf Turners Italienreise und stellt wohl eine Ansicht des Aostatals dar. Bereits in diesem Bild, in dem die Formen in einem diffusen Licht ineinander fließen, wird erkennbar, daß es Turner nicht um eine objektive Darstellung der Natur ging. In seinen späteren Werken trat dies immer deutlicher hervor.

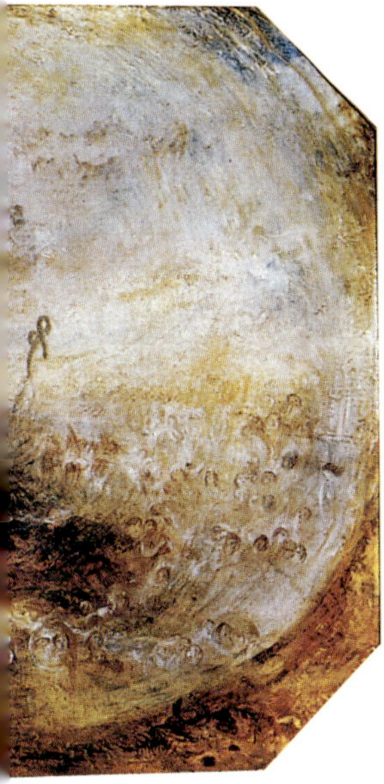

◄ William Turner, *Licht und Farbe (Goethes Theorie) – Der Morgen nach der Sintflut – Moses schreibt das Buch der Genesis,* um 1843, London, Tate Gallery. Gegen Newtons rein physikalische Spektrallehre setzte Goethe seinen aus warmen Plus-Farben (Rot, Gelb, Grün) und kühlen Minus-Farben (Blau) bestehenden Farbenkreis. Die warmen Töne drükken Freude und Glück, die kühlen Schmerz und Trauer aus.

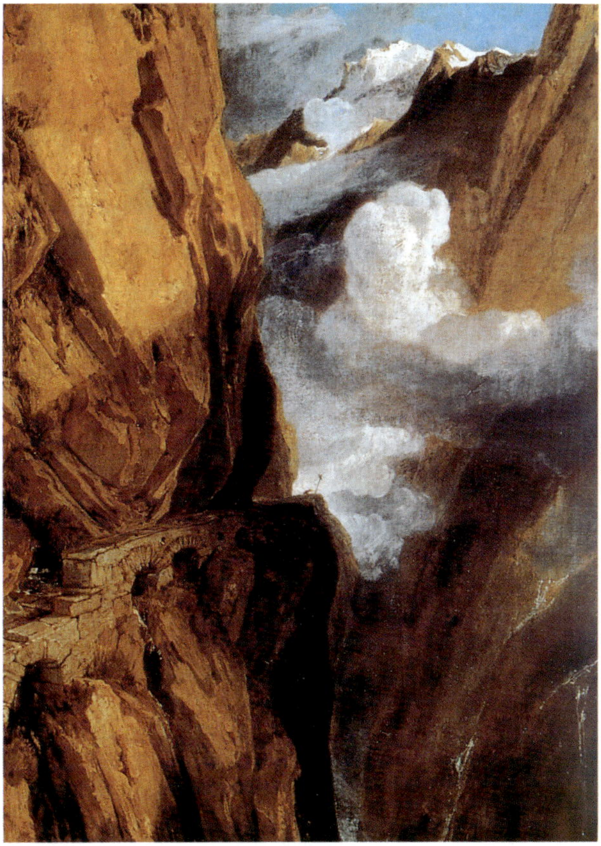

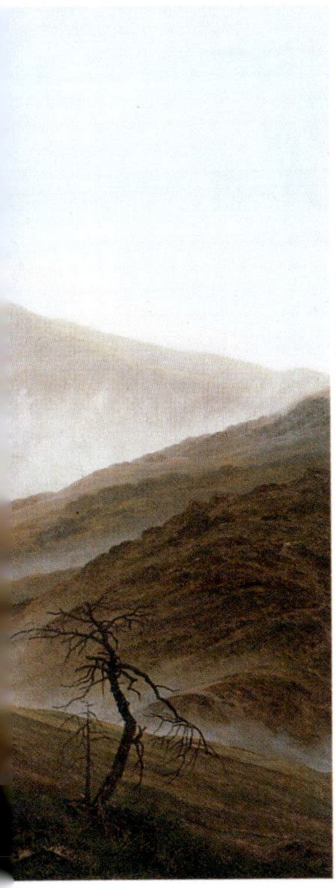

◄ Friedrich, *Riesengebirgslandschaft mit aufsteigendem Nebel,* um 1820–21, München, Neue Pinakothek. Ein Vergleich mit Turners *Gebirgstal* läßt ähnliche Merkmale der Landschaftsgestaltung erkennen.

▲ William Turner, *Der Gotthardpaß,* 1803–04, Birmingham, Museum and Art Gallery. In seinem Frühwerk dramatisierte Turner zwar die Natur, blieb dabei jedoch noch einer eher realistischen Darstellung verhaftet.

Die Biedermeierzeit

▼ Eine Deckeldose mit aufwendiger Porzellanmalerei in lebhaften Farben wie sie vom Bürgertum der Biedermeierzeit geschätzt wurden.

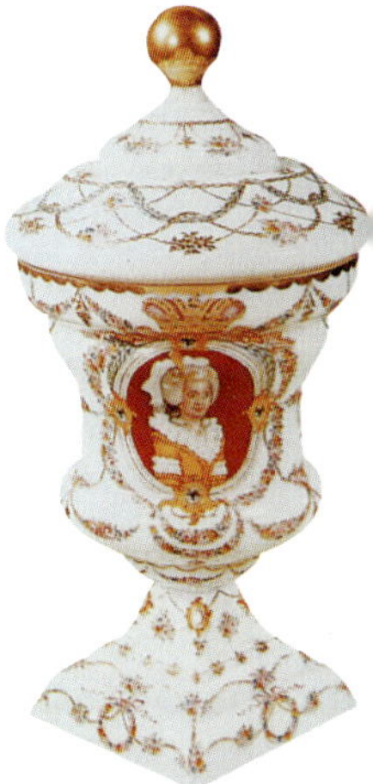

Nach den Kriegsjahren und der Restauration in der Folge des Wiener Kongresses macht sich im deutschen Bürgertum eine Politikverdrossenheit bemerkbar, die zu einem resignierten Rückzug ins Privatleben führt. Man kehrt zu konservativen Haltungen zurück, in denen Familie und Religion zur geistig-seelischen Grundlage der Kultur avancieren. Das Biedermeier, so benannt nach dem von Ludwig Eichrodt ins Leben gerufenen fiktiven Schullehrer Gottlieb Biedermeier, dessen treuherzig-spießbürgerliche Gedichte als Parodie in den satirischen »Fliegenden Blättern« erscheinen, wird zum Inbegriff der philisterhaften Haltung des Bürgertums. Ein beschauliches Leben im Familienkreis zu führen und gute Geschäfte zu machen, das sind nun die vornehmlichen Bestrebungen des Bürgers. Da Leidenschaft und Gefühlsüberschwang die Behaglichkeit und innere Ruhe nur stören würden, gilt es, diese zerstörerischen Kräfte zu bannen. Die Malerei des Biedermeier stellt neben Landschaftsansichten und Porträts bevorzugt Genreszenen aus dem bürgerlichen und ländlichen Alltag mit liebevoll beobachteten Details dar, und auch in der Literatur preist man das kleine Glück im stillen Winkel.

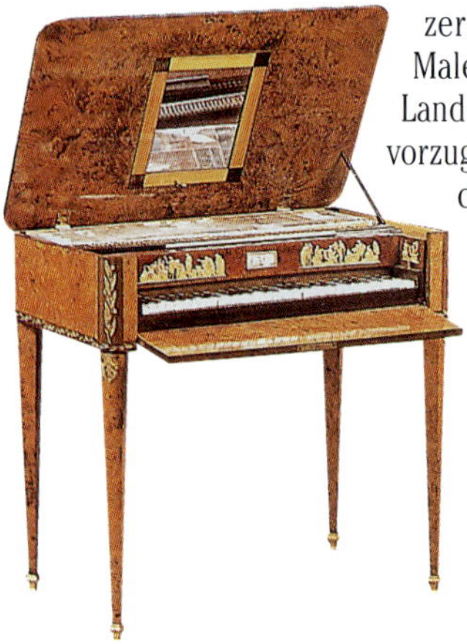

▲ Clavichord, um 1820. Die zierlichen Formen dieses Instruments, das zugeklappt zum Toilettentisch wird, sind ein typisches Merkmal der Wiener Biedermeiermöbel.

▼ Ein Tanzabend zur Zeit des Biedermeier, wiedergegeben von Jean Henri Marlet. Die Biedermeiermode schrieb den Damen Wespentaille, Puffärmel und weitschwingende Röcke vor.

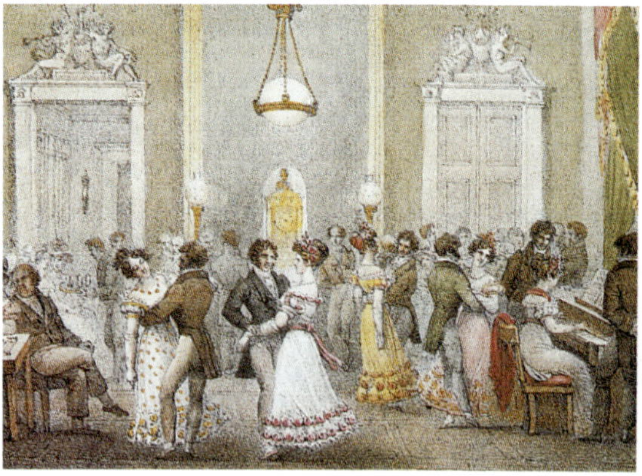

▶ Ludwig Richter, *Genoveva in der Waldeinsamkeit,* 1841, Hamburg, Kunsthalle. Ein tragisches Thema – die mit ihrem Kind in die Wildnis verstoßene Genoveva – wird zur Idylle verharmlost.

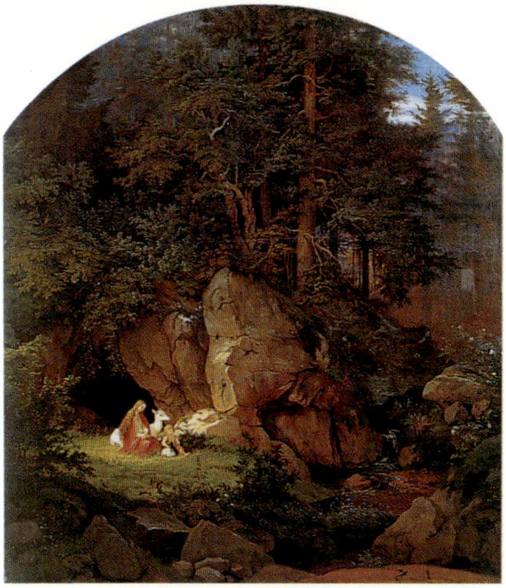

▼ Friedrich von Amerling, *Rudolf von Arthaber und seine Kinder Rudolf, Emilie und Gustav betrachten das Bild der verstorbenen Mutter,* 1837, Wien, Österreichische Galerie.

▼ Carl Spitzweg, *Der arme Poet,* 1839, München, Neue Pinakothek. Der Künstler als Bohemien – aber kleinbürgerlichen Zuschnitts!

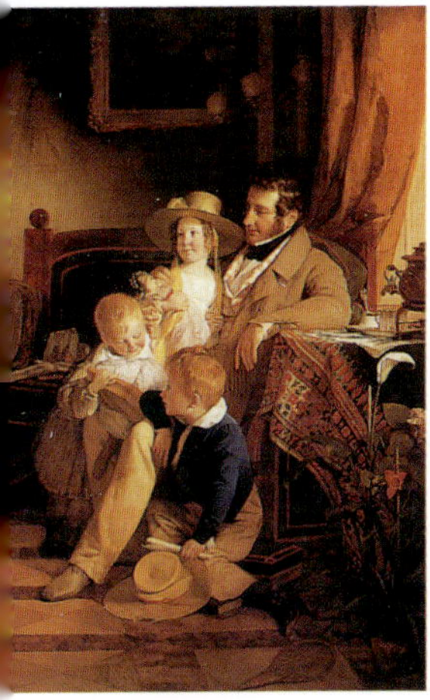

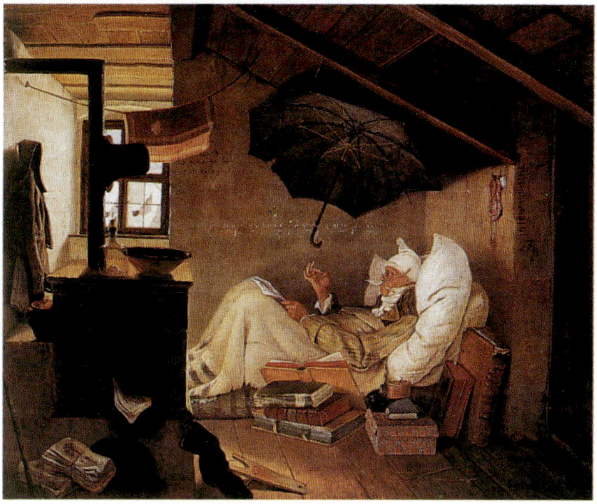

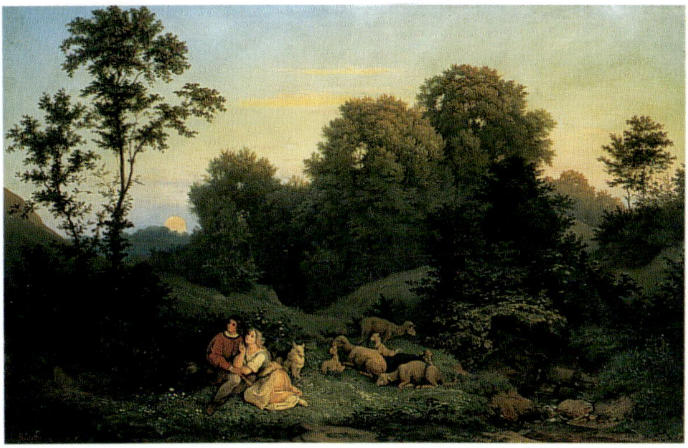

◀ Ludwig Richter, *Frühlingsabend,* 1844, Düsseldorf, Kunstmuseum. Richter malte nach seiner Rückkehr aus Italien bevorzugt kleinformatige Bilder mit Motiven aus der Märchen- und Legendenwelt. Ab 1837 widmete er sich verstärkt der Illustration von Märchenbüchern und Reiseberichten.

Wiesen bei Greifswald

Äußerst präzis und topographisch genau stellt Friedrich auf diesem Gemälde seine Heimatstadt dar. Das wahrscheinlich um 1820 entstandene Gemälde befindet sich heute in der Hamburger Kunsthalle.

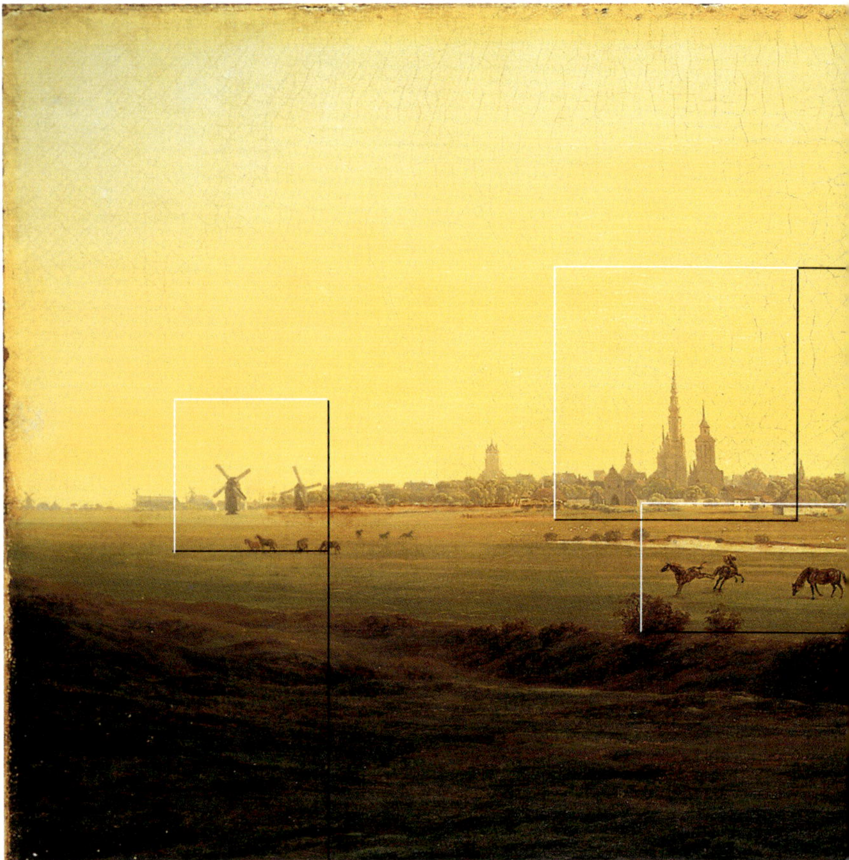

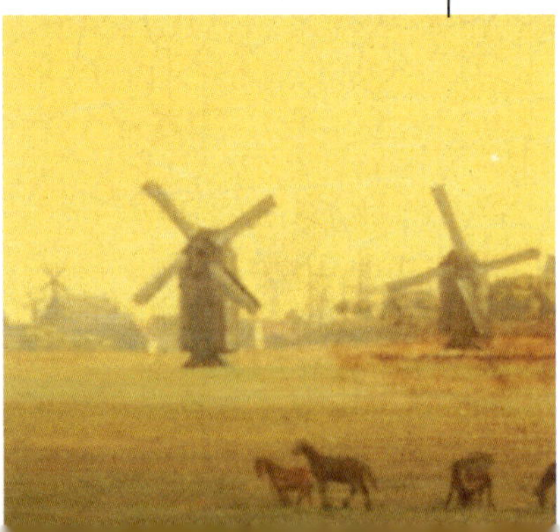

◀ Windmühlen sind für die nordische Küstenlandschaft charakteristisch. Die Ausrichtung der Windmühlenflügel lenkt den Blick des Betrachters vom äußeren Rand des Bildes auf die Silhouette der Stadt. So entsteht eine parallel zum Wiesengraben im Vordergrund verlaufende horizontale Linie. Die Windmühlen und Kirchtürme stellen die einzigen Senkrechten in der weiten Ebene dar.

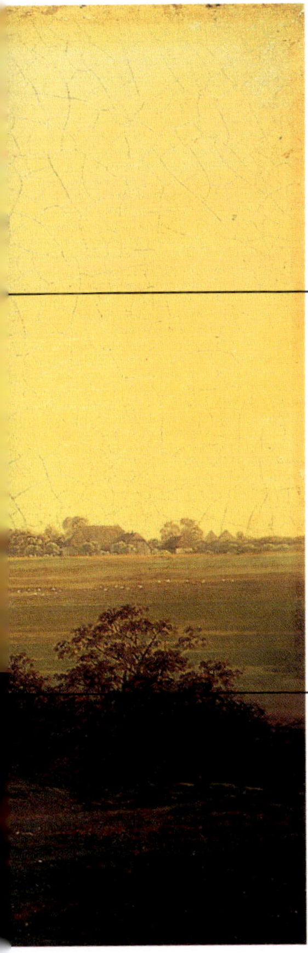

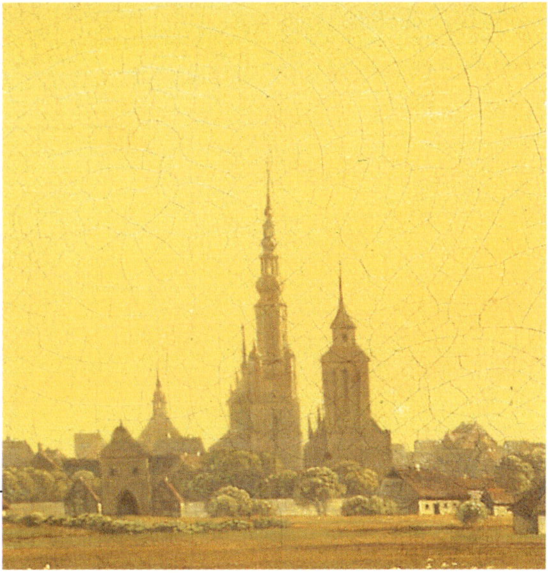

▲ Die beiden in den Himmel ragenden Kirchtürme sind der Fokuspunkt des Bildes. Es handelt sich um die Türme von Sankt Jakobi und Sankt Nicolai. Der nahezu 100 Meter hohe, mit einer barocken Haube bekrönte Turm von Sankt Nicolai ist der höchste der Stadt.

▼ Die sich auf den Wiesen vor Greifswald tummelnden Pferde beleben das Bild und geben der ruhigen, harmonischen Stimmung der Landschaft einen spielerischen Akzent. Der Teich hinter den Pferden bildet die dritte waagrechte Linie; es könnte jener See sein, in dem Friedrichs Bruder einst ertrank.

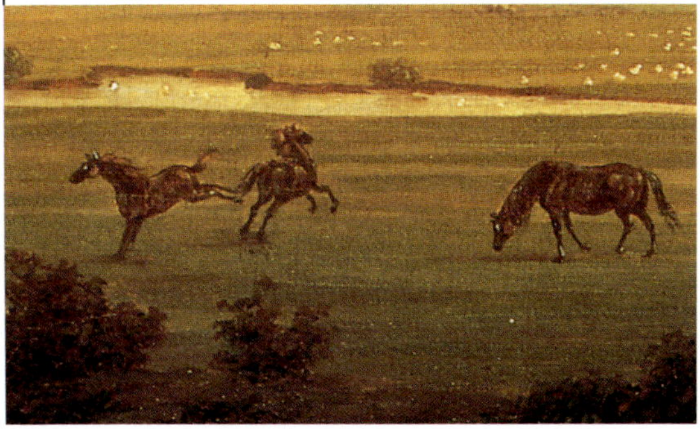

»An der Elbe 33«

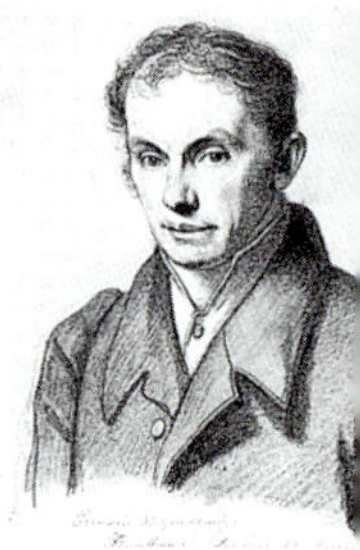

Emma, Friedrichs Erstgeborene, ist fast ein Jahr alt, als die Familie am 21. August 1820 in das Haus »An der Elbe 33« umzieht. In der Straße am Stadtrand gibt es viele kleine Handwerksbetriebe, das Viertel zählt also nicht zu den vornehmen Wohngegenden der Stadt, doch hier kann der Maler auf seinen geliebten Fluß hinausblicken und den langsam dahingleitenden Kähnen zusehen. Friedrich führt einen bescheidenen Lebensstil, ist aber gleichwohl zu jener Zeit bereits ein bekannter Künstler – 1810 ist er auswärtiges Mitglied der Berliner Kunstakademie geworden, 1816 Mitglied der Dresdner Akademie. Kunstsammler und Bewunderer gehen in seinem Atelier ein und aus. Neben Dichtern und bildenden Künstlern, wie Friedrich de la Motte Fouqué, dem Verfasser der *Undine,* oder den Nazarenern Peter von Cornelius und Friedrich Overbeck, suchen ihn auch Fürsten auf. Kurz vor Weihnachten des Jahres 1820 verlangt der spätere Zar Nikolaus I., Werke des Malers zu sehen; ein Jahr später erwirbt der russische Dichter Wassili Andrejewitsch Shukowski im Auftrag des Großfürsten mehrere Bilder Friedrichs.

▼ Das Haus »An der Elbe 33«, in das Caspar David und Caroline Friedrich mit ihrem Töchterchen Emma 1820 einzogen.

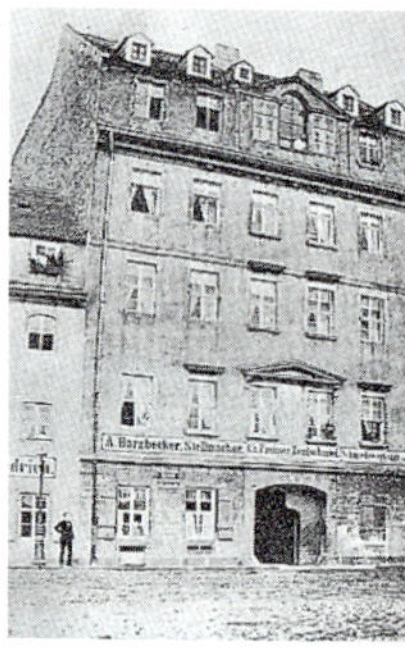

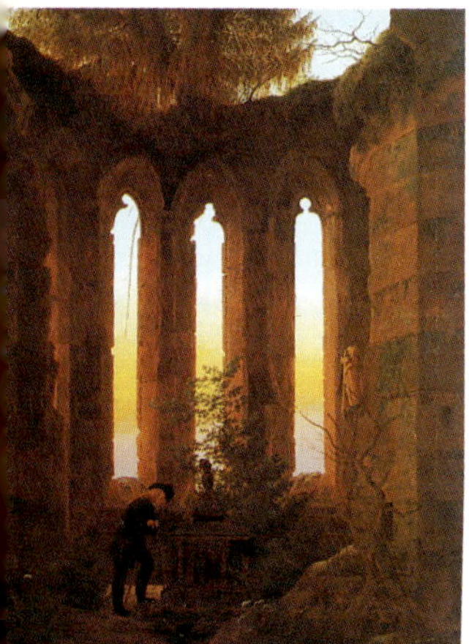

▲ Friedrich, *Huttens Grab,* 1823, Weimar, Kunstsammlungen. Eine Hommage an den deutschen Humanisten Ulrich von Hutten (1488–1523).

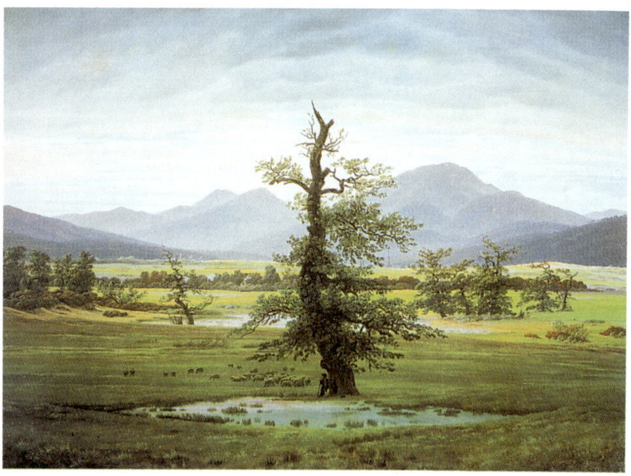

◀ Carl Christian Vogel von Vogelstein, *Bildnis des Dichters Wassili Andrejewitsch Shukowski,* Stich, 1827, Dresden, Kupferstichkabinett.

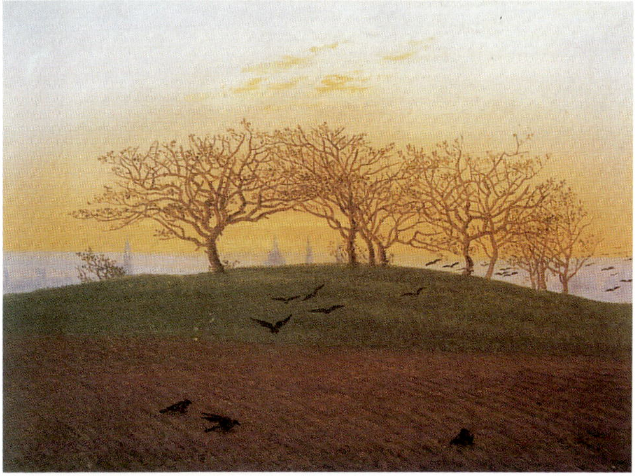

▶ Friedrich, *Hügel und Bruchacker bei Dresden,* um 1824, Hamburg, Kunsthalle. Wieder einmal tauchen Krähen als Motiv des Todes auf. Im Hintergrund erkennt man die Dächer und Türme der Stadt.

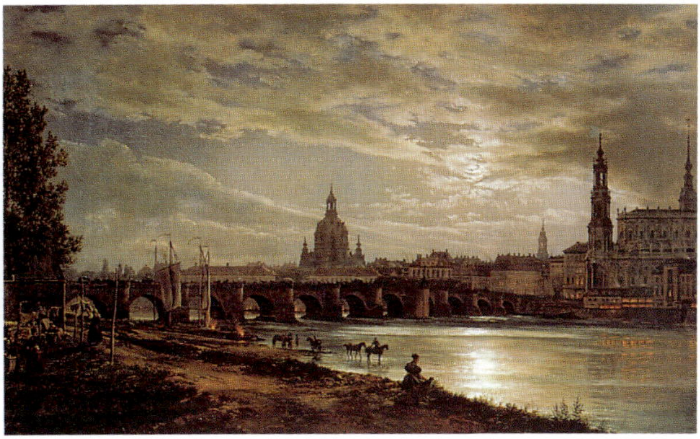

◀ Johan Christian Clausen Dahl, *Blick auf Dresden bei Vollmondschein,* 1839, Dresden, Gemäldegalerie. Seit dem Jahr 1823 wohnte Dahl mit der Familie Friedrich im selben Haus.

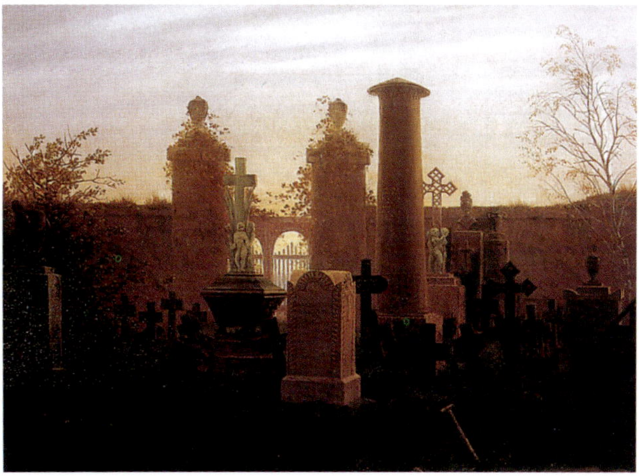

▶ Friedrich, *Kügelgens Grab,* 1821–22, Privatbesitz. Der Maler Gerhard von Kügelgen wurde am 27. März 1820 ermordet. Friedrich war mit ihm seit 1805 eng befreundet gewesen.

◀ Friedrich, *Der einsame Baum,* 1822, Berlin, Schloß Charlottenburg.

1815–1823

Die Nazarener

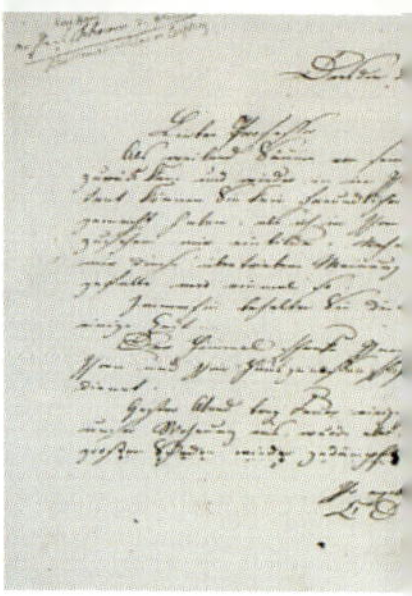

Brief von Caspar David Friedrich an Julius Schnorr von Carolsfeld, 1825, Privatbesitz.

Aus Protest gegen die erstarrte klassizistische Kunst distanzieren sich Friedrich Overbeck, Franz Pforr und gleichgesinnte junge Künstler 1809 offiziell von der Akademie und gründen in Wien den Lukasbund (der Evangelist Lukas ist der Schutzpatron der Maler). In der Rückbesinnung auf die Kunst des 15. Jahrhunderts und Raffaels suchen sie die Malerei im Dienst der christlichen Religion zu erneuern. 1810 übersiedeln die Lukasbrüder nach Rom, wo sie in der Villa Malta, einem Zentrum der deutschen Künstlerkolonie, Unterkunft finden. Koch und Thorvaldsen sind von ihren Bildern, die Episoden aus dem Leben der Heiligen schildern, sehr angetan. Goethe hingegen kann den Nazarenern mit ihren wallenden blonden Haaren und ihrer »neudeutschen religiös-patriotischen Kunst« nichts abgewinnen. Um ihre religiöse und künstlerische Mission besser verwirklichen zu können, beziehen die Nazarener das Kloster Sant'Isidoro in Rom, wo sie in einer Künstlergemeinschaft nach Art der mittelalterlichen Handwerker leben und arbeiten. Ihre von der Literatur und dem Rückgriff auf Vorbilder wie Fra Angelico, Pinturicchio und Perugino angeregte Malerei ist geprägt von sittlichem Ethos und einer programmatischen Religiosität.

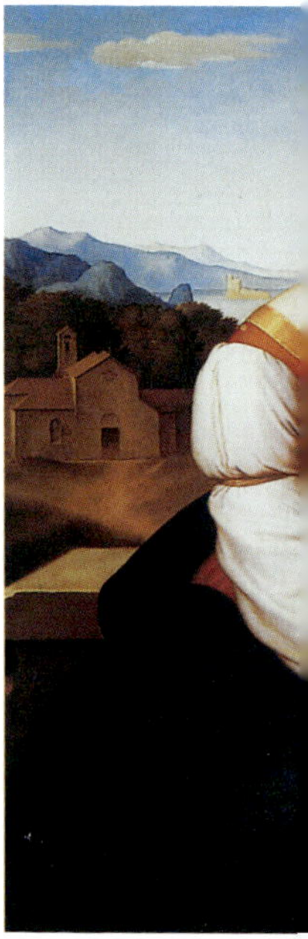

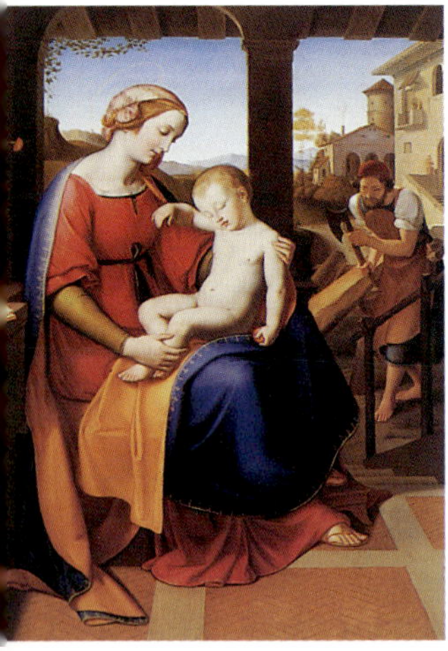

Wilhelm von Schadow, *Heilige Familie unter dem Portikus,* 1818, München, Neue Pinakothek. Komposition und Farbgebung sind weitgehend der italienischen Malerei des 15. Jahrhunderts entlehnt.

Julius Schnorr von Carolsfeld, *Seeschlacht,* Rom, Casino Massimo. An diesem umfangreichen römischen Freskenprogramm der Nazarener unter Leitung von Overbeck waren Peter von Cornelius, Friedrich Wilhelm von Schadow und Joseph von Führich beteiligt. Es stellt Szenen dar aus Dantes *Göttlicher Komödie,* Torquato Tassos *Gerusalemme liberata* und aus dem *Orlando furioso* von Ludovico Ariosto.

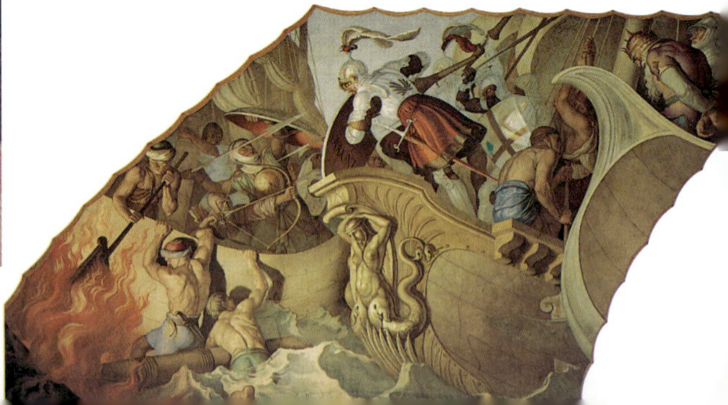

▼ Johann Friedrich Overbeck, *Italia und Germania,* 1812–28, München, Neue Pinakothek. Das Bild ist eine allegorische Darstellung der Freundschaft Overbecks und Franz Pforrs. Die beiden Künstler hatten sich an der Wiener Akademie kennengelernt. Doch bevor Overbeck dem Freund das Bild überreichen konnte, starb dieser, noch keine 24 Jahre alt, an Lungentuberkulose.

▼ Johann Friedrich Overbeck, *Franz Pforr,* um 1810, Berlin, Nationalgalerie. Das Porträt ist ein sogenanntes Freundschaftsbild, ein Genre, das in der deutschen Malerei zu Beginn des 19. Jahrhunderts aufkam. Das altdeutsche Gewand und die gotische Kathedrale im Hintergrund sind charakteristische Elemente der Malerei der Nazarener und ihrer Rückbesinnung auf das deutsche Mittelalter.

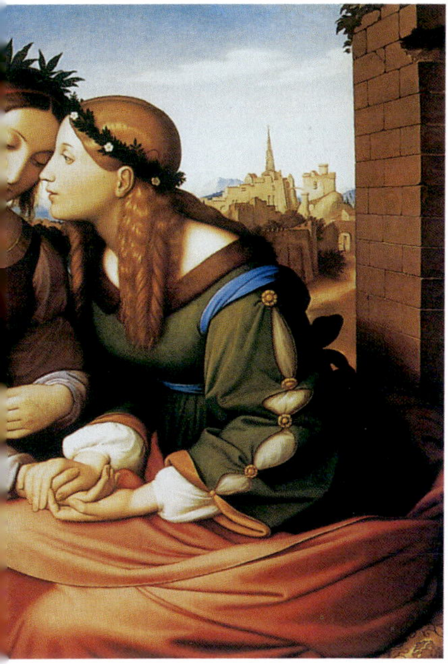

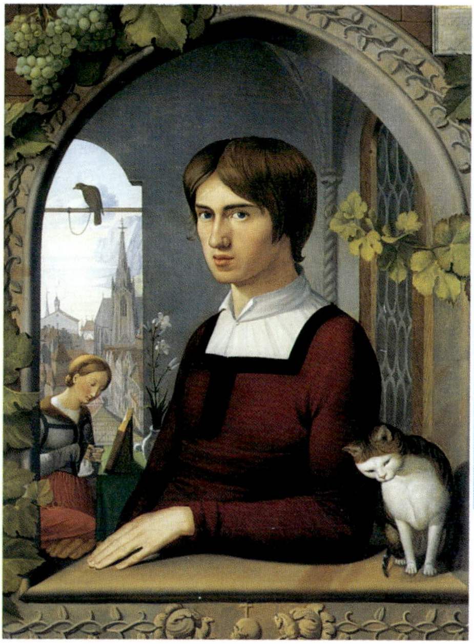

Das Casino Massimo

Der Freskenzyklus im Casino Massimo in Rom stellt zugleich den Höhepunkt wie auch das Ende des gemeinsamen Wirkens der Nazarener in Italien dar. Die Fresken sind geprägt von Friedrich Overbecks Vorstellung einer angeblich volkstümlichen, an der Frührenaissance orientierten monumentalen Sakralkunst. Da die meisten der beteiligten Künstler ihre Mitarbeit vorzeitig beendeten, zog sich die Ausführung über zwölf Jahre hin und kam erst 1830 zum Abschluß.

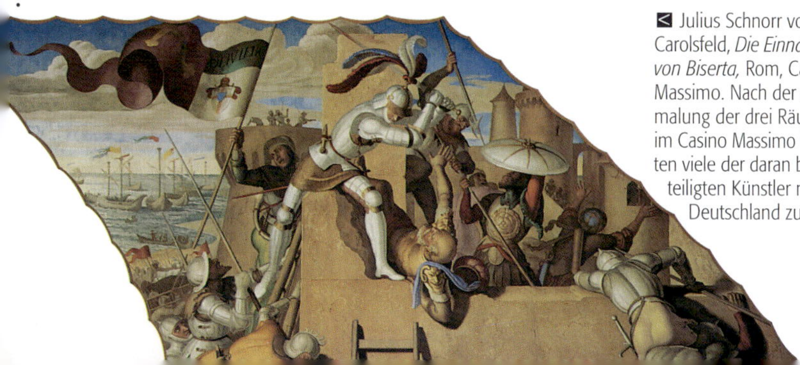

◀ Julius Schnorr von Carolsfeld, *Die Einnahme von Biserta,* Rom, Casino Massimo. Nach der Ausmalung der drei Räume im Casino Massimo kehrten viele der daran beteiligten Künstler nach Deutschland zurück.

Mondaufgang am Meer

Caspar David Friedrich schuf dieses Bild 1822 für den Konsul Wagener, einen Berliner Kunstsammler, als Gegenstück zu seinem Gemälde *Der einsame Baum*. Nach dem Tod des Konsuls kam dessen Sammlung als Vermächtnis an den König von Preußen und bildete später den Grundstock für die Berliner Nationalgalerie, in der sich das Gemälde heute befindet.

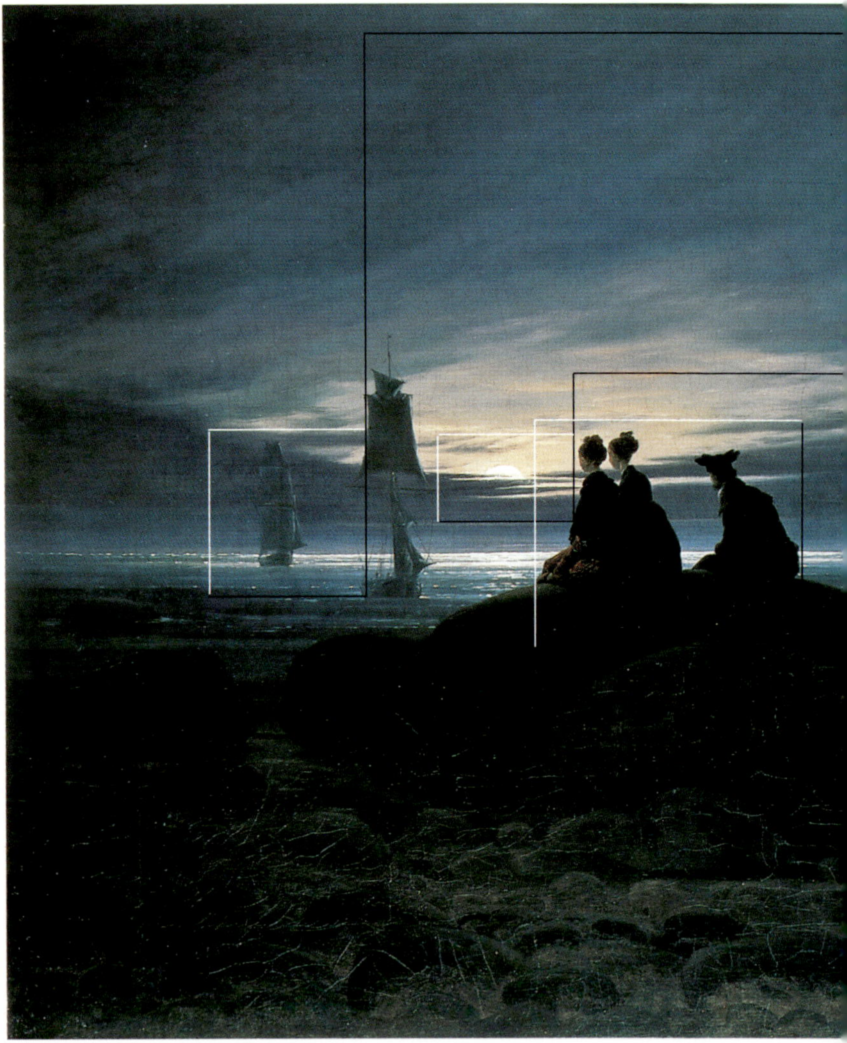

▶ Die in dunklen Farben gehaltenen Segelschiffe kehren ans Ufer zurück, vielleicht ein Symbol für die zu Ende gehende Lebensfahrt.

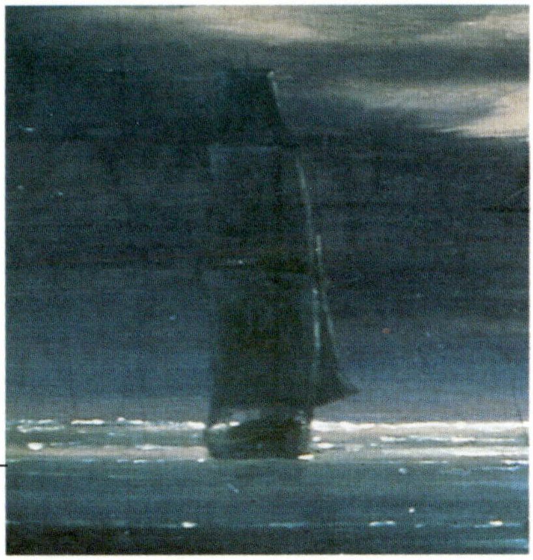

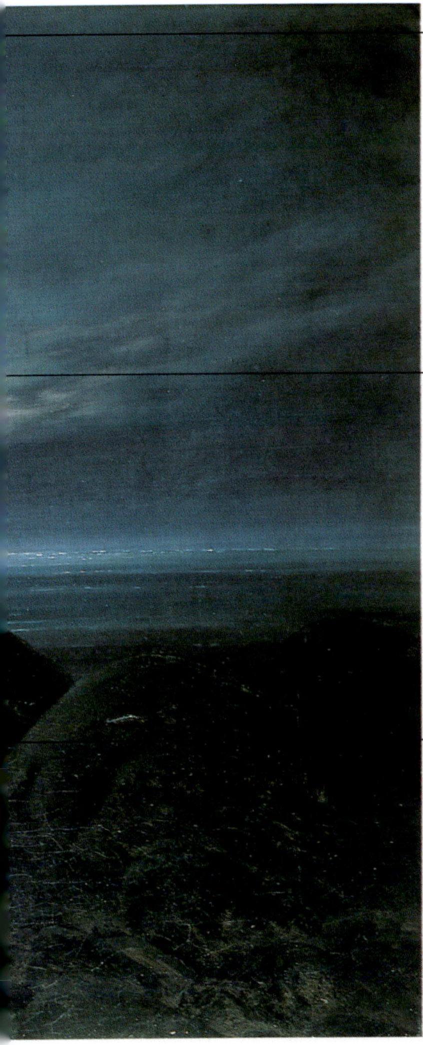

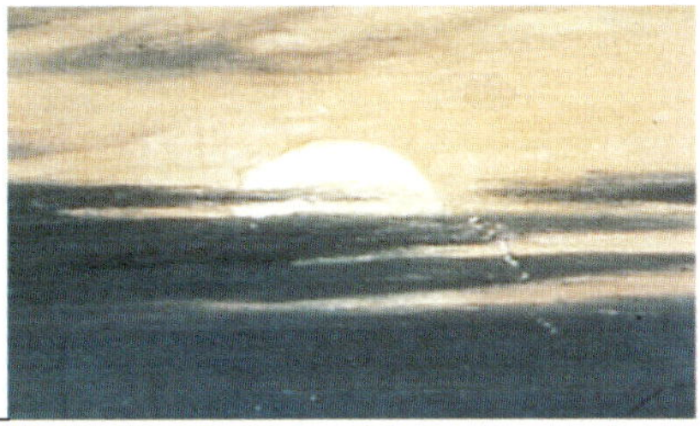

◀ Fokuspunkt des Bildes ist der Vollmond, der gerade hinter den Wolken hervorkommt; sein silberner Schein spiegelt sich auf dem Wasser der See. Der aufgehende Mond symbolisiert wohl die Hoffnung des Christen auf Auferstehung.

▼ Die drei der See zugewandten Figuren tragen die zu jener Zeit verbotene altdeutsche Tracht, was sie als Befürworter einer liberalen Reform der repressiven Restaurationspolitik ausweist. Träger dieser Tracht wurden seinerzeit als »Demagogen« denunziert.

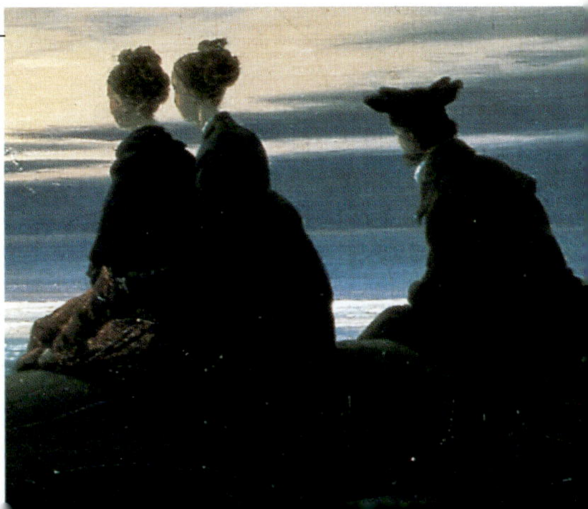

Der Klassizismus in Europa

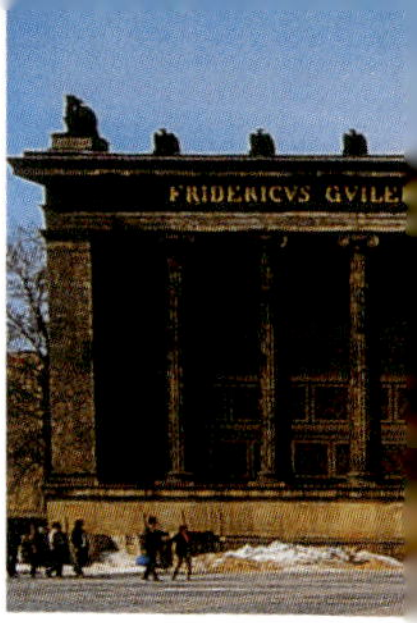

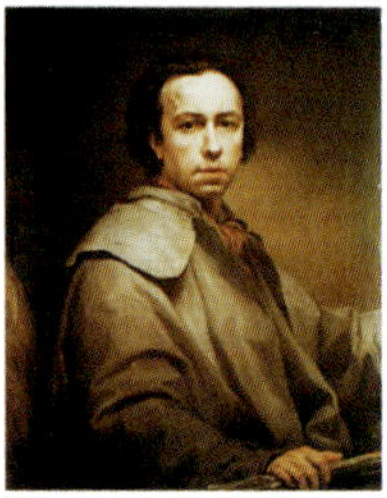

▲ Anton Raphael Mengs, *Selbstbildnis,* 1771–77, Genua, Accademia di Belle Arti. Mengs setzte Winckelmanns Gedanken in seinem malerischen Werk um.

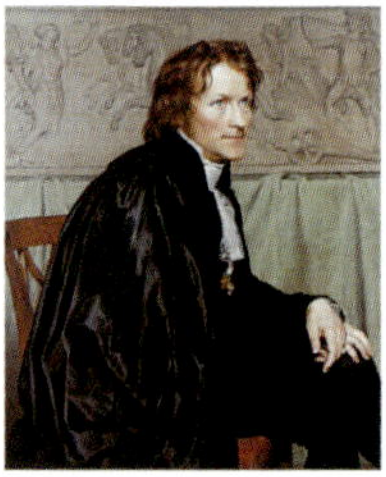

▲ Christoffer Wilhelm Eckersberg, *Bertel Thorvaldsen im Ornat der Akademie von San Luca,* 1838, Kopenhagen, Ny Carlsberg Glyptotek.

▶ Robert Adam, *Etruskisches Zimmer in Osterley Park,* 1761–77, Middlesex. Bei der Ausschmückung dieses als Umkleideraum genutzten Raumes griff Adam auf etruskische Vasenmalereien zurück.

»Der einzige Weg für uns, groß, ja, wenn es möglich ist, unnachahmlich zu werden, ist die Nachahmung der Alten.« Mit diesem Satz leitet Johann Joachim Winckelmann seine *Gedanken über die Nachahmung der griechischen Werke der Malerei und Bildhauerei* von 1755 ein, ein Werk, das für den Klassizismus richtungweisende Bedeutung hat. Der klassizistische Stil setzt sich bis Mitte des 19. Jahrhunderts im plastischen Werk Canovas und Thorvaldsens sowie in den Gemälden von David und Ingres fort. In der Nachahmung antiker Meister sollen die Künstler zu der »edlen Einfalt und stillen Größe« zurückfinden, die Winckelmann im *Apoll vom Belvedere* als einem Meisterwerk antiker Plastik verwirklicht sieht. Nachahmung meint freilich nicht blutleere Imitation, sondern ein schöpferisches Nachempfinden der antiken Motive, das dann zu einem eigenständigen Kunstwerk führt. Die Rückbesinnung auf die klassische Antike Griechenlands und Roms soll eine künstlerische und kulturelle Erneuerung bewirken, die in der Erlangung des »idealen Schönen« gipfelt: der Einheit des ästhetisch Schönen mit dem ethisch Schönen und Guten. Die Kunst wird somit zur Vermittlerin philosophisch absoluter Werte. Zum Motivkanon der klassizistischen Malerei zählen daher das Sterbebett, die tugendhafte Witwe und heroische politische Taten. Dieser idealistische Kunstbegriff wird erst ab etwa 1860 von einer neuen, realistischer ausgerichteten Strömung abgelöst.

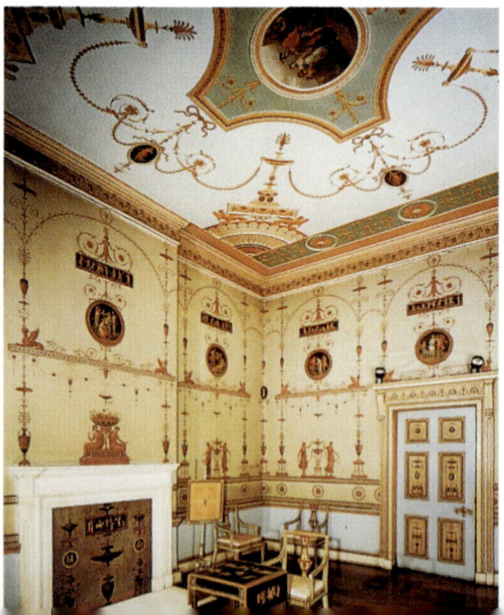

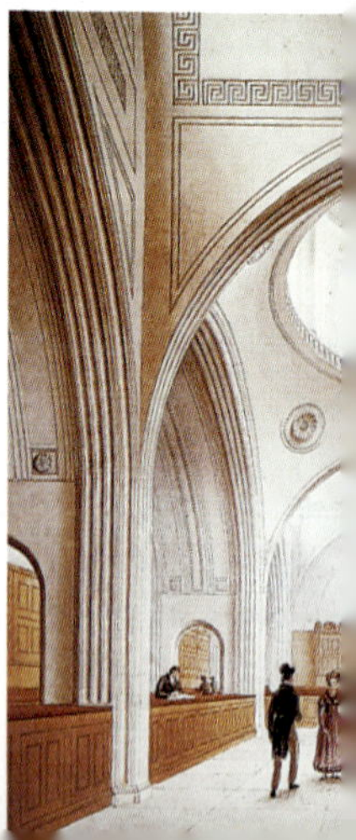

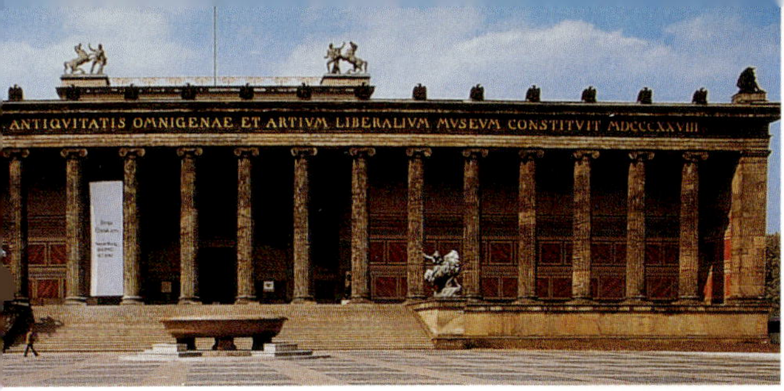

▼ Jean Auguste Dominique Ingres, *Franz I. am Sterbebett Leonardo da Vincis,* 1818, Paris, Musée du Petit Palais. Das Totenbett war in der klassizistischen Malerei ein häufig verwendetes Motiv.

▼ Antonio Canova, *Die drei tanzenden Grazien,* 1799, Possagno, Casa Canoviana. Vorbild für die drei Grazien waren Wandmalereien aus Pompeji.

▲ Karl Friedrich Schinkel, Altes Museum, 1823–30, Berlin. Beim Bau der langen Kolonnade ließ sich Schinkel von der ionischen Säulenordnung inspirieren.

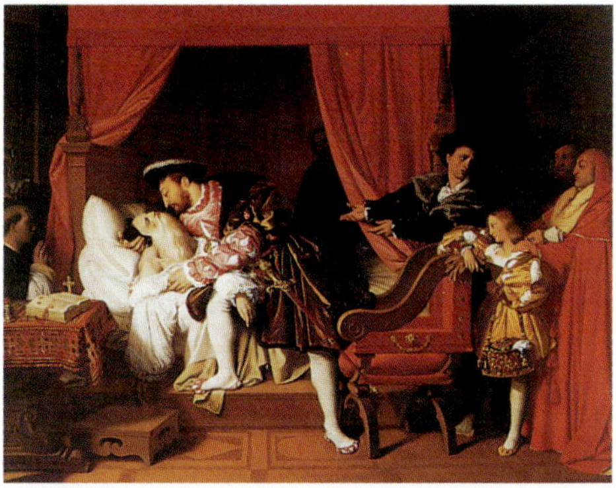

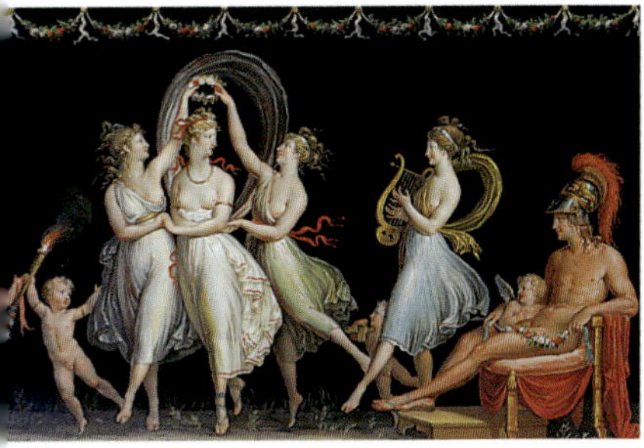

▼ John Soane, *Bank von England,* 1818, London, Sir John Soane's Museum. Die kannelierten Säulen ohne Unterbau und Kapitelle in dem seit 1788 konzipierten Bauwerk sind eine freie Interpretation des dorischen Stils.

► Jacques-Louis David, *Der Schwur der Horatier,* 1784, Paris, Musée du Louvre. Das Bild stellt ein Geschehnis aus der sagenhaften Frühgeschichte Roms dar: drei Brüder schwören, ihr Leben dem Vaterland zu opfern.

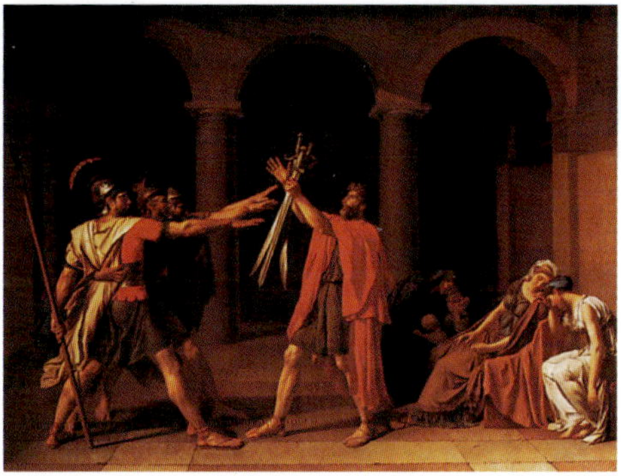

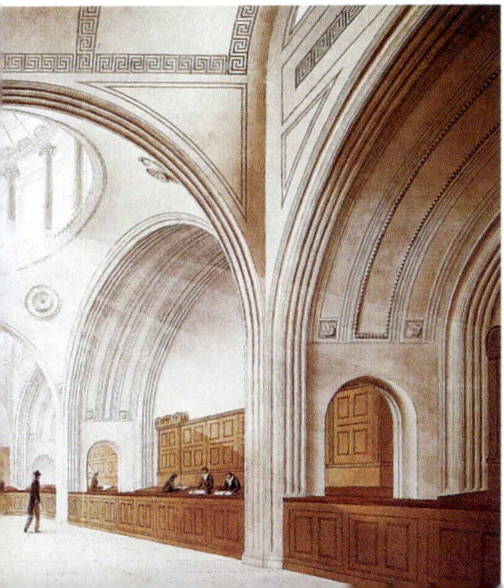

Der Schwur der Horatier

Das Bild ist gewissermaßen das Gründungsmanifest des französischen Klassizismus, sowohl wegen seines Themas wie auch durch seine Bildsprache. David beschreibt mit großem Pathos die Opferbereitschaft zum Wohl des Vaterlandes als vorbildhaft. Der geometrisierte Bildaufbau, die strenge Architektur und die entschlossene Haltung der drei Schwörenden betonen die Bildaussage.

1824 – 1840

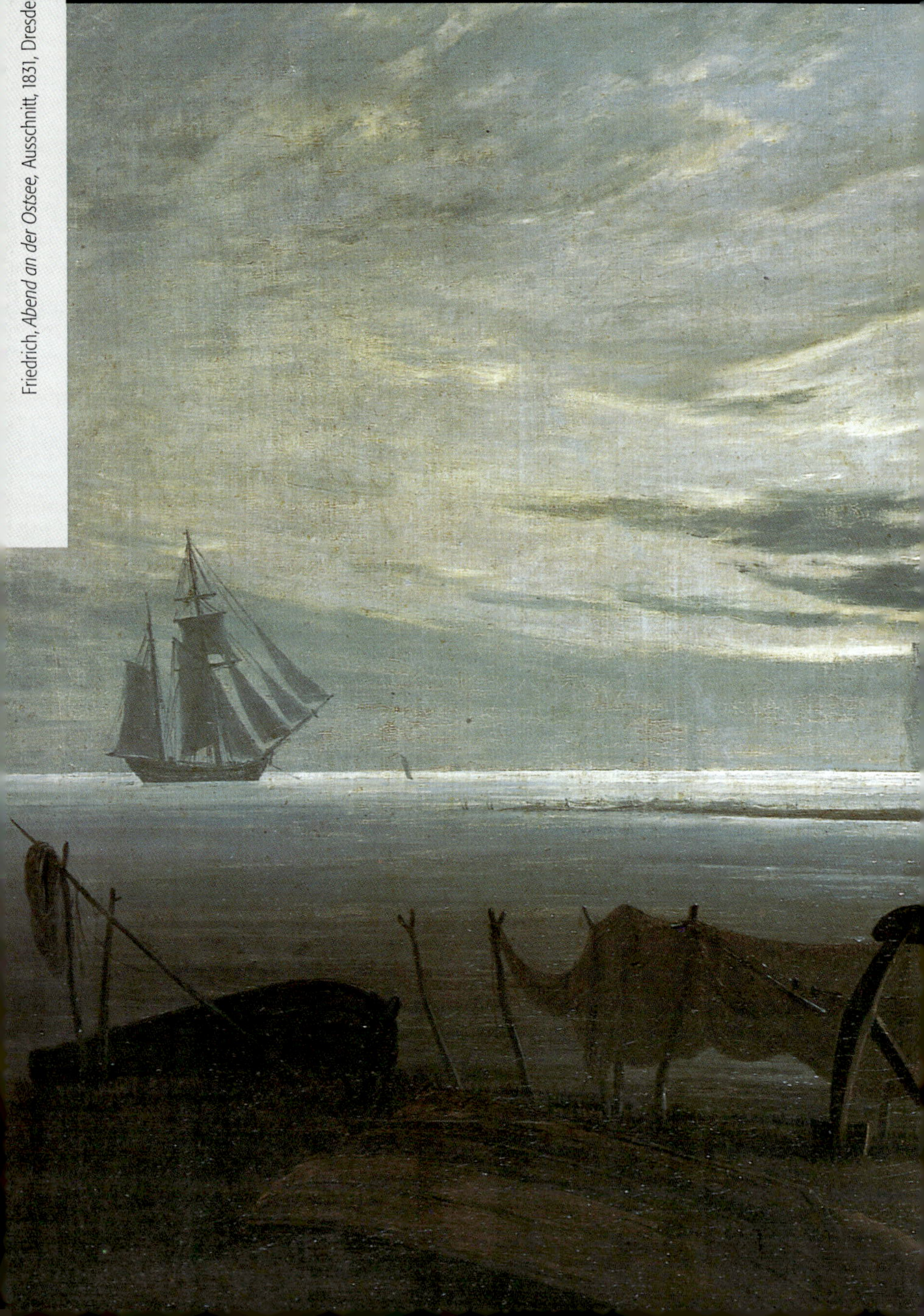

Friedrich, *Abend an der Ostsee*, Ausschnitt, 1831, Dresden, Gemäldegalerie

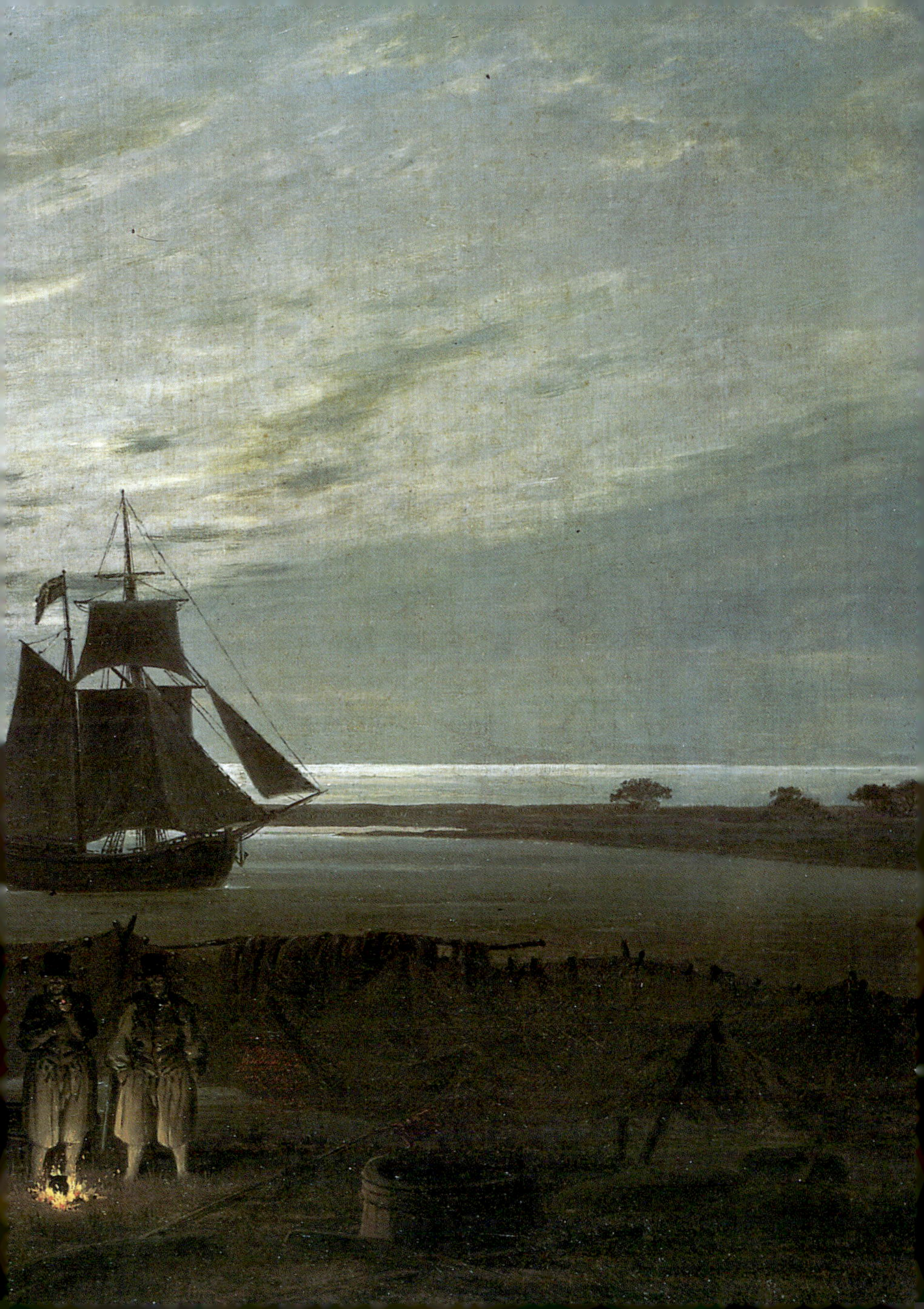

Die Rückkehr zu religiösen Bildinhalten

Enttäuscht über die politischen Verhältnisse der Restaurationszeit sowie über das Nichtzustandekommen eines liberalen deutschen Staates, malt Friedrich ab den zwanziger Jahren keine Bilder mit nationalpatriotischen Motiven mehr und wendet sich zunehmend religiösen Inhalten zu. Auch seine Frau Caroline stellt er nicht mehr wie einst voll Hoffnung und Vertrauen in die Zukunft dar. In den überwiegend in dunklen Tönen gehaltenen Gemälden wie *Abend an der Ostsee* oder *Schiffe im Hafen am Abend* herrscht nun eine resignative, melancholische Stimmung vor. Friedrich zieht sich immer mehr in sich selbst zurück, doch nicht allein der politischen Zustände wegen, sondern auch aufgrund des mangelnden Verständnisses der Öffentlichkeit für sein Werk. Kritiker bemängeln, seine Landschaften seien monoton, zu unverständlich gefühlsbetont und unzeitgemäß. Viele Kunstsammler suchen ihn nicht mehr auf. Trostsuchend wendet er sich der Religion zu; christliche Motive und Aussagen prägen nun wieder verstärkt sein Werk.

▼ Friedrich, *Friedhof im Schnee,* 1826, Leipzig, Museum der Bildenden Künste. Die beiden vermutlich von den Totengräbern zurückgelassenen Spaten verstärken das Gefühl der Verlassenheit, das dieses Gemälde ausstrahlt.

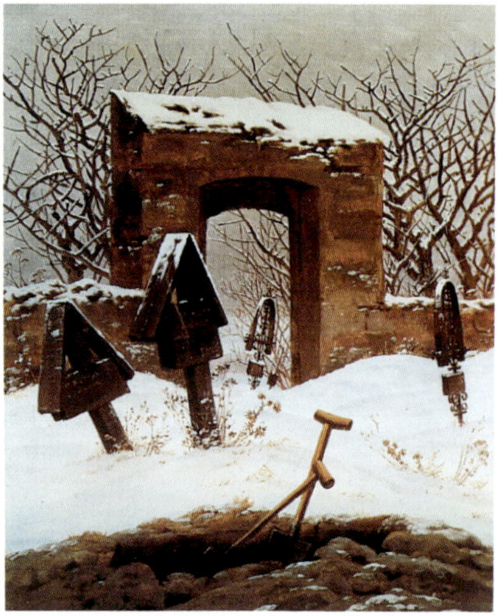

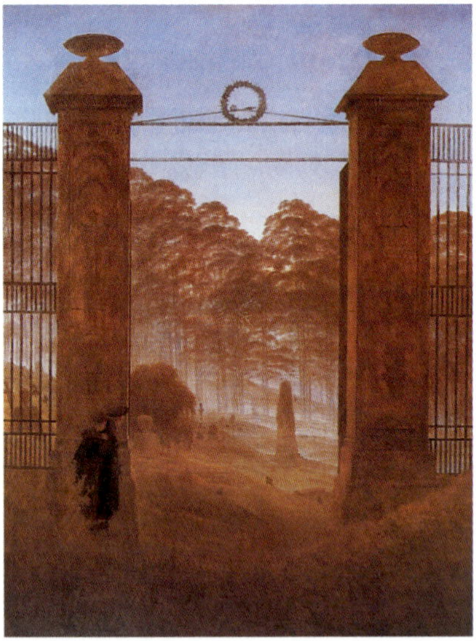

◄ Friedrich, *Friedhofseingang,* um 1825, Dresden, Gemäldegalerie. Das unvollendet gebliebene Gemälde gibt Einblick in Friedrichs Vorgehen: auf eine braune Untermalung trug er dünne, lasurartige Farbschichten auf.

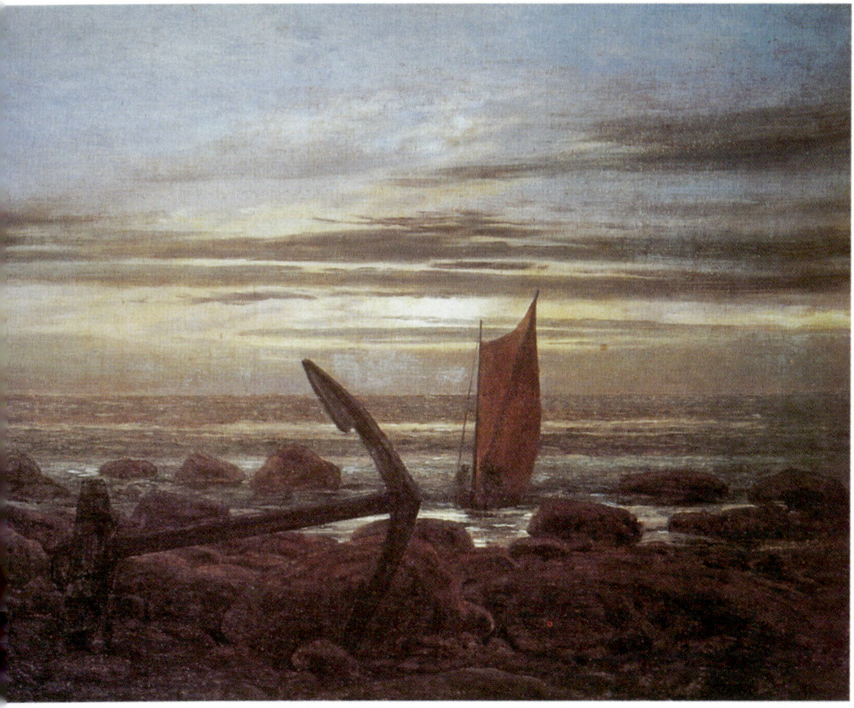

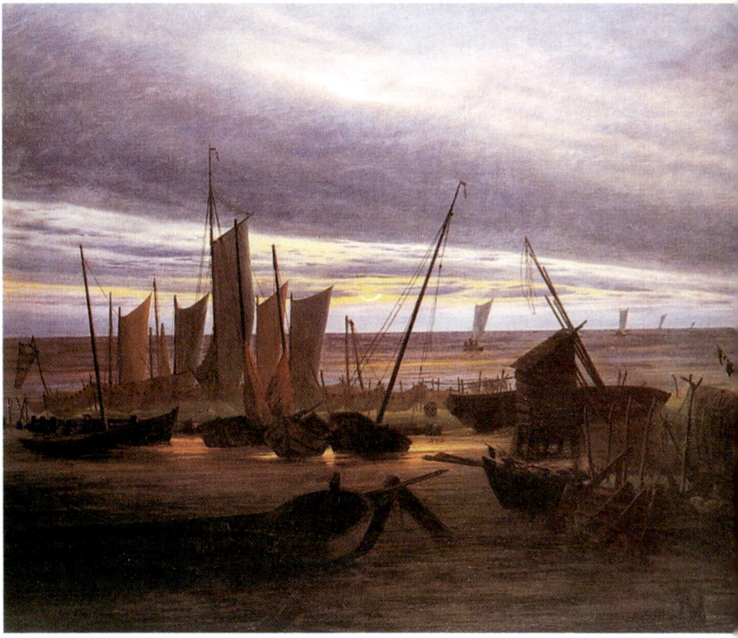

▲ Friedrich, *Abend an der Ostsee,* 1826, Obbach bei Schweinfurt, Sammlung Georg Schäfer. Ein einsames Segelschiff nähert sich im Sonnenuntergang langsam der Küste. Der Anker im Vordergrund ist ein Symbol des Glaubens.

▶ Friedrich, *Schiffe im Hafen am Abend,* 1827–28, Dresden, Gemäldegalerie. Die Strahlen der untergegangenen Sonne färben den abendlichen Himmel, dessen Licht sich auf der Wasseroberfläche spiegelt. Die an der Küste vor Anker liegenden Schiffe sind in Schatten getaucht.

Das Eismeer

Das Bild, das von William Parrys Nordmeerexpeditionen angeregt ist, verbindet als menschliches und politisches Katastrophenbild Scheitern und Hoffnung, Zerstörung und Neubeginn (1823–24, Hamburg, Kunsthalle).

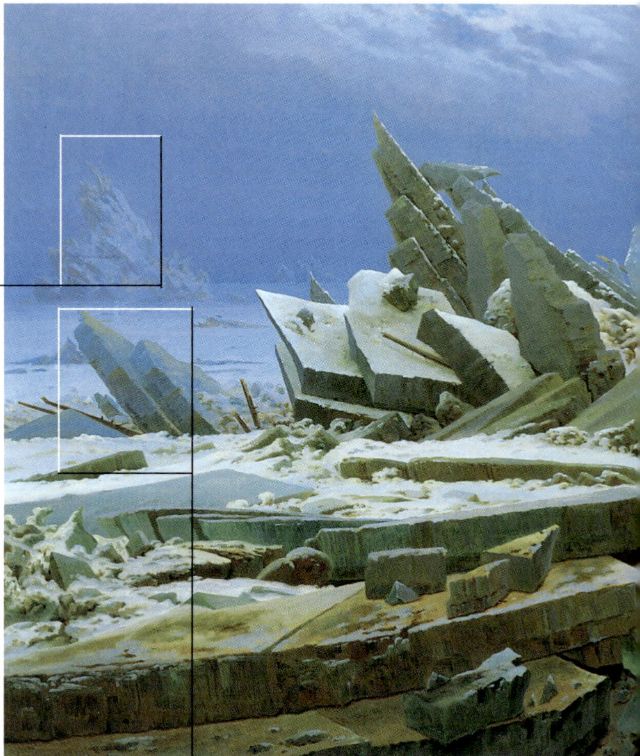

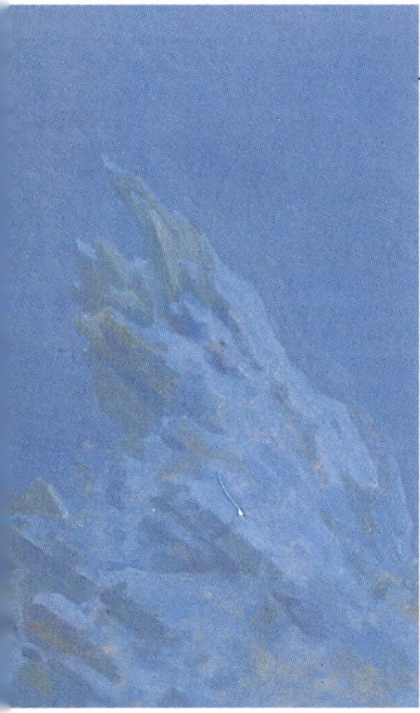

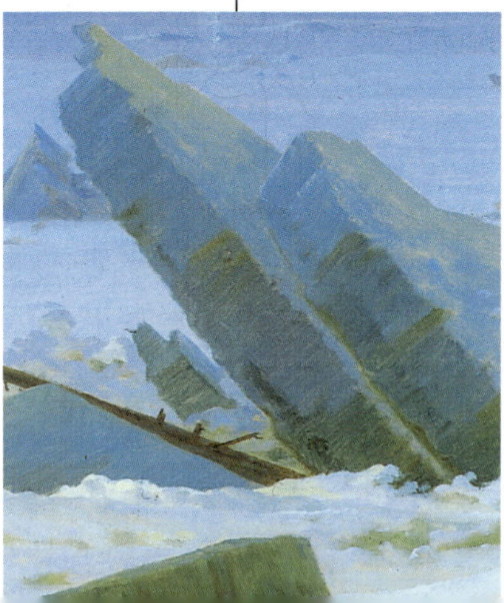

▲ Bei der Darstellung der Eisschollen griff Friedrich auf Ölstudien zurück, die er im strengen Winter 1820/21 beim Eistreiben auf der Elbe bei Dresden gemalt hatte.

◄ Unter den Eismassen tauchen die Mastspitzen des gesunkenen Schiffes auf, dessen Wrack rechts im Bild zu erkennen ist. Das 1824 auf der Prager Akademieausstellung gezeigte Gemälde fand keinen großen Anklang beim Publikum; Friedrich konnte es nicht verkaufen.

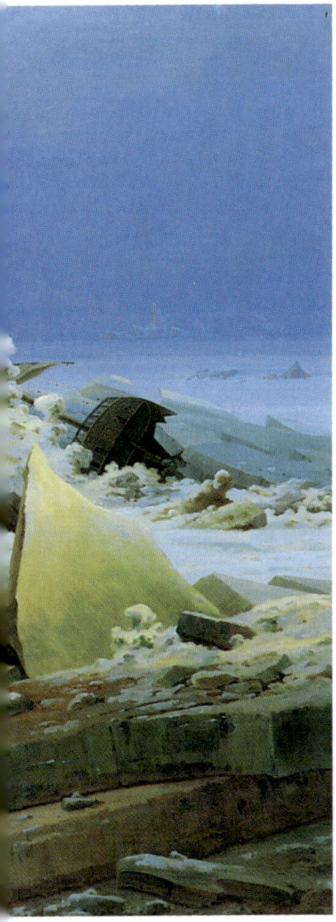

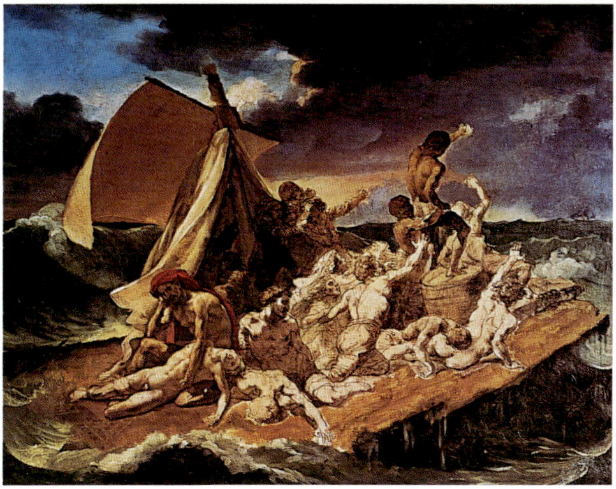

▲ Théodore Géricault, Vorstudie für *Das Floß der Medusa,* 1818, Paris, Musée du Louvre. Das Motiv des Schiffbruchs als Symbol des Ausgeliefertseins des Menschen an die Elemente wurde von vielen romantischen Künstlern aufgegriffen.

▼ William Turner, *Das Sklavenschiff,* 1840, Boston, Museum of Fine Arts. Schiffskatastrophen wurden von Turner mehrfach dargestellt. Hier befiehlt der Kapitän, alle krank gewordenen Sklaven über Bord werfen zu lassen.

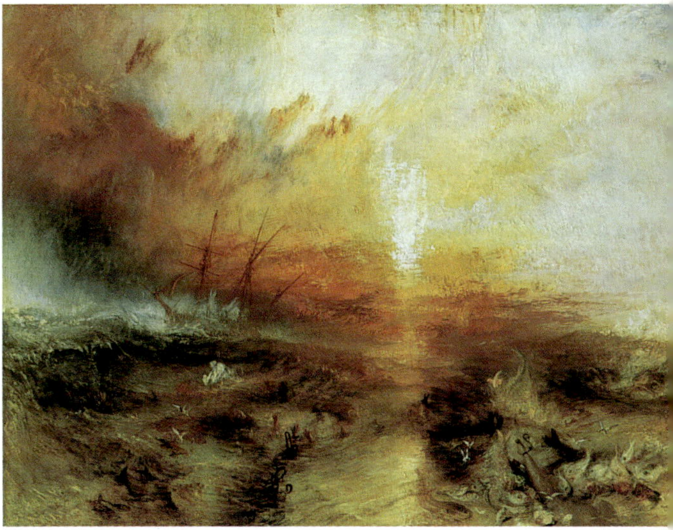

Die englischen Landschaften Constables

◪ John Constable, *Baumstudie, im Hintergrund »The Grove«,* 1822, London, Royal Academy of Arts. Constable betrachtete seine Studien als eigenständige Kunstwerke. Der Unterschied zwischen einer Studie und dem vollendeten Gemälde ist in seinem Werk aufgehoben.

Während Caspar David Friedrich Seelenlandschaften malt, die zum Ausdruck seiner religiösen Empfindungen werden, kommt der englische Landschaftsmaler John Constable zu anderen Ergebnissen. Auch er sieht die Natur romantisch, gleichwohl wandelt er sie nicht zum Bedeutungsträger um. Seine klaren, transparenten, vor Ort gefertigten Studien geben den spontanen Sinneseindruck wieder, zum Seelenspiegel des Künstlers werden sie jedoch nicht. Sein *Pferd im Sprung* zeugt von einer realistisch genauen Beobachtung der englischen Landschaft und einer intensiven Beschäftigung mit atmosphärischen Erscheinungen wie Licht und Wolken, denen Constables besonderes Interesse gilt. In seinen Wolkenstudien hält er Tageszeit, Datum und die momentanen Witterungsverhältnisse genau fest. Es kommt ihm darauf an, die wechselnden Stimmungen der Natur unter dem Einfluß flüchtiger Licht- und Schattenreflexe einzufangen. Er gibt in seinen Studien die Stimmung des Augenblicks, den momentanen Seheindruck in einer Weise wieder, die ihn zu einem Vorläufer Claude Monets und Auguste Renoirs, kurz, der in der zweiten Hälfte des 19. Jahrhunderts aufkommenden impressionistischen Malerei macht.

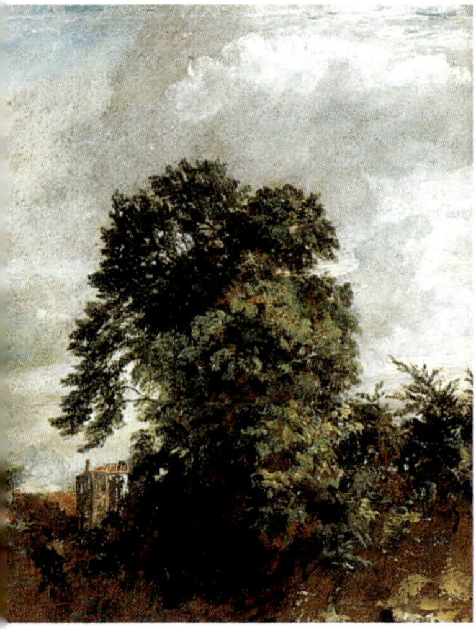

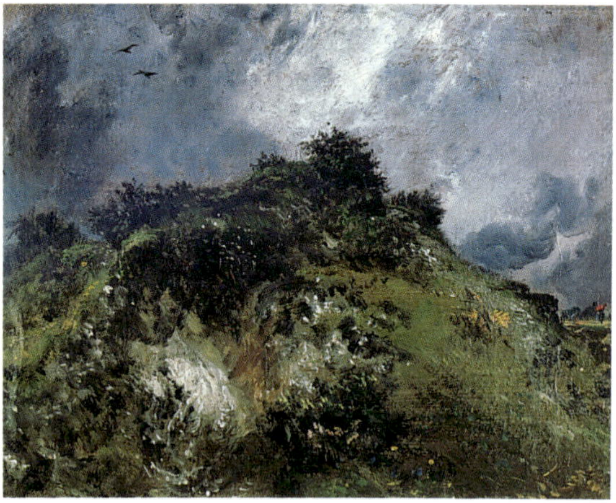

▸ John Constable, *Sandbank in Hampstead,* 1821, London, Victoria and Albert Museum. Eine Komposition aus einer fein abgestuften Skala von Farbtönen.

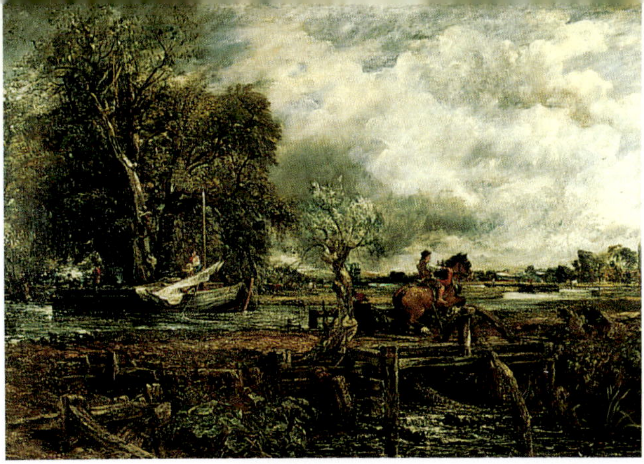

◀ John Constable, *Das Pferd im Sprung,* 1824–25, London, Royal Academy of Arts. Die Personen in den Booten links betrachten den Reiter, dessen Pferd bereits zum Sprung ansetzt, dann jedoch plötzlich vor dem Hindernis scheut.

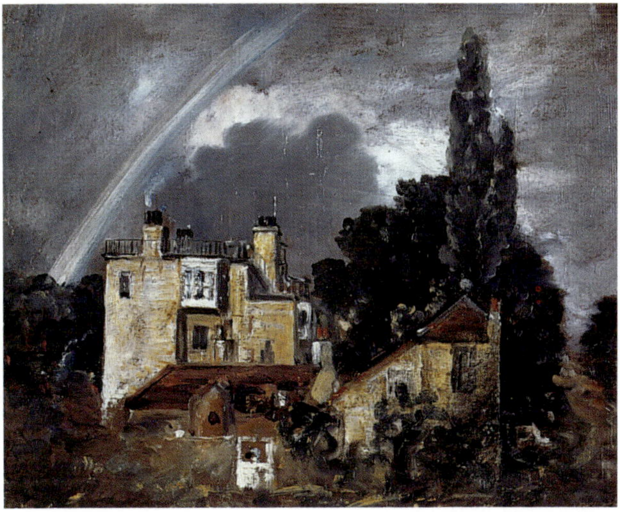

▶ John Constable, *»The Grove« in Hampstead mit Regenbogen,* 1821, London, Victoria and Albert Museum. »Wenn ich vor der Natur eine Skizze mache, suche ich zu vergessen, daß ich jemals zuvor ein Gemälde gesehen habe.« Dieses bewußte »Verlernen« ermöglichte es Constable, den spontanen Seheindruck wiederzugeben, der seinen Landschaften ihre Frische und Unmittelbarkeit verleiht.

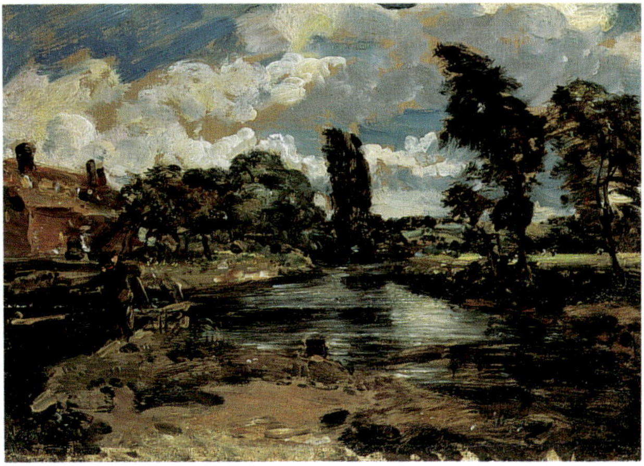

▶ John Constable, *Die Mühle von Flatford an der Schleuse am Stour,* 1811, London, Royal Academy of Arts. Den Fluß Stour in der Grafschaft Suffolk, seiner Heimat, stellte Constable wiederholt dar. Unweit des Flusses stand die Mühle seines Vaters.

Professor Friedrich

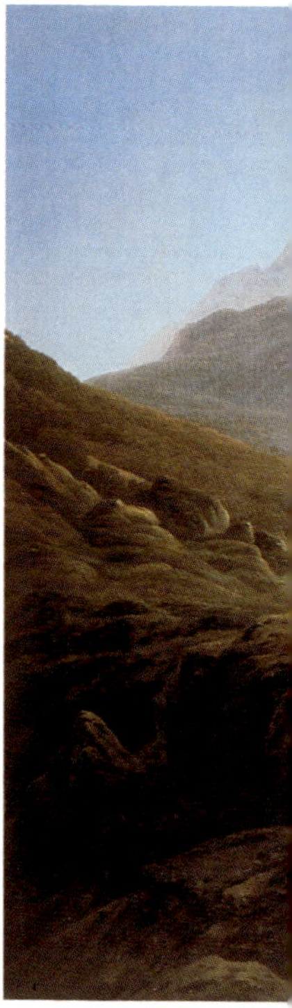

Im Dezember 1824 stirbt Johann Christian Klengel, ein Landschaftsmaler der Dresdner Schule und Professor an der Dresdner Kunstakademie, im Alter von 73 Jahren. Viele erwarten nun, daß Friedrich, ein ehemaliger Schüler Klengels und Mitglied der Akademie seit 1816, als sein Nachfolger auf den Lehrstuhl berufen wird. Die Ernennung erfolgt jedoch nicht. Die offizielle Begründung lautet, Friedrich sei mehr durch den »inneren Drang seines Genies« als durch ein akademisches Studium zur Kunst gelangt und daher für das Lehramt nicht geeignet. Der Lehrstuhl bleibt vakant, und Friedrich muß sich mit einer außerordentlichen Professur ohne Lehrauftrag und einem Jahresgehalt von zweihundert Talern begnügen. Der wahre Grund für die Entscheidung der Akademie – deren Mitglieder vom preußischen König ernannt werden – ist aber wohl eher Friedrichs liberale politische Gesinnung, die ihn in einer Zeit der Restauration der feudalen Ordnung für die Obrigkeit untragbar erscheinen läßt. Der Maler nimmt die Angelegenheit scheinbar gelassen hin – so schreibt er seinem Bruder Adolph, er habe sich nie um die Ernennung beworben – gleichwohl trägt sie zweifellos zu seiner zunehmend pessimistischen Lebenseinstellung bei. Was Friedrich bleibt, ist Gottvertrauen und die Erinnerung an glücklichere Zeiten.

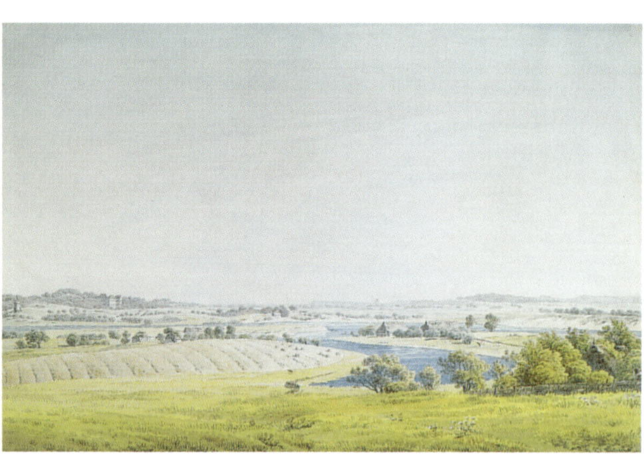

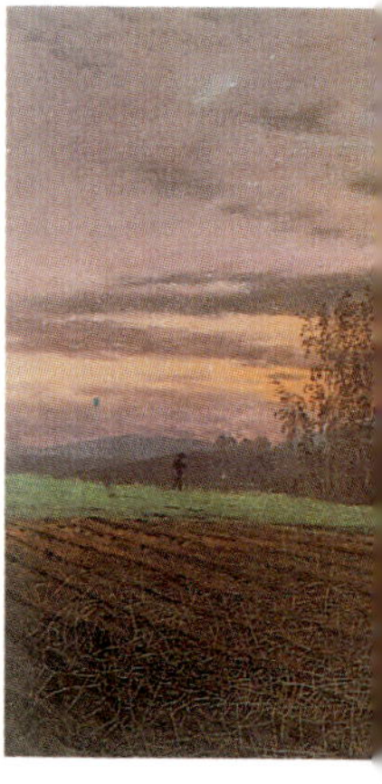

◄ Friedrich, *Ansicht von Putbus,* 1824, Moskau, Puschkin-Museum. Die Zeichnung entstand in Erinnerung an einen Aufenthalt in Putbus auf Rügen.

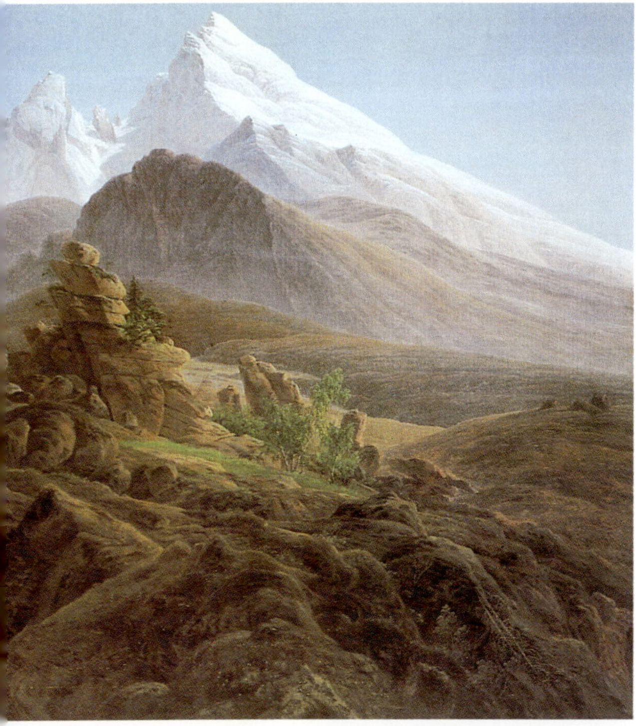

◀ Friedrich, *Der Watzmann,* 1824–25, Berlin, Nationalgalerie. Friedrich, der den Watzmann nie mit eigenen Augen sah, schuf dieses Gemälde unter Verwendung einer 1821 entstandenen Aquarellstudie seines früh verstorbenen Lieblingsschülers August Heinrich.

▼ Friedrich, *Abend,* September 1824, Wien, Österreichische Galerie. Das rechts unten datierte Werk (sonst hat Friedrich keines seiner Gemälde datiert oder signiert) gehört zu einer Serie von Ölstudien, in denen er den herbstlichen Himmel malte.

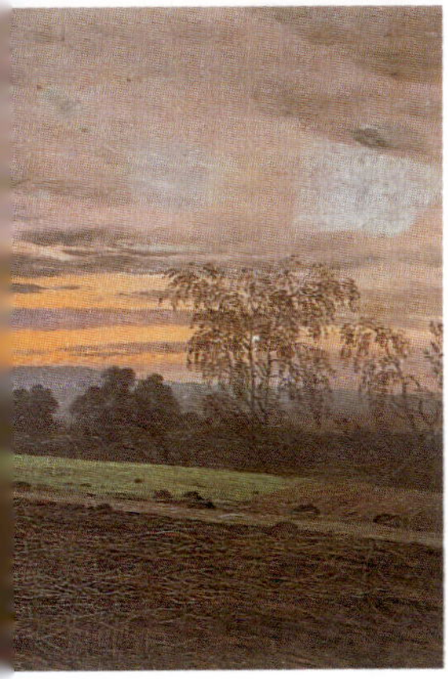

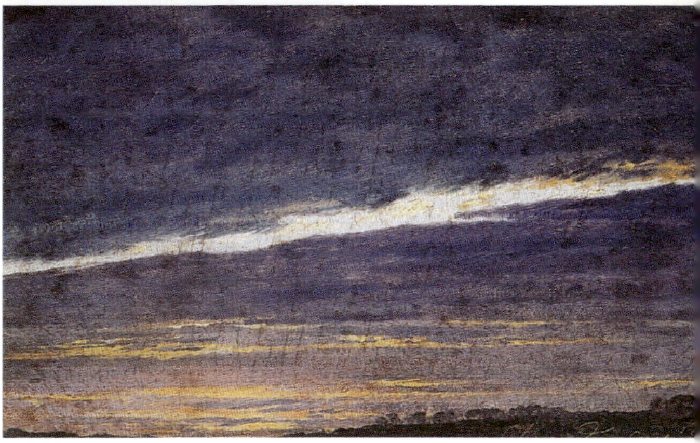

▲ Friedrich, *Sturzacker,* 1820–25, Hamburg, Kunsthalle. Links im Bild erkennt man eine kleine dunkle Gestalt mit einem Stock in der Hand: ein Bauer, der müde von der Arbeit auf den Feldern nach Hause kehrt, oder ein einsamer Wanderer.

Ruine Eldena

Das Gemälde stellt die Klosterruine Eldena bei Greifswald dar, ein Motiv, das Friedrich bereits 1801 zeichnete und später mehrfach wiederaufnahm. Das um 1825 entstandene Bild ist heute im Besitz der Berliner Nationalgalerie.

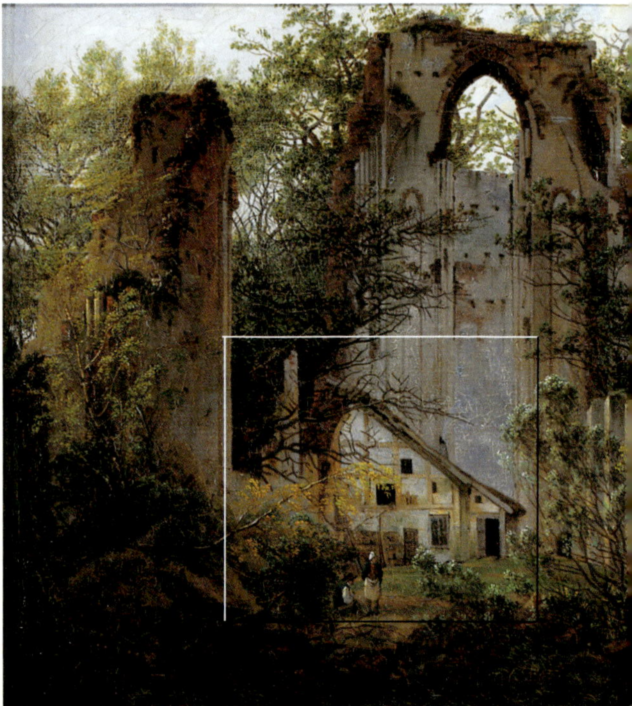

▼ Versteckt hinter Bäumen, im Schutz der gotischen Ruine, steht ein Bauernhaus. Die zwei Männer davor sind – was bei Friedrich nur selten vorkommt – zur unbedeutenden Staffage verkümmert.

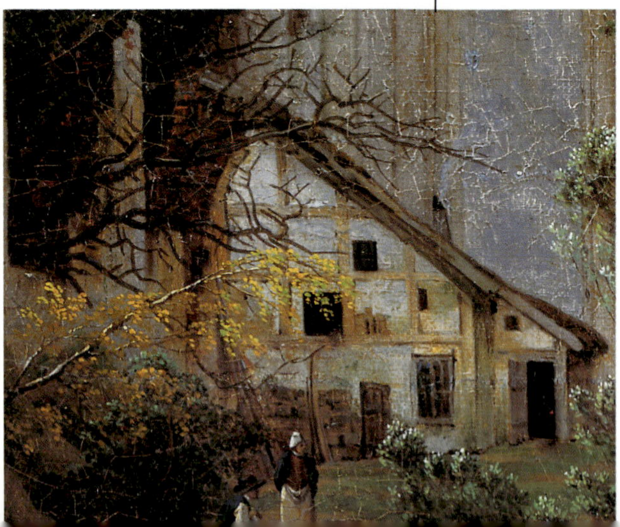

▶ John Constable, *Die Kathedrale von Salisbury von den Bishop's Grounds gesehen,* 1823, London, Victoria and Albert Museum. Auch Constable stellt eine Beziehung zwischen Natur und gotischer Architektur her. Sein eher nüchternes Bild unterscheidet sich jedoch grundlegend von Friedrichs symbolträchtigem Werk.

▶ Friedrich, *Klosterruine Eldena,* 1824, Moskau, Puschkin-Museum. Im Mittelalter war das Kloster eine Zisterzienserabtei.

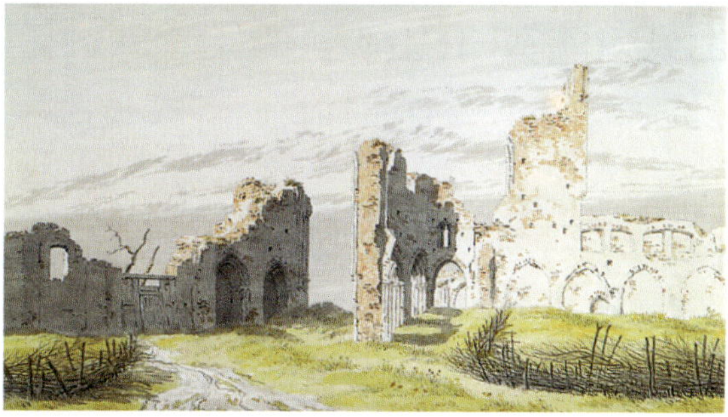

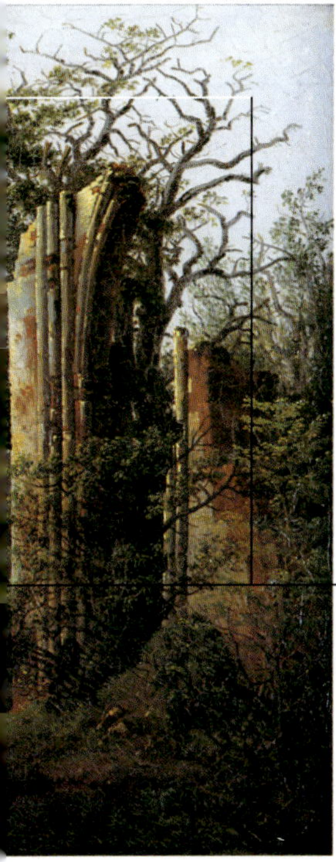

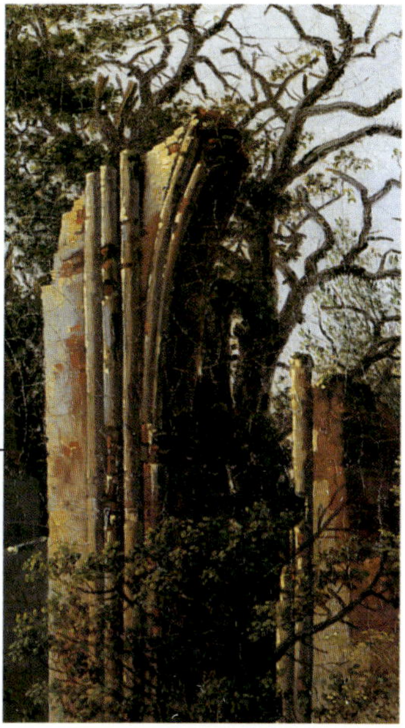

◀ Die verfallenen, von den Naturkräften und der Zeit angegriffenen gotischen Spitzbögen versinnbildlichen den Lauf der Zeit, die Vergänglichkeit allen Seins: Risse durchziehen die ehemaligen Wanddienste, der Baum dahinter ist abgestorben.

▼ Jean Baptiste Camille Corot, *Die Kathedrale von Chartres,* 1830, Paris, Musée du Louvre. Die gotische Kirche beherrscht das Bild, doch stellt Corot die Ansicht objektiv dar; anders als Friedrich transzendiert er nicht die Wirklichkeit.

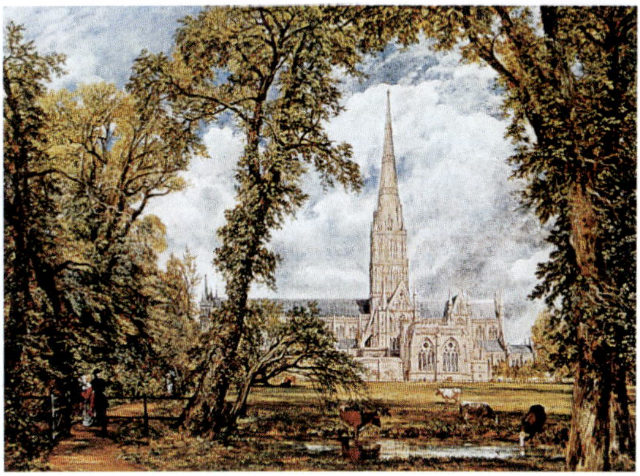

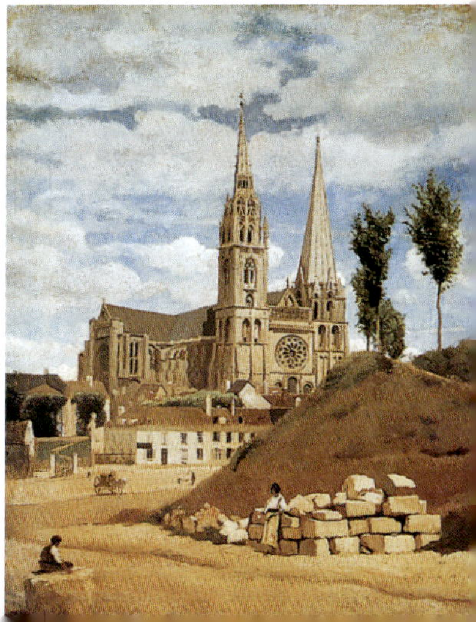

Die Romantik in Europa

Die Romantik in der Kunst – als *romantic* wurden in England ursprünglich Ritter- und Schäferromane des Barock verspottet – nimmt ihren Anfang im späten 18. Jahrhundert. Künstler, Dichter und Philosophen entdecken die Phantasie, das Irrationale, die Historie und das Volksgut als Gegenreaktion auf die rein rationale und universalistische Aufklärungszeit. Eine geschlossene Bewegung entsteht dabei freilich nicht, vielmehr prägt sich die Romantik in Kunst und Literatur von Land zu Land ganz unterschiedlich aus. In Deutschland steht das Vergeistigte und Religiöse im Vordergrund, während die englischen Künstler mehr von Traumvisionen fasziniert sind. In Frankreich interessiert sich Delacroix in seinen von der Literatur angeregten Bildern vor allem für große Figurenkompositionen. Der italienische *romanticismo* wiederum kommt besonders in den Historienbildern eines Francesco Hayez zum Ausdruck. Was indes alle romantischen Künstler Europas verbindet, ist die Auffassung vom quasi göttlichen Ursprung der Kunst.

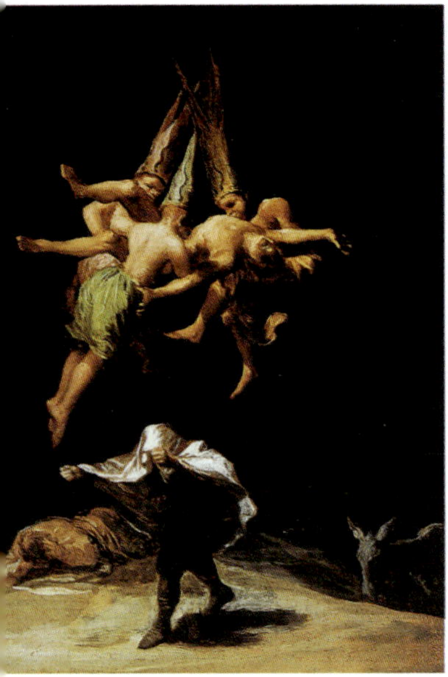

▲ Francisco de Goya, *Der Flug der Hexen,* 1797–98, Madrid, Ministerio de la Gobernación. In Goyas Werk spielen Traumbilder und das Irrationale eine große Rolle.

▼ Johann Heinrich Füssli, *Der Nachtmahr,* 1781, Detroit, Institute of Arts. Ein Alp in Gestalt eines diabolischen Kobolds hockt auf dem Körper der Schlafenden. Aus dem Dunkel des Hintergrundes taucht ein Pferdekopf auf. Alten volkstümlichen Vorstellungen zufolge, reitet der Mahr auf einem Pferd durch die Nacht.

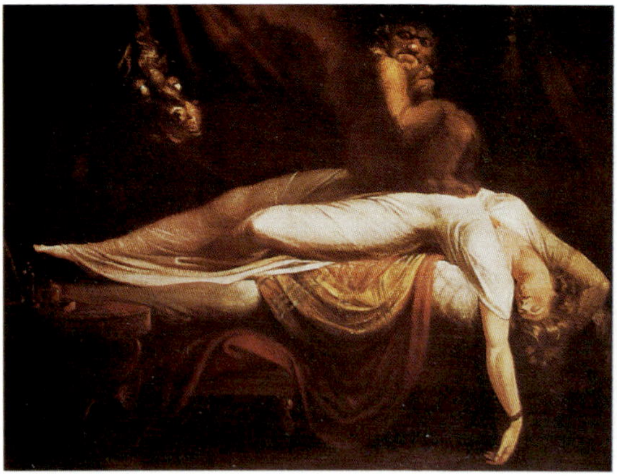

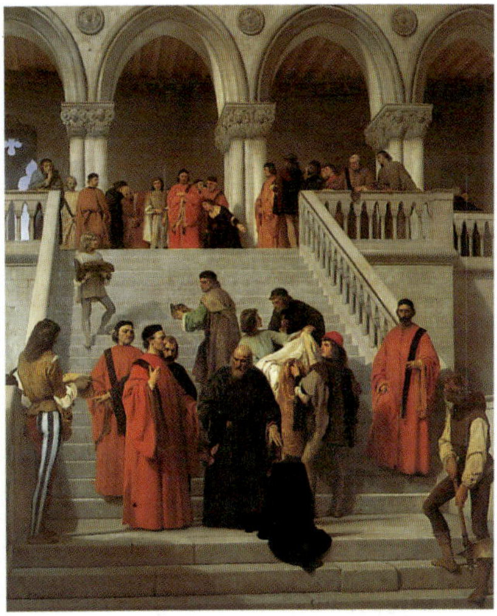

Francesco Hayez, *Der letzte Augenblick des Dogen Marin Faliero,* 1867, Mailand, Pinacoteca di Brera. Hayez ließ sich vornehmlich von geschichtlichen Begebenheiten und zeitgenössischen Romanen anregen.

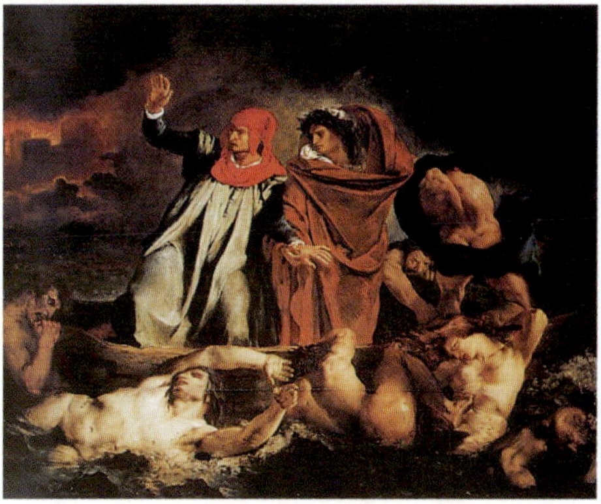

Eugène Delacroix, *Dante und Vergil in der Hölle (Dantebarke),* 1822, Paris, Musée du Louvre. Das Motiv geht auf eine Episode aus dem ersten Hauptteil von Dantes *Göttlicher Komödie* zurück.

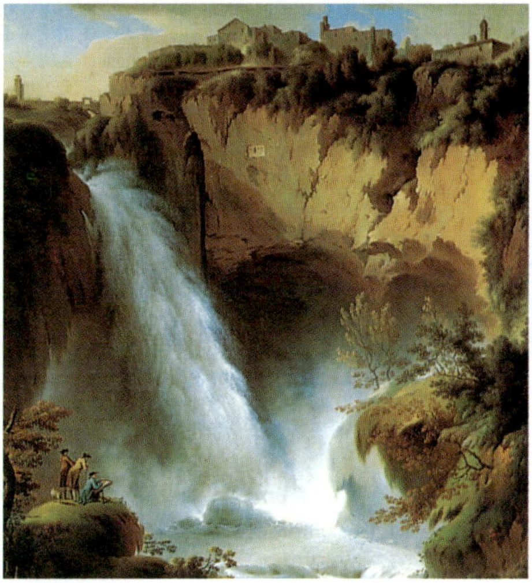

Michael Wutky, *Der Wasserfall von Tivoli,* 1781, Florenz, Galleria d'arte moderna. Eine romantische, das Erhabene der Landschaft von Tivoli betonende Darstellung.

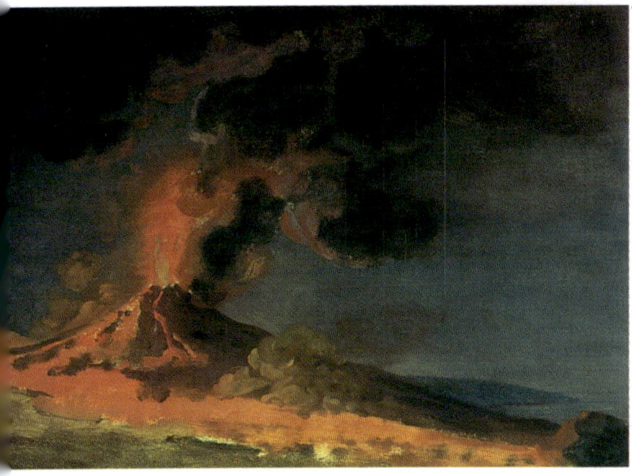

Joseph Wright of Derby, *Vesuv-Ausbruch,* 1774, Derby, Museum and Art Gallery. Der englische Landschaftsmaler hatte Neapel im Jahr 1774 besucht.

Das Erhabene

Der Begriff des Erhabenen, um die Mitte des 18. Jahrhunderts in England neu aufgegriffen, bezeichnet das Gefühl lustvollen Schauderns, das Ängste und Schrecken in ästhetischen Genuß verwandelt. Nicht zuletzt die Konfrontation mit der gewaltigen Natur vermittelt dem Subjekt die Idee des Erhabenen. Die theoretische Grundlage dieses Begriffs entwickelte Edmund Burke in seiner 1756 erschienen *Untersuchung über den Ursprung unserer Ideen vom Erhabenen und Schönen.*

Krankheit und Krisen

Ab 1824 beginnt für Caspar David Friedrich eine Zeit psychischer und physischer Krisen, die seine Beziehung zu Freunden und zur Familie belasten. Mit Wutausbrüchen und schroffen Worten brüskiert der Maler seine Umwelt, die ihn bisher nur als ruhigen, in sich gekehrten Menschen gekannt hatte. Grundlos verfolgt er seine Frau mit Eifersucht. Nach einem Erholungsaufenthalt auf Rügen, während dem nur einige wenige Zeichnungen entstehen, bessert sich die Situation vorübergehend, und Friedrich nimmt gestärkt seine Arbeit wieder auf. Der Ölmalerei zieht er nun die Sepiatechnik vor. Doch bereits 1828 begibt er sich wieder zur Kur, diesmal nach Teplitz bei Dresden. Seine wachsende Vereinsamung und Verbitterung wie auch sein Mißtrauen der Umwelt gegenüber lähmen seine Schaffenskraft; er malt kaum noch. Auch für seine Familie ist dies eine schwierige Zeit: zur Sorge um seine Gesundheit kommt die Sorge um die unsichere finanzielle Lage. Friedrichs Arbeiten sind nicht mehr so gefragt wie einst. Zu den wenigen Käufern zählen der Sächsische Kunstverein und der russische Zarenhof. Die Schwierigkeiten und Probleme dieser Zeit kulminieren darin, daß Friedrich am 26. Juni 1835 einen Schlaganfall mit rechtsseitigen Lähmungserscheinungen erleidet.

▲ Friedrich, *Die Schloßruine von Teplitz,* 1828, Moskau, Puschkin-Museum. Friedrich fertigte diese Zeichnung während seines Aufenthalts in Teplitz, einem zu jener Zeit berühmten und vielbesuchten Thermalbad in Böhmen.

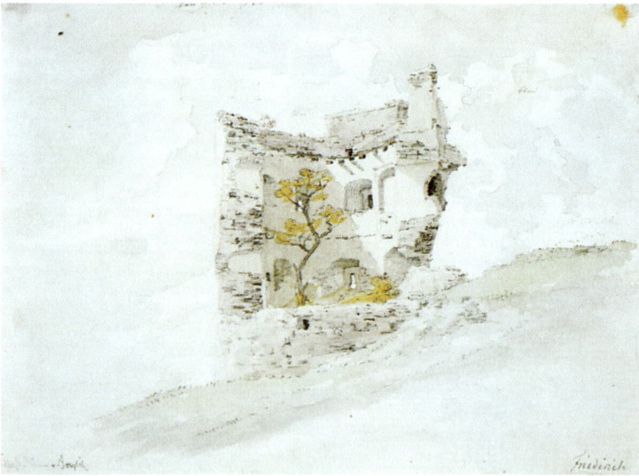

◀ Friedrich, *Der Schloßberg bei Teplitz,* 1828, Dresden, Kupferstichkabinett. Die auf den 3. März 1828 datierte aquarellierte Bleistiftzeichnung stellt die Schloßruine aus einem anderen Blickwinkel dar.

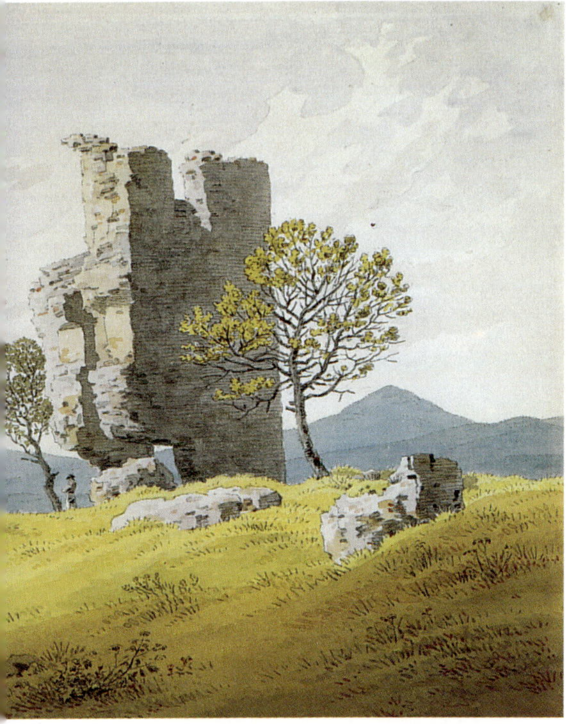

▼ Friedrich, *Ruine im Wald bei Teplitz,* 1828, Oslo, Nasjonalgalleriet. Während seiner Kur in Teplitz (dem heutigen Teplice) durchstreifte und erkundete Friedrich die Umgebung. Interessante Motive, wie diese Schloßruine im Wald, hielt der Maler dabei in Bleistift- oder Federzeichnungen fest.

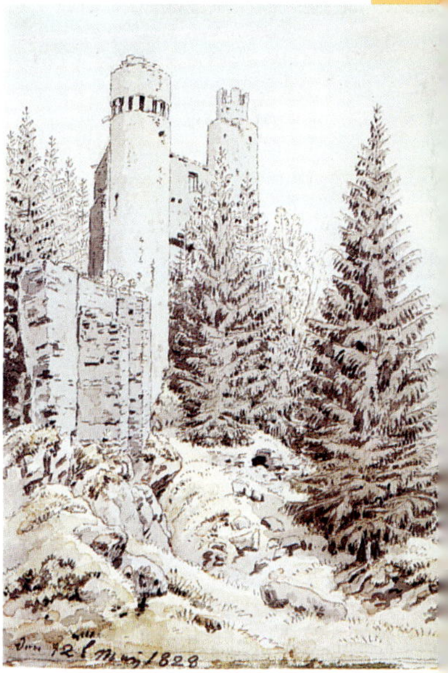

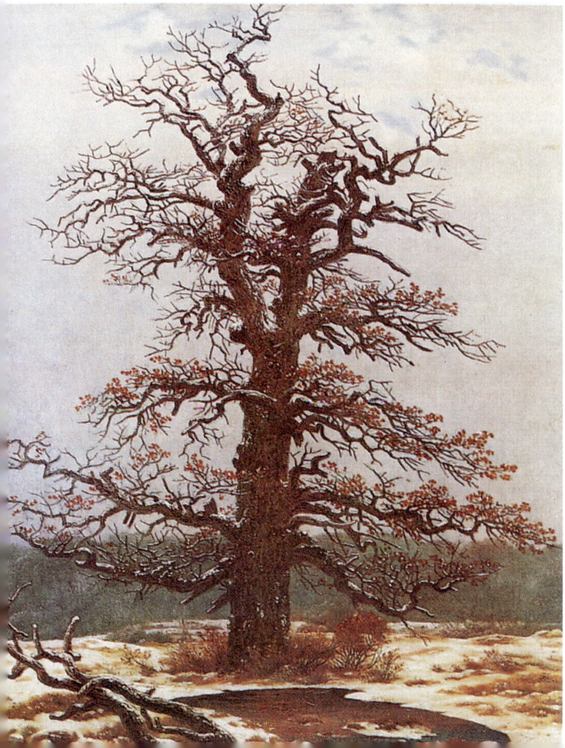

◄ Friedrich, *Eiche im Schnee,* 1827–28, Köln, Wallraf-Richartz-Museum. Friedrich wendete sich hier noch einmal dem Motiv der alleinstehenden Eiche als zentralem Bildthema zu. Das Gemälde weist zahlreiche Analogien mit dem Bild *Der einsame Baum* auf (Seite 92).

Das Große Gehege

Das um 1832 entstandene Gemälde (Dresden, Gemäldegalerie) zeigt eine weite, von Lindenalleen durchzogene Aue. Das Gelände bei Dresden wurde im 17. Jahrhundert von den sächsischen Kurfürsten als Jagdgehege angelegt.

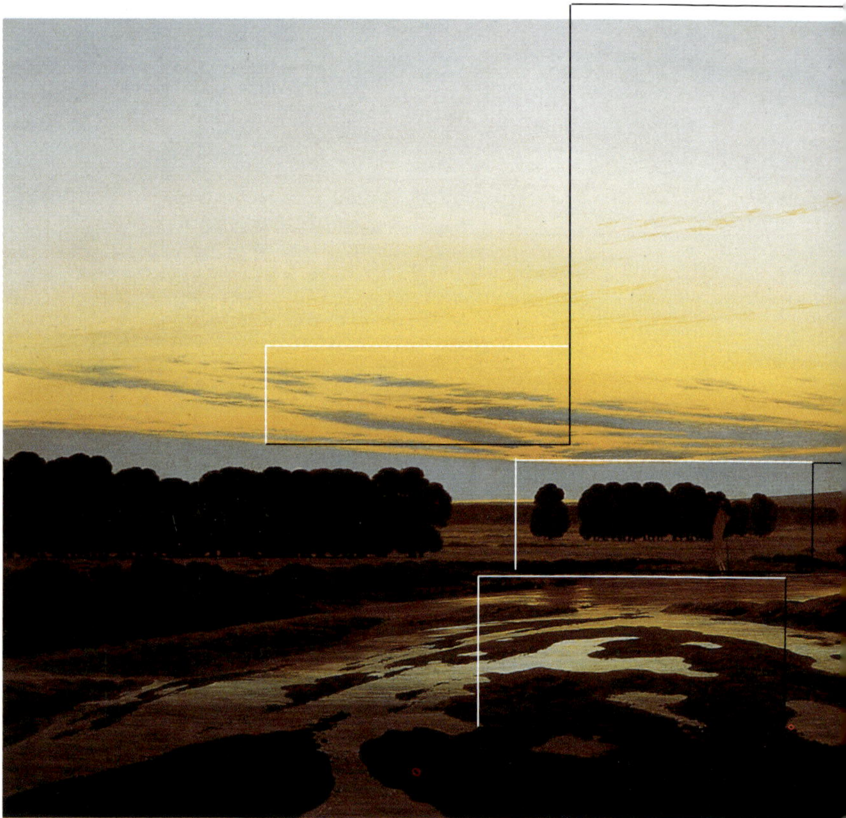

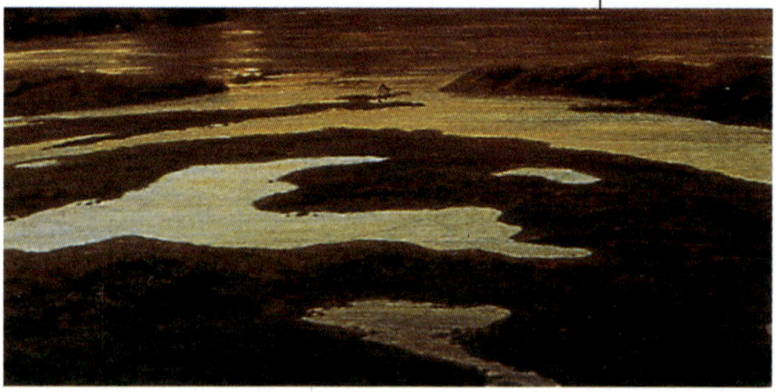

Das Wasser der Elbe, in dem sich der leuchtende Abendhimmel spiegelt, hat sich in seichte Rinnsale zerteilt, in denen das kleine Segelschiff unweigerlich auf Grund laufen wird. Wie das Wasser in der herbstlichen Landschaft, so strömt und endet auch das Leben: das ist wohl die symbolische Aussage.

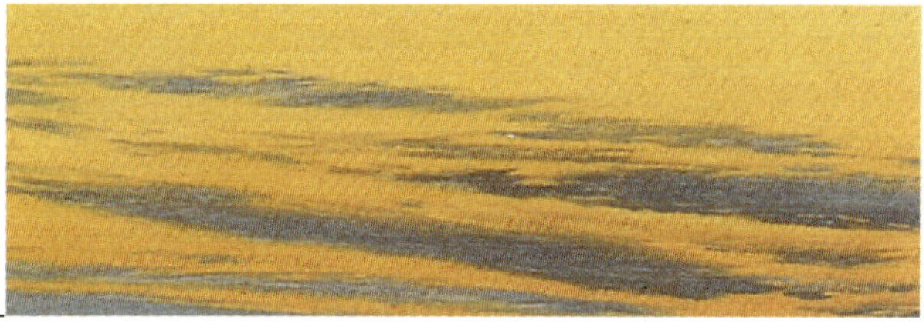

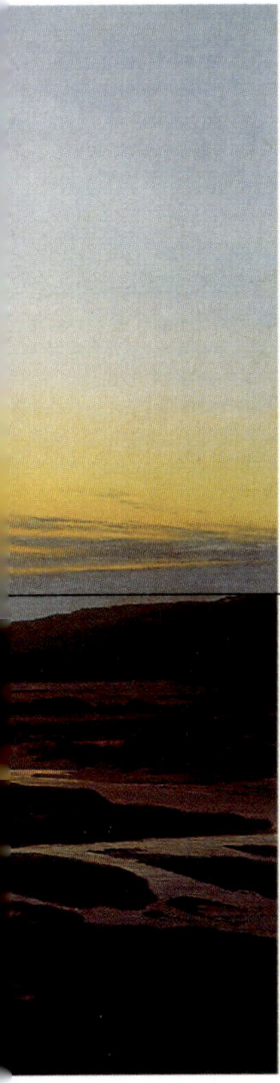

▲ Es ist ein Abend im Spätsommer. Die Strahlen der hinter der Wolkenbank verschwundenen Sonne tauchen den Himmel in ein gelbrötliches Licht, das zusammen mit den Violetttönen der Wolken die Farbskala des oberen Bildteils bestimmt. Die Wolkenbank bildet eine bogenförmige Linie, die in dem Wasserlauf im unteren Teil des Bildes ihre Entsprechung findet: zwei Hyperbeln, die einander entgegengesetzt verlaufen. Dieses kompositorische Schema bewirkt durch seine konvergierenden Linien die perspektivische Tiefenwirkung des Bildes.

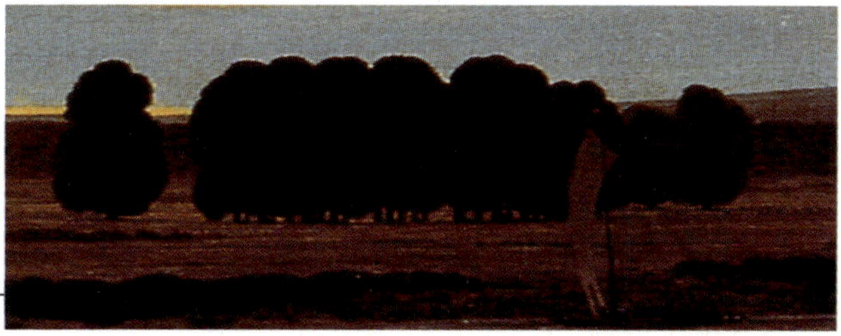

▲ Gegen die dunkle Baumreihe hebt sich das Segel des langsam dahingleitenden Schiffes ab. Weit wird es nicht kommen, oder ist es bereits auf Grund gelaufen? Einmal mehr symbolisiert das Schiff das Ende der Lebensfahrt.

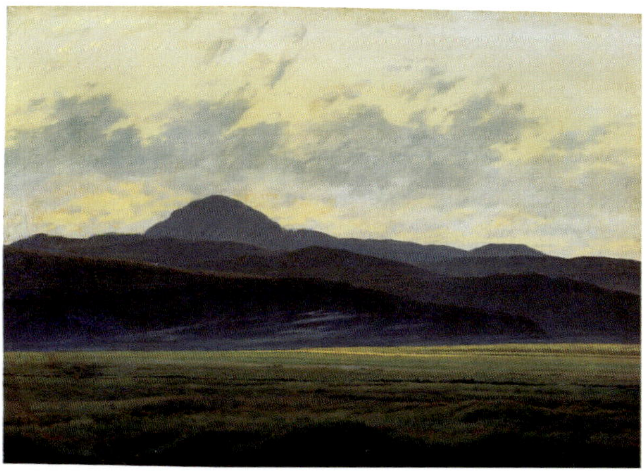

▶ Friedrich, *Riesengebirgslandschaft,* um 1824 oder um 1830, Hamburg, Kunsthalle. Friedrich malte das nicht eindeutig datierbare Gemälde aus der Erinnerung an seine Wanderung durch das Riesengebirge. Auch hier vermittelt die weite Landschaft den Eindruck von Ruhe, Frieden und Harmonie.

Friedrichs Verzicht auf eine Italienreise

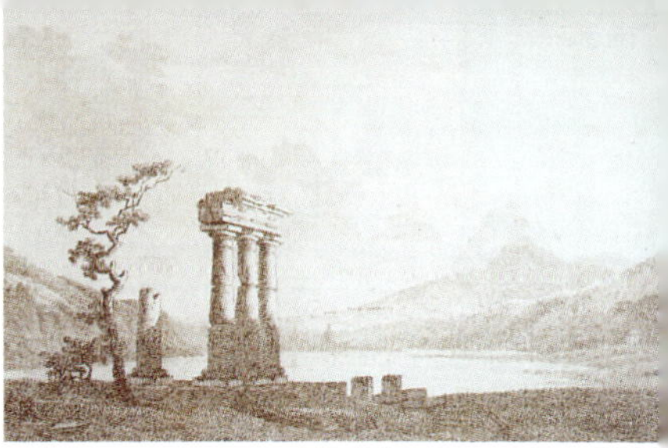

In einer Zeit, in der es viele der nördlich der Alpen lebenden Künstler ins »Land, wo die Zitronen blühn«, zieht, stellt Caspar David Friedrich eine Ausnahme dar. Die Gelegenheit zu einer Italienreise bietet sich ihm zwar 1816, als ihn sein Malerfreund Johan Gebhard Lund nach Rom einlädt. Friedrich aber lehnt mit folgenden Worten ab: »Ich kann mir es jetzt recht schön denken, nach Rom zu reisen und dort zu leben. Aber den Gedanken, von da wieder zurück nach Norden, könnte ich nicht ohne Schaudern denken; das hieße in meiner Vorstellung soviel wie, als sich selbst lebendig begraben. Stillezustehen lasse ich mir gefallen, ohne Murren, wenn es das Schicksal so will; aber rückwärtsgehen ist meiner Natur zuwider.« Die tieferen Gründe dürften jedoch darin liegen, daß Friedrich der Kunstauffassung der deutschen Künstler in Rom ablehnend gegenübersteht, besonders der heroischen Landschaftsmalerei Kochs und Reinharts. Er ist der nordischen Landschaft zu sehr verhaftet, um sich auf ein Italienerlebnis einzulassen. Vehement wendet er sich gegen jene, die erwarten, daß »alles italienisch sein muß«; ein Landschaftsmaler braucht, so meint er, nicht erst nach Italien zu reisen.

▶ Antonio Joli, *Ansicht von Paestum,* Selkirk, Bowhill, Sammlung Herzog von Buccleuch K.T. Auch Paestum zählte zu den klassischen Zielen der Italienreisenden.

▼ Friedrich (?), *Junotempel in Agrigent,* um 1830, Dortmund, Museum für Kunst und Kulturgeschichte. Wenn das Ölgemälde von Friedrich stammt (es wird auch Carus zugeschrieben), wäre es, neben zwei Zeichnungen, das einzige Werkbeispiel für eine Beschäftigung mit antiken Ruinen.

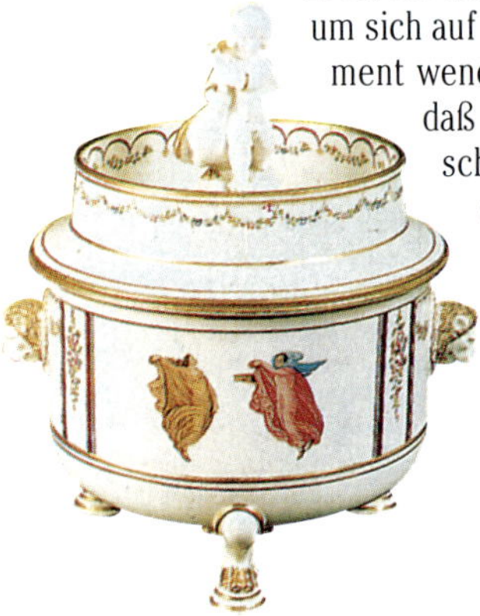

▲ Königliche Porzellanmanufaktur von Neapel, *Porzellandose,* Neapel, Museo Duca di Martina. Die *Tänzerinnen* aus Pompeji waren im 18. Jahrhundert ein beliebtes Motiv.

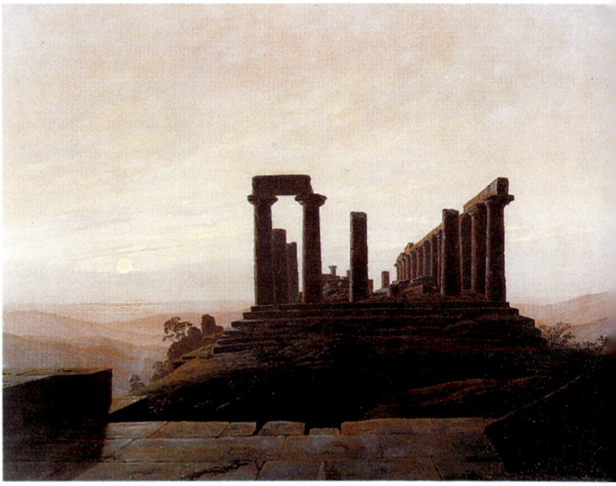

◄ Friedrich, *Landschaft mit Tempelruine,* 1802, Wolfenbüttel, Herzog-August Bibliothek. Nach Friedrichs Ansicht konnte man Tempelruinen durchaus auch nach guten Stichen zeichnen, ohne sie unbedingt selbst vor Ort betrachtet haben zu müssen.

► Friedrich, *Antiker Tempel,* 1794, Stuttgart, Staatsgalerie, Graphische Sammlung. Die aquarellierte Bleistiftzeichnung stammt aus Friedrichs Studienzeit an der Kopenhagener Akademie. Statt gotischer Ruinen wählte er hier als Motiv einen antiken Kultort.

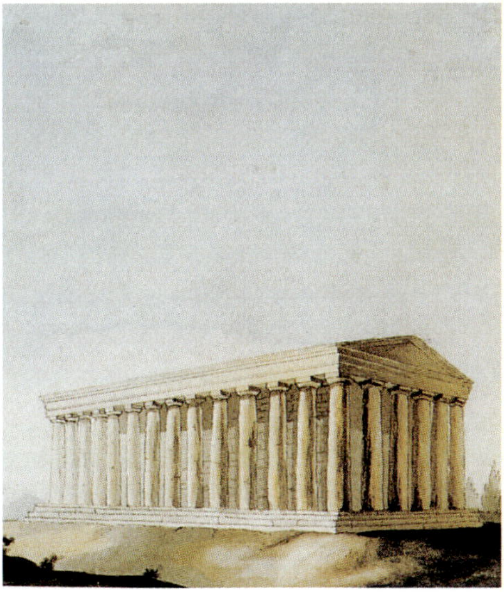

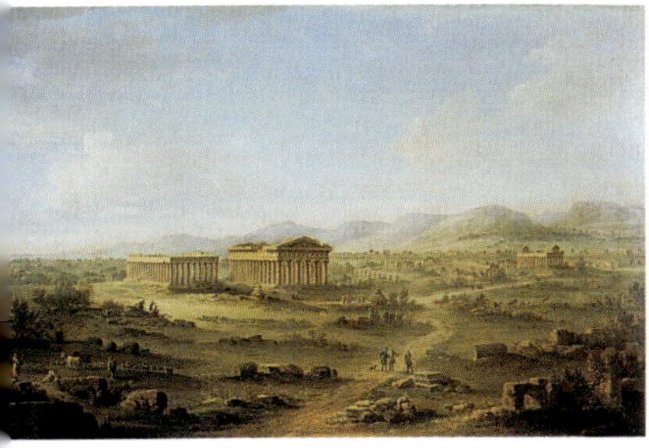

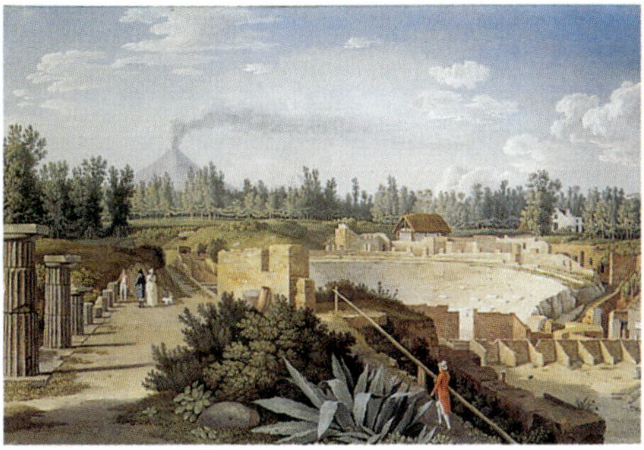

▼ Joseph-Marie Vien, *Die Amorettenverkäuferin,* 1763, Schloß Fontainebleau. Ein Stich aus den *Antichità di Ercolano* (1757–79), der eine römische Wandmalerei zeigt, diente Vien hier als Vorbild.

► Jakob Philipp Hackert, *Das Große Theater von Pompeji,* 1793, Weimar, Stiftung Weimarer Klassik. Elegant gekleidete Besucher wandeln zwischen den Ruinen der altrömischen Stadt, im Hintergrund raucht der Vesuv.

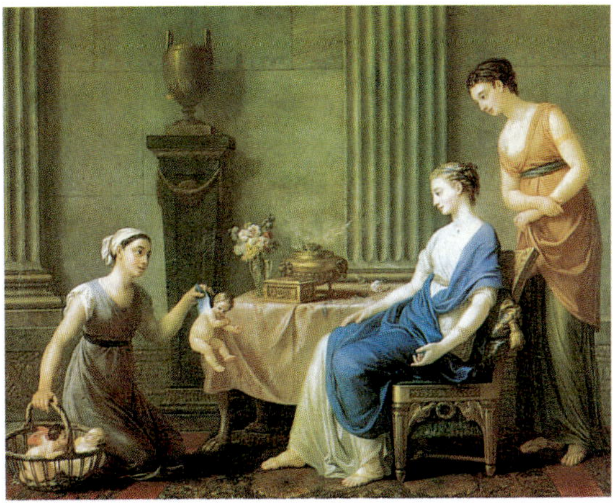

Das wiederentdeckte Pompeji

Zehn Jahre nach der Entdeckung Herculaneums beginnen 1768 die ersten Ausgrabungen der Ruinen von Pompeji. Altertumsforscher und Künstler aus ganz Europa reisen an, um die Stätte der »unvergeßlichen Tragödie« zu sehen, die sich, wie wir durch Plinius den Jüngeren wissen, im Jahre 79. v. Chr. hier ereignet hat. Die Kaserne der Gladiatoren, der Isistempel, die Villa des Diomedes und viele andere Ansichten werden von den faszinierten Reisenden in Bildern und Berichten festgehalten.

1824–1840

Der Beginn des industriellen Zeitalters

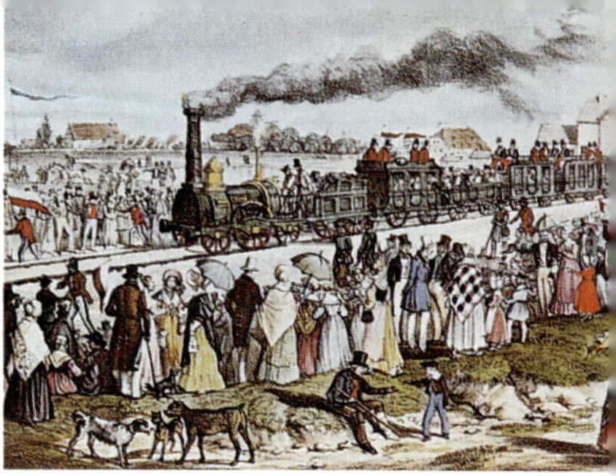

In derselben Zeit, in der Friedrich die Natur noch als ursprüngliche, nicht vom Menschen genutzte Landschaft darstellt, ist bereits eine tiefgreifende Veränderung im Gang. Die Fortschritte in Wissenschaft und Technik ermöglichen eine Produktionssteigerung in der Landwirtschaft, die zur Deckung des Bedarfs einer ständig wachsenden Bevölkerung auch notwendig ist. Die neuen Wirtschaftsmethoden ermöglichen Investitionen für weitere Forschungen und neue Technologien. Die Dampfmaschine, 1769 von James Watt erfunden, wird bald in ganz Europa eingesetzt; 1830 sind in den preußischen Gebieten rund 200 Maschinen in Betrieb, 1846 bereits tausend. Auch die seit alters her verwendeten Verkehrsmittel, Wagen, Boot und Pferd, werden nun von Eisenbahn und Dampfschiff verdrängt. Die Industrialisierung bewirkt ferner einen gesellschaftlichen Wandel. Der Besitz von Fabriken und Maschinen zählt nun mehr als Grundbesitz; die feudale Gesellschaft und die Vorherrschaft des Adels sind im Untergang begriffen. Die industrielle Revolution bringt freilich auch negative Auswirkungen mit sich: breite Volksschichten verarmen, Frauen und Kinder müssen unter unmenschlichen Bedingungen arbeiten. Die Probleme der modernen Gesellschaft nehmen hier ihren Anfang.

▶ Joseph Wright of Derby, *Die Schmiede,* 1770, London, Bridgeman Art Gallery. Das im Jahr 1774 von der russischen Zarin Katharina II. erworbene Bild veranschaulicht die Metallbearbeitung in einer englischen Werkstatt. Wright machte sich auch als Porträtist englischer Industrieller der Midlands, seiner Heimat, einen Namen.

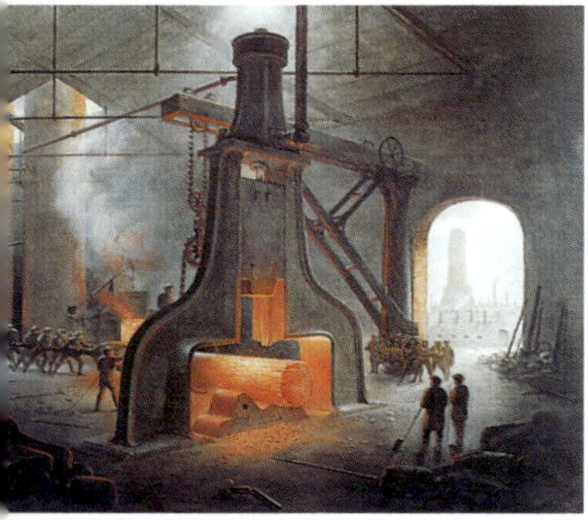

▲ James Nasmyth, *Dampfhammer in der Gießerei von Patricraft bei Manchester,* um 1840. London, Science Museum Library.

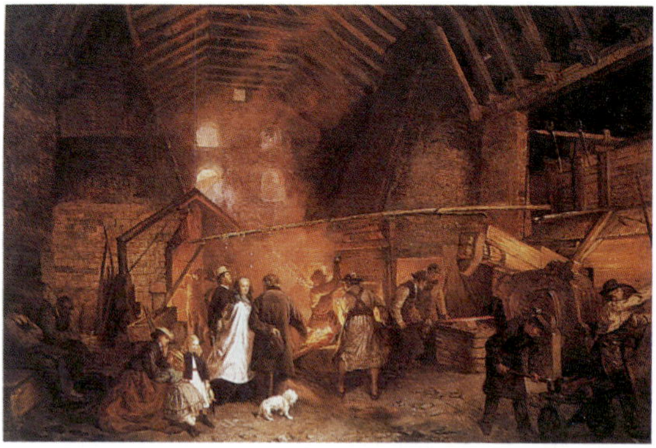

▼ *Die Herren besuchen das Stahlwerk,* anonymes Gemälde, 1859. Die Arbeitsverhältnisse in den Fabriken waren schwierig und gefährlich. Zudem mußten die Arbeiter oft bis zu 16 Stunden am Tag und länger arbeiten.

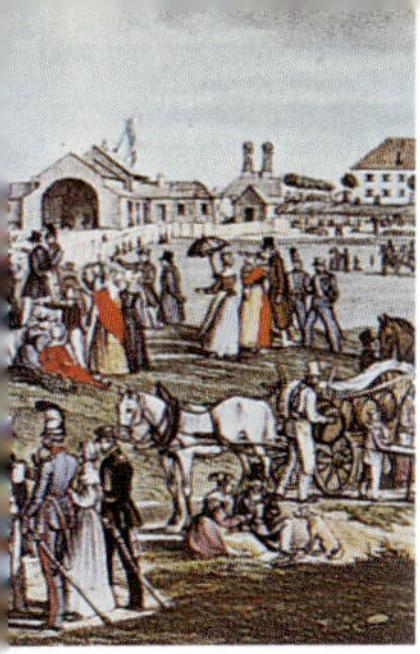

◀ Die Lithographie von G. Kraus hält die Eröffnung der Eisenbahnlinie München–Augsburg am 1. September 1839 fest. Anfangs begegnete man der Eisenbahn mit großer Skepsis, ja Besorgnis um die Gesundheit der Passagiere.

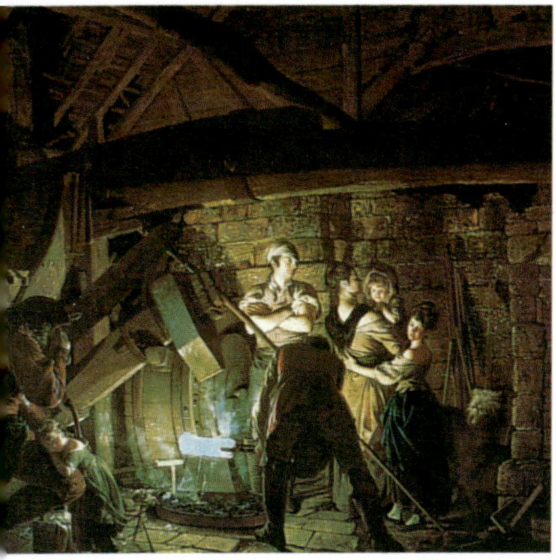

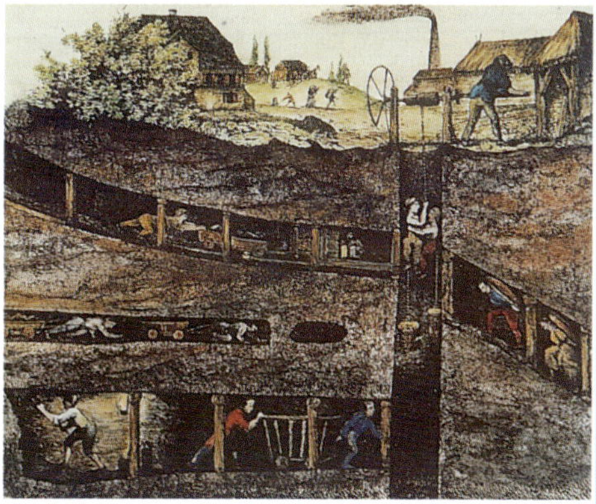

▲ Kinder wurden zu Arbeiten herangezogen, die Erwachsene wegen ihrer Größe nicht verrichten konnten: Hier schieben Kinder Kohlenwagen durch die niedrigen Schächte, andere fegten die engen Schornsteine der Fabriken.

▼ William Turner, *Regen, Dampf und Geschwindigkeit. Die große Westeisenbahn*, 1844, London, National Gallery. Die Diagonale der Eisenbahnbrücke und die verschwimmenden Formen veranschaulichen eindrucksvoll das Dahinbrausen des Zuges.

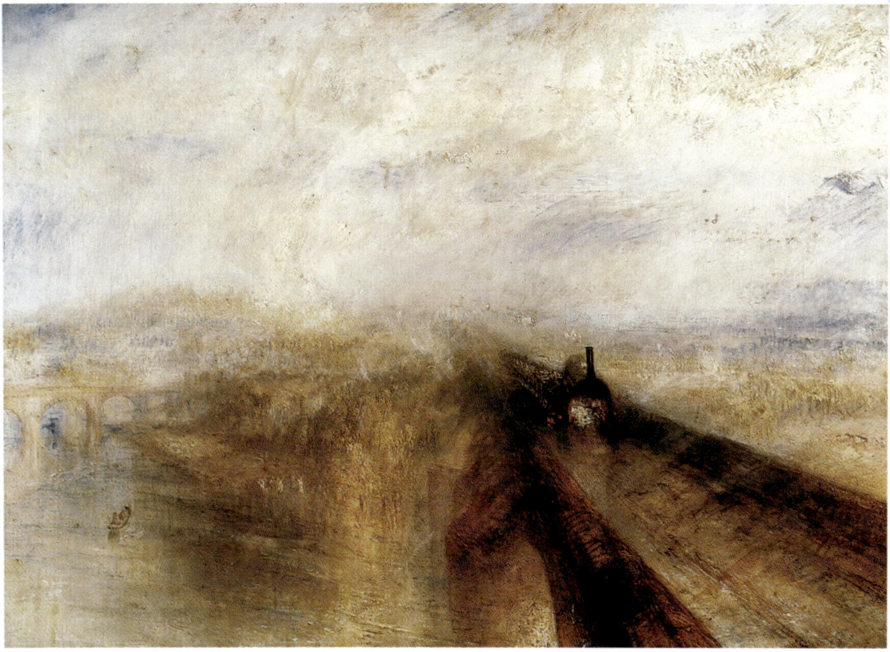

Der Abendstern

Ein Abend im Herbst. Nach einem Spaziergang über die Felder kehrt eine Mutter mit ihren beiden Kindern nach Hause zurück. Das 1830–35 entstandene Bild befindet sich im Freien Deutschen Hochstift in Frankfurt am Main.

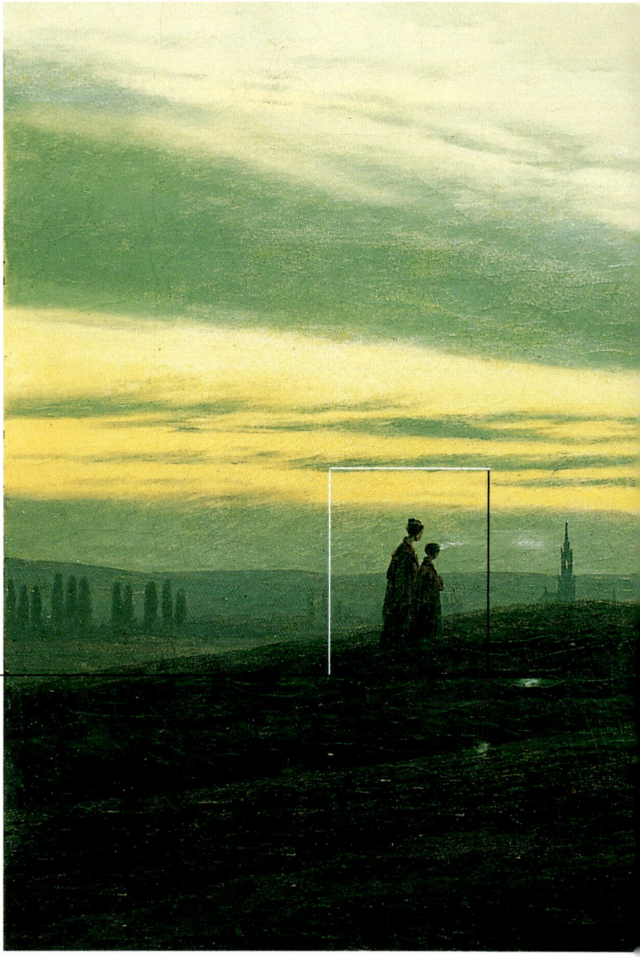

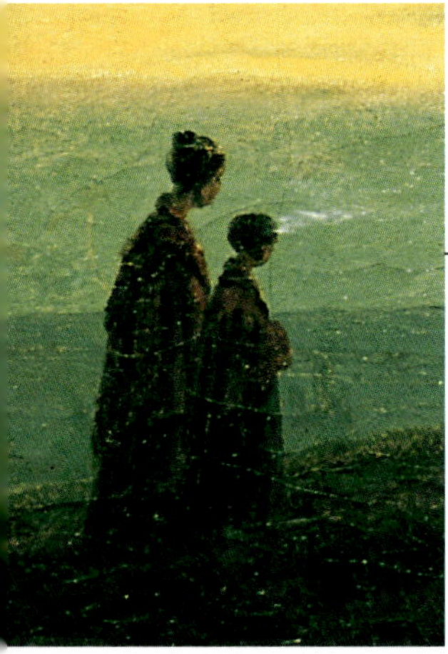

▲ Die beiden Seite an Seite wandernden weiblichen Figuren sehen der Stadt entgegen. Es könnte sich um Caspar David Friedrichs Frau Caroline und die jüngste Tochter Agnes Adelheid handeln, die 1833 zehn Jahre alt wurde.

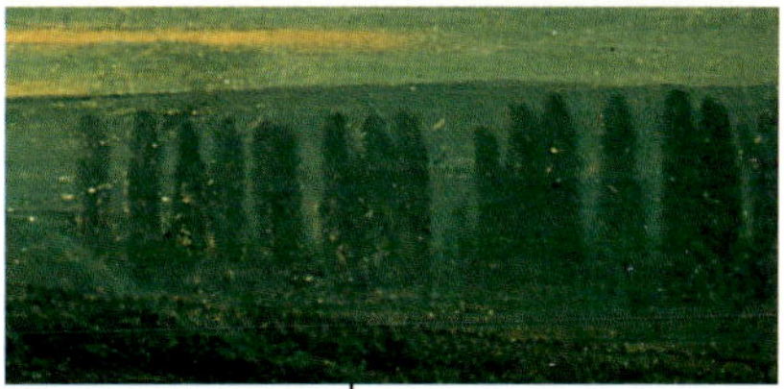

▲ Die beiden Pappelreihen säumen die Stadtansicht und bilden die Kulisse des Bildes. Sie begrenzen die horizontale, durch die Bäume, die Personen und die Türme sich ergebende Linie. Die Pappeln sind ein Todessymbol.

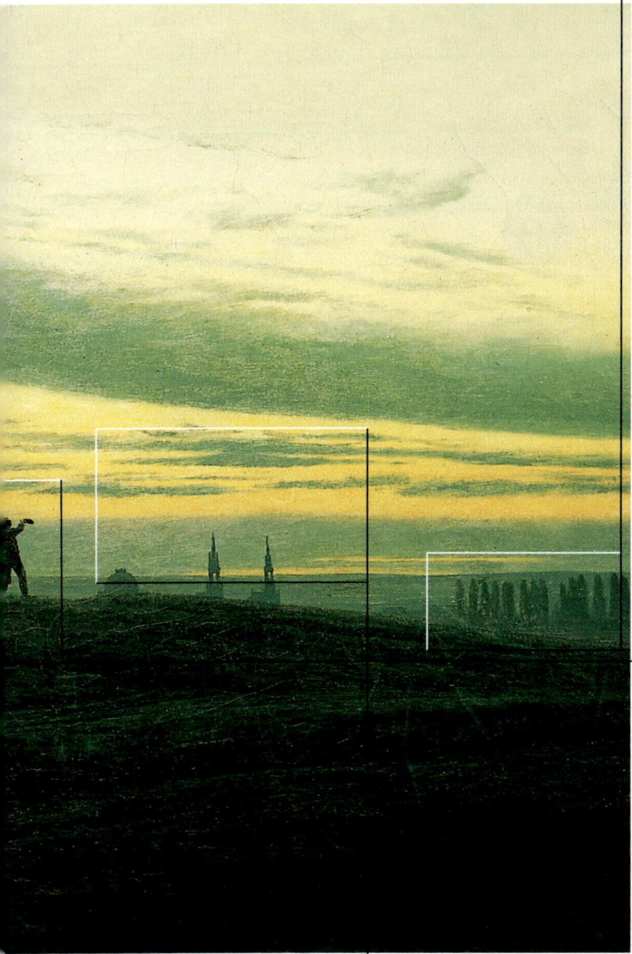

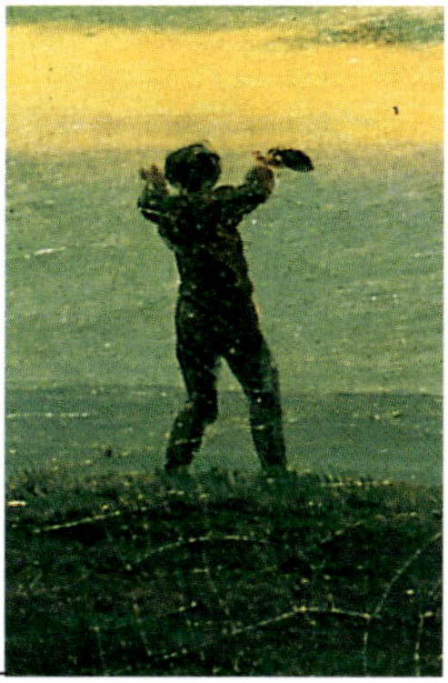

▲ Der Junge, möglicherweise Friedrichs Sohn Gustav Adolf, grüßt vom höchsten Punkt des Hügels aus die Stadt; nach der langen Wanderung freut er sich auf zu Hause. Das Bild versinnbildlicht die Heimkehr am Ende des Lebens.

▶ Die Stadt, die sich gegen den vom Sonnenuntergang gefärbten Himmel abhebt, ist Dresden. Man erkennt den Schloßturm und den Turm der Hofkirche. Links, außerhalb des Ausschnitts, ragen die Kuppel der Frauenkirche und der Turm der Kreuzkirche empor.

Heine, Büchner und der literarische Vormärz

Als »Vormärz« bezeichnet man die Zeit zwischen dem Wiener Kongreß (1815) und der von Wien auf Berlin und andere deutsche Städte übergreifenden Märzrevolution von 1848/49, die in die Konstituierung der ersten deutschen Nationalversammlung in der Frankfurter Paulskirche mündet. Die Restauration der alten Monarchien sowie die Zersplitterung Deutschlands in eine Vielzahl von Einzelstaaten haben zu einer wachsenden Opposition gegen das reaktionäre »System Metternich« geführt. Verschiedene liberale und nationale Bewegungen setzen sich für eine umfassende politische Reform, insbesondere für die Schaffung eines deutschen Nationalstaates mit demokratisch-parlamentarischer Ordnung ein. Auch zahlreiche Schriftsteller engagieren sich im Kampf gegen das alte feudale System, gegen die Unterdrückung der freien Meinungsäußerung, gegen das Elend der Arbeiter. Heinrich Heine (1797–1856) als der berühmteste Dichter aus dem Kreis des »Jungen Deutschland« und Georg Büchner (1813–1837) sind die herausragenden Autoren des literarischen Vormärz. Indem sich die Schriftsteller sozial und politisch engagieren, lassen sie die Romantik hinter sich. Gleichzeitig sind sie den Repressalien der Obrigkeit ausgesetzt. Heine geht 1831 ins Exil; Büchner, der in einer Flugschrift gar zum Aufstand aufruft, kann sich 1835 nur durch seine Flucht ins französische Straßburg vor der Verhaftung retten.

☑ Theaterzettel der Uraufführung von Carl Maria von Webers *Der Freischütz,* Berlin, 18.6.1821. Die erste erfolgreiche Oper in deutscher Sprache appellierte an die patriotischen und freiheitlichen Gefühle des damaligen Publikums.

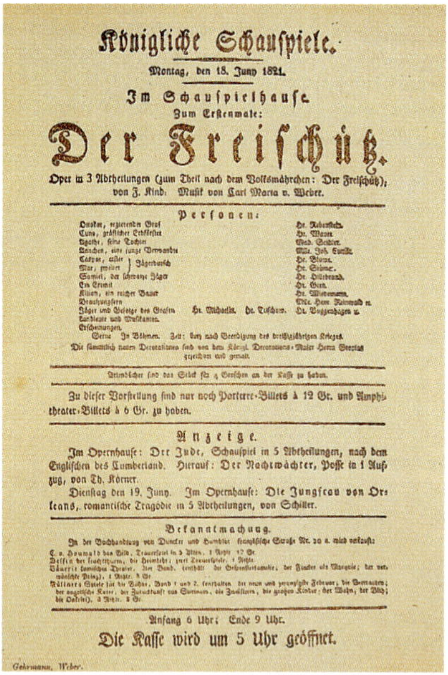

Königliche Schauspiele.

Montag, den 18. Juny 1821.

Im Schauspielhause.
Zum Erstenmale:

Der Freischütz.

Oper in 3 Abtheilungen (zum Theil nach dem Volksmährchen: Der Freischütz), von F. Kind. Musik von Carl Maria v. Weber.

Personen:

Ottokar, regierender Graf	Hr. Rebenstein.
Cuno, gräflicher Erbförster	Hr. Wauer.
Agathe, seine Tochter	Mad. Seidler.
Annchen, eine junge Verwandte	Mlle. Joh. Eunike.
Caspar, erster Jägerbursch	Hr. Blume.
Max, zweiter Jägerbursch	Hr. Stümer.
Samiel, der schwarze Jäger	Hr. Hillebrand.
Ein Eremit	Hr. Gern.
Kilian, ein reicher Bauer	Hr. Wiedemann.
Brautjungfern	Mlle. Henr. Reinwald u.
Jäger und Gefolge des Grafen	Hr. Michaelis. Hr. Tischow. Hr. Buggenhagen u.
Landleute und Musikanten.	
Erscheinungen.	

Scene: In Böhmen. Zeit: kurz nach Beendigung des dreißigjährigen Krieges.

Die sämmtlich neuen Decorationen sind von dem Königl. Decorations-Maler Herrn Gerlach gezeichnet und gemalt.

Textbücher sind das Stück für 4 Groschen an der Kasse zu haben.

Zu dieser Vorstellung sind nur noch Parterre-Billets à 12 Gr. und Amphitheater-Billets à 6 Gr. zu haben.

Anzeige.

Im Opernhause: Der Jude, Schauspiel in 5 Abtheilungen, nach dem Englischen des Cumberland. Hierauf: Der Nachtwächter, Posse in 1 Aufzug, von Th. Körner.

Dienstag den 19. Juny. Im Opernhause: Die Jungfrau von Orleans, romantische Tragödie in 5 Abtheilungen, von Schiller.

Bekanntmachung.

In der Buchhandlung von Duncker und Humblot, französische Straße Nr. 20 a. wird verkauft:
E. v. Houwald das Bild, Trauerspiel in 5 Akten. 1 Rthlr. 12 Gr.
Dessen der Leuchtthurm, die Heimkehr; zwei Trauerspiele. 1 Rthlr.
[illegible]
[illegible]

Anfang 6 Uhr; Ende 9 Uhr.

Die Kasse wird um 5 Uhr geöffnet.

Gehrmann, Weber.

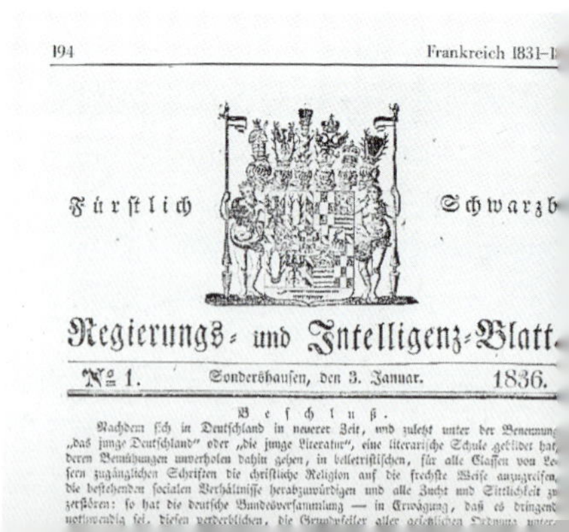

194 Frankreich 1831–1

Fürstlich Schwarzb

Regierungs- und Intelligenz-Blatt.

№ 1. Sondershausen, den 3. Januar. 1836.

Beschluß.

Nachdem sich in Deutschland in neuerer Zeit, und zuletzt unter der Benennung „das junge Deutschland" oder „die junge Literatur", eine literarische Schule gebildet hat, deren Bemühungen unverholen dahin gehen, in belletristischen, für alle Classen von Lesern zugänglichen Schriften die christliche Religion auf die frechste Weise anzugreifen, die bestehenden socialen Verhältnisse herabzuwürdigen und alle Zucht und Sittlichkeit zu zerstören: so hat die deutsche Bundesversammlung — in Erwägung, daß es dringend nothwendig sei, diesen verderblichen, die Grundpfeiler aller gesetzlichen Ordnung unter-

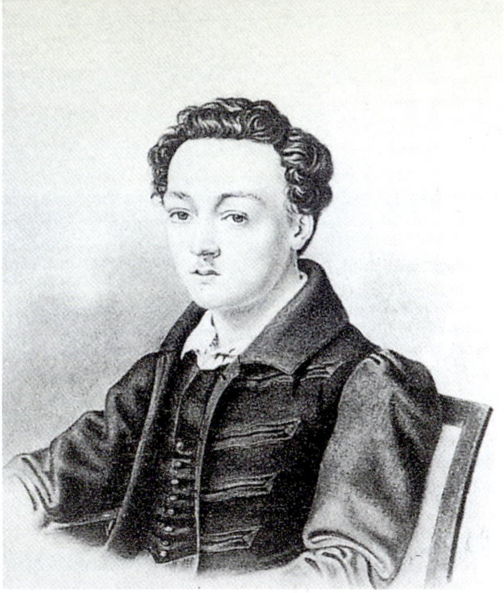

◄ August Hoffmann, *Georg Büchner,* 1833–34, Düsseldorf, Heinrich Heine Institut. Abgebildet ist eine 1875 von W. Rudolph aufgenommene Fotografie der Originallithographie, die 1944 in Darmstadt zerstört wurde.

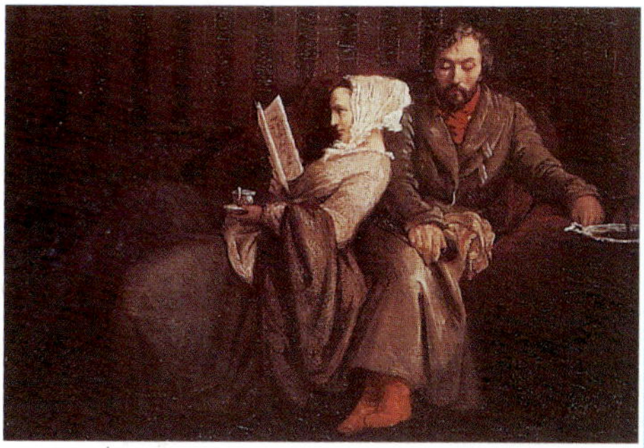

▼ Ernst Benedikt Kietz, *Heine und Mathilde,* Ausschnitt, 1851, Paris. Heine begab sich 1831 in freiwilliger Emigration nach Paris und blieb – mit Ausnahme von zwei Reisen nach Deutschland 1843 und 1844 – für den Rest seines Lebens in Frankreich.

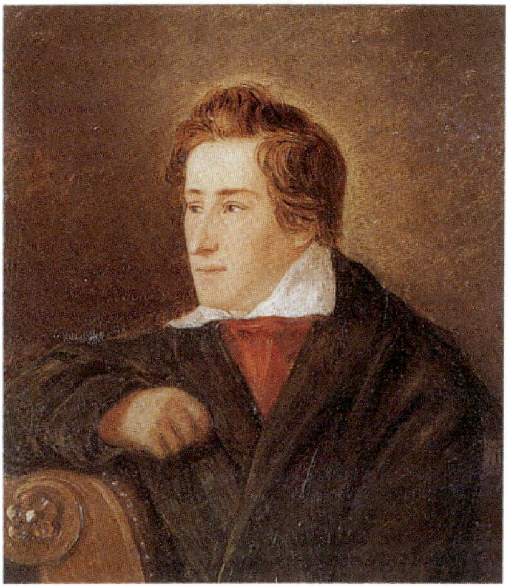

▲ Moritz Oppenheim, *Heinrich Heine,* 1831, Düsseldorf, Heinrich Heine Institut. Eines der zeitkritischsten Werke Heines ist das satirische Versepos *Deutschland. Ein Wintermärchen.*

◄ Beschluß der Bundesversammlung über das Verbot des »Jungen Deutschland« im Fürstlich Schwarzenb. Regierungs- und Intelligenzblatt, Sondershausen, 3. Januar 1836.

► Die im Juli 1830 in Frankreich ausgebrochenen Unruhen, hier eine zeitgenössische Illustration, gaben der deutschnationalen Bewegung entscheidende Impulse. In der Folge entstand das »Junge Deutschland«, dem unter anderen Heinrich Heine, Karl Gutzkow, Ludwig Börne und Heinrich Laube angehörten.

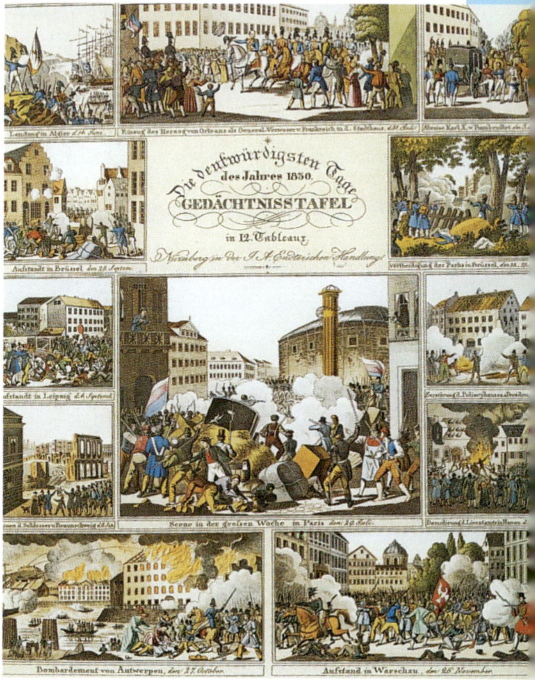

Die letzten Jahre

Nicht anders als Philipp Otto Runge und andere romantische Künstler ist es auch Friedrichs Bestreben, ein Gesamtkunstwerk zu schaffen. Dafür widmet er sich in seinen letzten Jahren einer neuen Technik, der Transparentmalerei. Mit lichtdurchlässigen Farben, Aquarell und Tempera malt er auf Papier, hinter dem eine Lichtquelle aufzustellen ist. In einem abgedunkelten Raum werden diese Bilder nacheinander von hinten erleuchtet, wobei eine zum Bildinhalt passende Musik erklingt. In einem Brief an den Dichter Wassili Shukowski, der vier heute verschollene Transparentbilder für den russischen Zaren erwirbt, gibt Friedrich genaue Anweisungen zur Inszenierung dieses umfassenden Kunsterlebnisses. 1840 besucht Shukowski Friedrich zum letzten Mal; der Maler ist jedoch nicht mehr in der Lage, den Pinsel zu führen. »Traurige Ruine. Er weinte wie ein Kind«, vermerkt der Dichter über diesen Besuch in seinem Tagebuch. 1835 erleidet Friedrich einen Schlaganfall, erholt sich aber bei einer Kur in Teplitz und beginnt auch wieder zu malen. Ein neuerlicher Schlaganfall 1837 lähmt ihn fast vollständig, was ihn auch psychisch stark in Mitleidenschaft zieht. Ab 1839 kann er nicht mehr arbeiten; am 7. Mai 1840 stirbt Caspar David Friedrich.

▶ Friedrich, *Harfenspielerin vor gotischer Kirche,* um 1830, Chemnitz, Städtische Kunstsammlungen. Abgebildet ist der Karton eines der Transparentbilder, die vom russischen Zaren erworben wurden. Friedrich wünschte, das Bild solle in Begleitung von Musik betrachtet werden. Das zweite der heute verschollenen Transparente stellte zwei singende, Mandoline und Gitarre spielende Mädchen dar; das dritte einen jungen, unter Malven schlafenden Musiker, das vierte einen Wald, in dem ein Schatz gefunden wird.

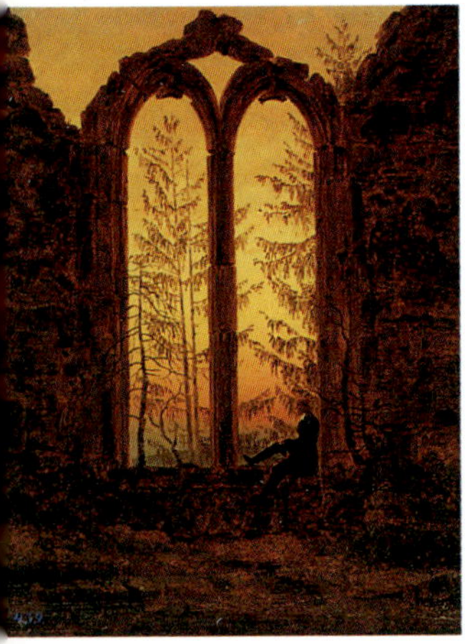

▲ Friedrich, *Der Träumer,* um 1835, St. Petersburg, Eremitage. Im spitzbogigen Fenster einer gotischen Ruine sitzend, betrachtet ein einsamer junger Mann den Sonnenuntergang.

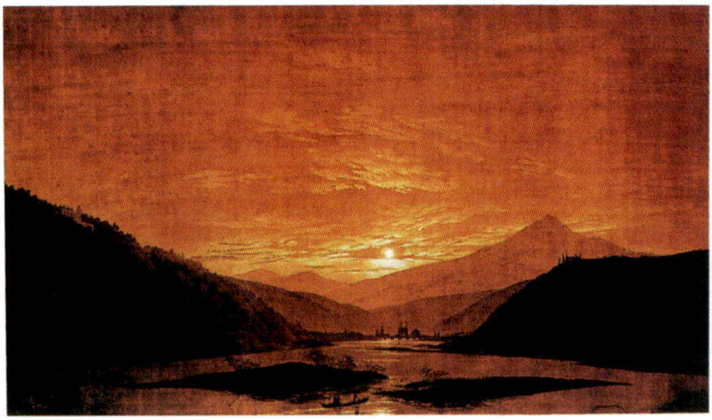

▼ Friedrich, *Gebirgige Flußlandschaft (Abendstimmung),* 1830–35, Kassel, Neue Galerie. Dieses beidseitig bemalte Transparent stellt auf der einen Seite die Landschaft im Abend-, auf der anderen Seite im Morgenlicht dar (rechts). Die verwandelte Landschaft versetzt den Betrachter in jeweils unterschiedliche Stimmungen.

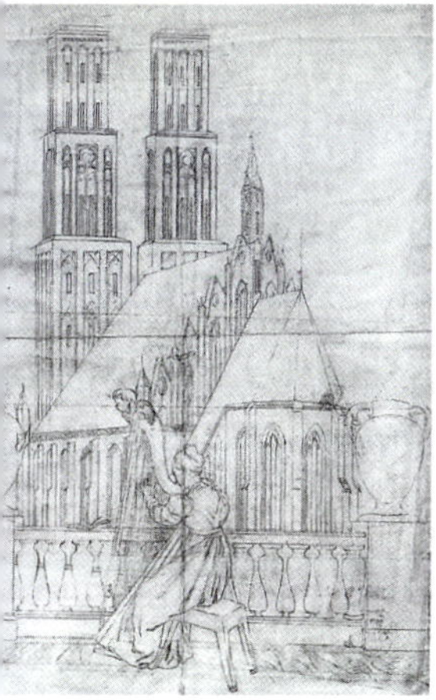

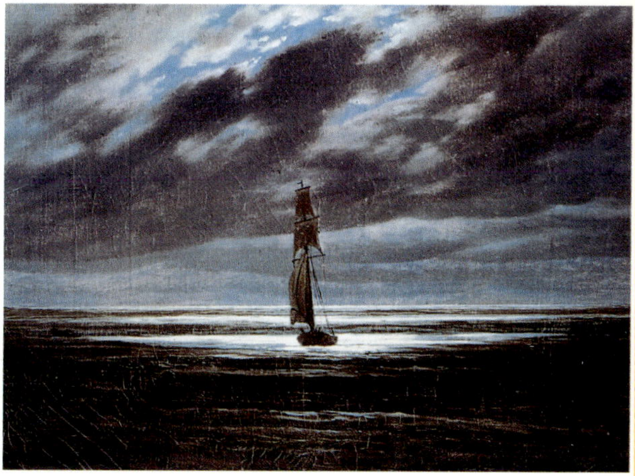

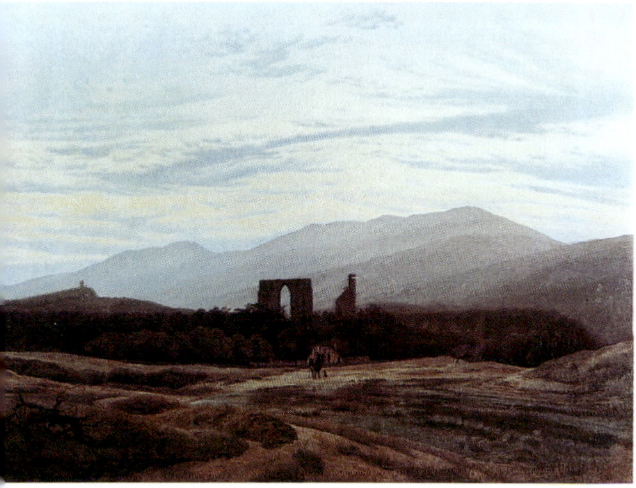

▲ Friedrich, *Seestück bei Mondschein,* um 1830, Leipzig, Museum der Bildenden Künste. Im Bild des einsamen Segelschiffes kommt die Melancholie Friedrichs in seinen letzten Jahren deutlich zum Ausdruck.

◀ Friedrich, *Klosterruine Eldena und Riesengebirge,* um 1835, Greifswald, Museum der Stadt. In Friedrichs späten Bildern wird die Erinnerung an das Riesengebirge wieder lebendig.

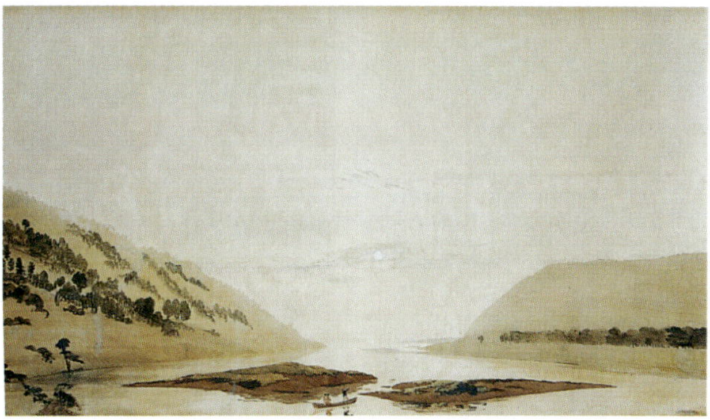

◀ Friedrich, *Gebirgige Flußlandschaft (Morgenstimmung),* 1830–35, Kassel, Neue Galerie. Im diffusen Morgenlicht kann man die im Dunst versunkene ferne Landschaft am Fuße der Berge und die dahinterliegenden Berge selbst nur vage erahnen. Im Abendlicht tritt dieselbe Landschaft hingegen deutlich hervor (siehe Bild Seite 126 unten).

Die Lebensstufen

Das Gemälde (Leipzig, Museum der Bildenden Künste) ist eine allegorische Darstellung des Lebenslaufs des Menschen. Friedrich malte das Bild um 1835; in jener Zeit begann sich sein Gesundheitszustand bereits zu verschlechtern.

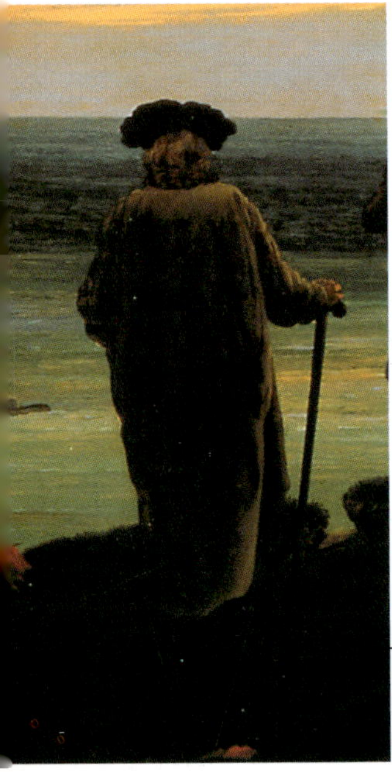

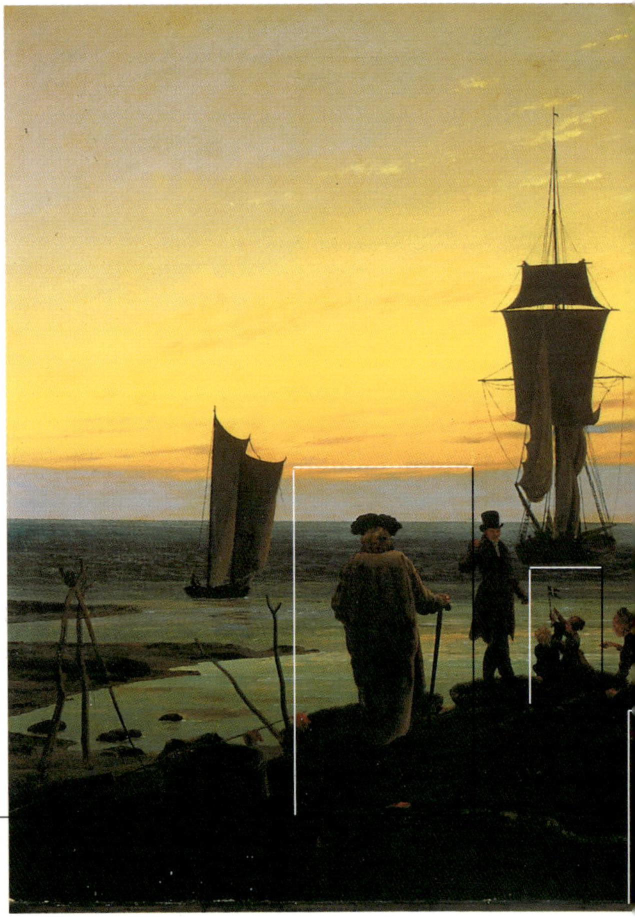

▲ Der von hinten gezeigte alte Mann, vermutlich eine Selbstdarstellung Friedrichs, nähert sich langsam den anderen Personen. Er trägt einen dunklen langen Mantel und ein Samtbarett, als spüre er an diesem Sommerabend bereits die Kälte des kommenden Winters. Er blickt in die Ferne und beachtet den Mann nicht, der ihm etwas zuzurufen scheint.

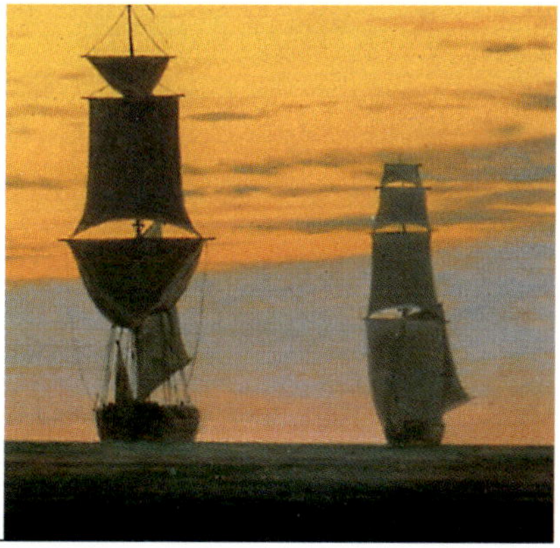

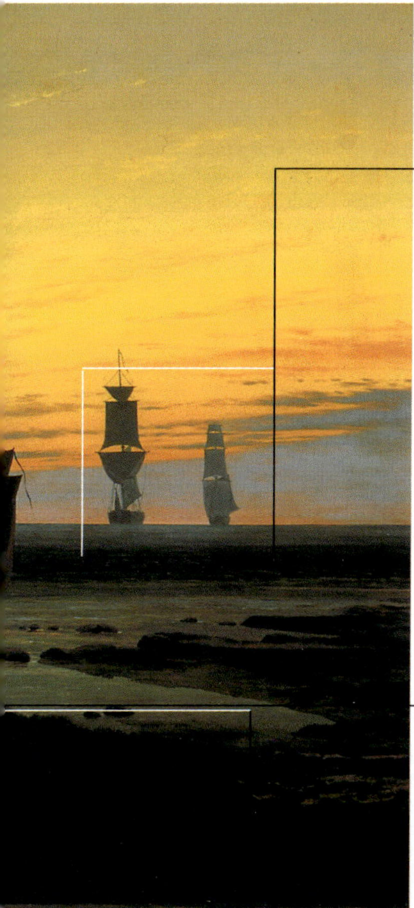

▼ Die am Ufer spielenden Kinder halten einen blauen Wimpel mit gelbem Kreuz in den Händen, eine kleine schwedische Flagge. Friedrich fühlte sich diesem politisch liberalen Land sehr verbunden. In seiner Jugend hatte die Stadt Greifswald zu Schwedisch-Pommern gehört.

▲ Die Schiffe am Horizont nehmen den grauvioletten Ton der Abendwolken an; sie wirken unwirklich, wie eine Vision. Als Symbol für die Lebensfahrt des Menschen und des Übergangs in eine andere Welt scheint Friedrich in den Schiffen eine Vorahnung seines Todes zum Ausdruck zu bringen.

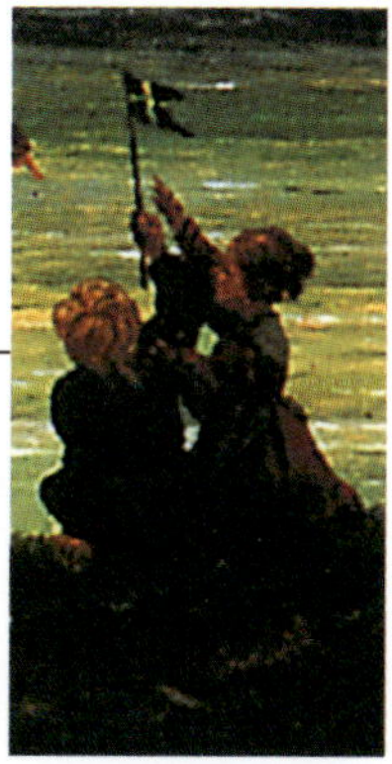

▼ Die Form des kieloben liegenden Bootes erinnert an einen Sarg; seine Spitze weist auf den alten, sich auf seinen Stock stützenden Mann – Sinnbild einer Todesahnung? Zugleich nimmt die Form des Bootes die diagonale Linie der Einbuchtung des Strandes daneben auf, wo sich der abendliche Himmel im Wasser spiegelt.

Die Nachwirkung Caspar David Friedrichs

▶ Carl Blechen, *Meer im Sonnenlicht,* 1829, Berlin, Nationalgalerie. Nach seiner Italienreise hellten sich Blechens Landschaften auf und wurden heiterer.

»Mir scheint die Auffassungsweise Friedrichs auf einen Abweg zu führen ... Friedrich fesselt uns an einen abstrakten Gedanken, gebraucht die Naturformen nur allegorisch, als Zeichen und Hieroglyphen, sie sollen das und das bedeuten ...« Diese Tagebuchnotiz des jungen Ludwig Richter drückt das Unverständnis aus, das viele Künstler der jüngeren Generation Friedrichs Gemälden gegenüber empfinden. Auch deshalb bleibt seine Kunst im Kern singulär. Nachfolger, die sich durch Friedrichs beseelte Landschaften anregen lassen, finden sich wohl, freilich kommen sie zu anderen Ergebnissen. Richter stellt in der *Überfahrt über die Elbe* zwar auch ein Boot allegorisch als »Lebensschiff« dar, doch verbindet er damit keine tiefergehende religiöse Aussage. Seine Landschaftsdarstellung ist naturgetreuer und objektiver als die Friedrichs. August Heinrichs feinfühliger Realismus, Oehmes winterliche Klosteransichten, Lessings phantastische Szenerien oder Blechens traumartige Atmosphäre sind zwar Friedrichs Ikonographie verpflichtet, Ausdruck einer religiösen Empfindung sind sie jedoch nicht. Für lange Zeit wird Friedrich vergessen. Erst im 20. Jahrhundert wird die Bedeutung von Gemälden wie *Mönch am Meer* oder *Abtei im Eichwald* wiederentdeckt.

▼ Carl Friedrich Lessing, *Klosterfriedhof im Winter,* 1830, Köln, Wallraf-Richartz-Museum. Das Bild zeigt ein mittelalterliches Kloster in einer Winterlandschaft. Im Innern erkennt man eine Prozession von Mönchen.

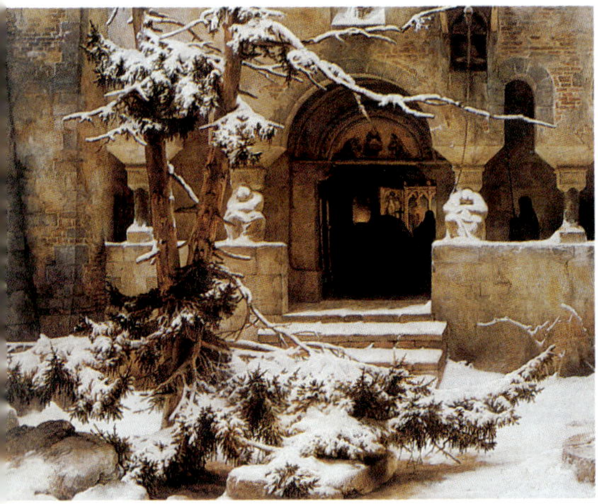

▶ Ernst Ferdinand Oehme, *Schloß Scharffenberg bei Nacht,* 1827, Berlin, Nationalgalerie. Als Friedrichs Schüler stand Oehme zunächst unter dessen Einfluß, wendete sich später jedoch der heroischen Landschaftsdarstellung zu.

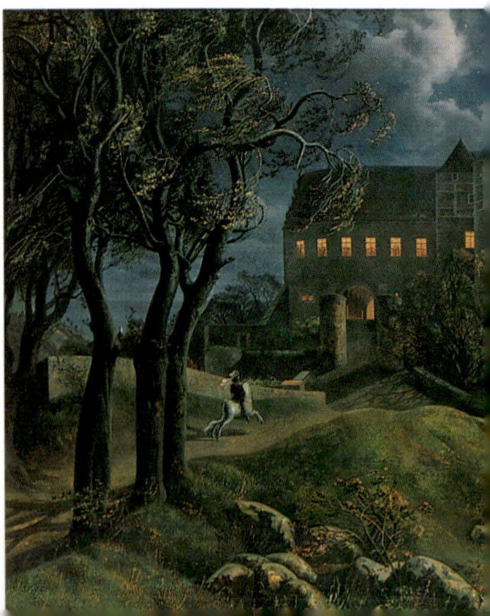

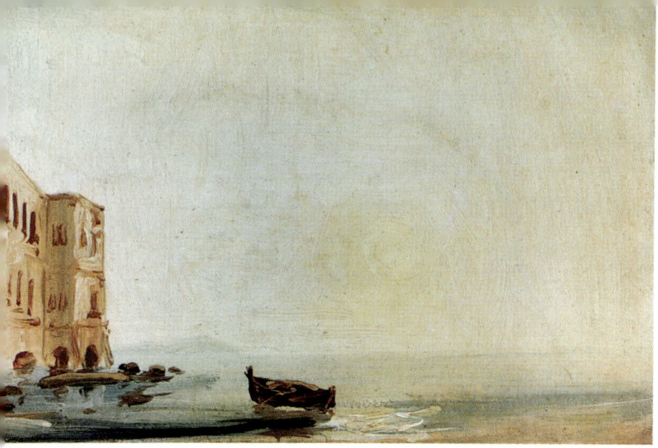

▼ Carl Blechen, *Die Kreidefelsen von Rügen,* 1828, Cottbus, Niederlausitzer Landesmuseum, Schloß Branitz. Mit solchen Landschaften, deren Hauptanliegen im experimentellen Einsatz der Farbe liegt, entfernte sich Carl Blechen mehr und mehr von Friedrichs romantisch-spiritueller Naturauffassung.

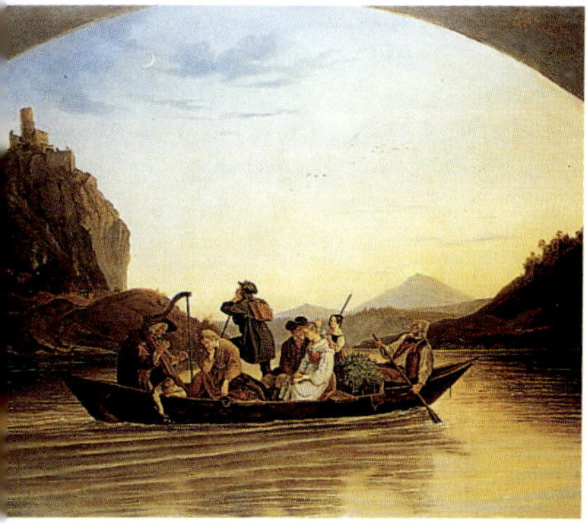

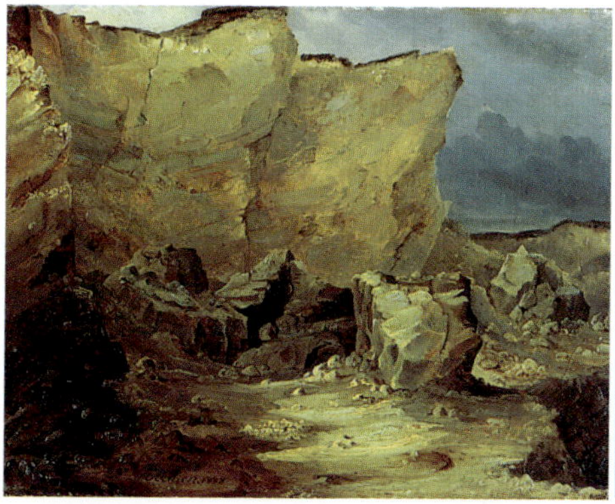

▲ Ludwig Richter, *Überfahrt über die Elbe am Schreckenstein bei Aussig,* Ausschnitt, 1837, Dresden, Gemäldegalerie.

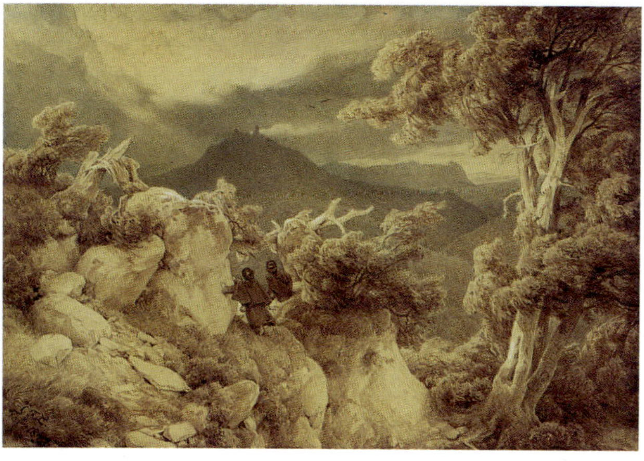

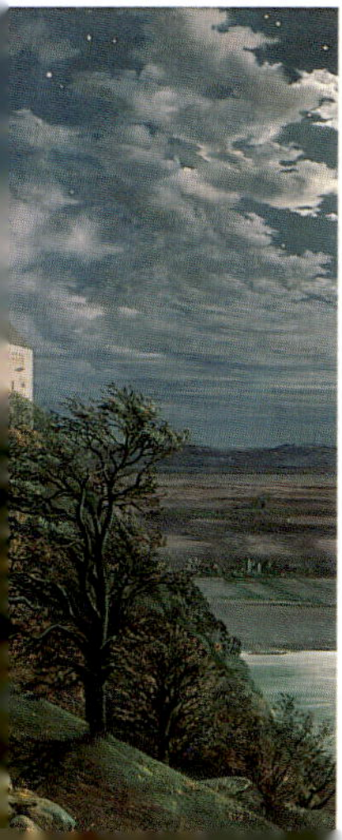

▲ Carl Friedrich Lessing, *Pilger im Gebirge bei Gewitter,* 1841, Düsseldorf, Kunstmuseum. Lessing, ein Schüler Wilhelm von Schadows, stellte bevorzugt mittelalterliche Themen dar, etwa Ereignisse und Szenen aus den Glaubenskriegen des 15. und 16. Jahrhunderts.

Friedrich und die Kunst des 20. Jahrhunderts

Als 1931 beim Brand des Münchner Glaspalastes neun Werke Friedrichs vernichtet werden, ist Max Ernst von diesem Verlust zutiefst betroffen. Schon zehn Jahre zuvor hatte er den zu dieser Zeit völlig in Vergessenheit geratenen romantischen Künstler als Geistesverwandten erkannt. In Max Ernsts dadaistischem und surrealistischem Werk begegnen wir Friedrichs Bäumen, Wäldern und rätselhaften Figuren wieder. Mark Rothkos abstrakte Gemälde aus den fünfziger Jahren weisen eine ähnliche Entgrenzung des Raumes auf wie Friedrichs *Mönch am Meer* (Seite 50–51). Und vermittelt Pollocks *Verzauberter Wald* nicht ein Gefühl der Ausweglosigkeit, wie es auch aus Friedrichs *Der Chasseur im Walde* (Seite 56) spricht? Magritte schließlich konfrontiert den Betrachter mit Rückenfiguren – wie einst Friedrich. Man kann durchaus sagen, daß Friedrichs vergeistigte Kunst in gewisser Weise Tendenzen der dadaistischen, surrealistischen und abstrakten Malerei unseres Jahrhunderts vorweggenommen hat. Bewußt oder unbewußt sind viele moderne Künstler Friedrichs künstlerischem Vermächtnis verpflichtet.

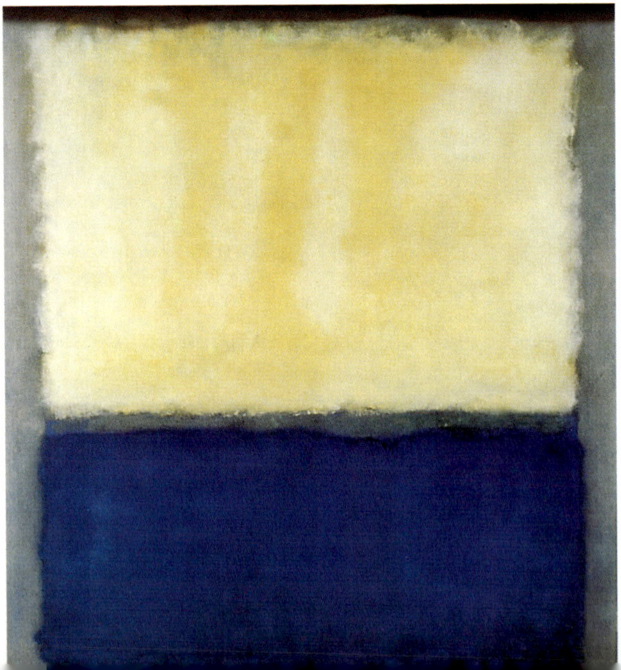

◀ Mark Rothko, *Licht, Erde und Blau,* 1954, Privatbesitz. Ein feiner blaßblauer Streifen trennt die helle von der dunklen Farbfläche, die eine entspricht dem Himmel, die andere dem Meer in Friedrichs *Mönch am Meer*. Die Farbfelder bewegen sich optisch über die Grenzen des monochromen Grundes hinaus.

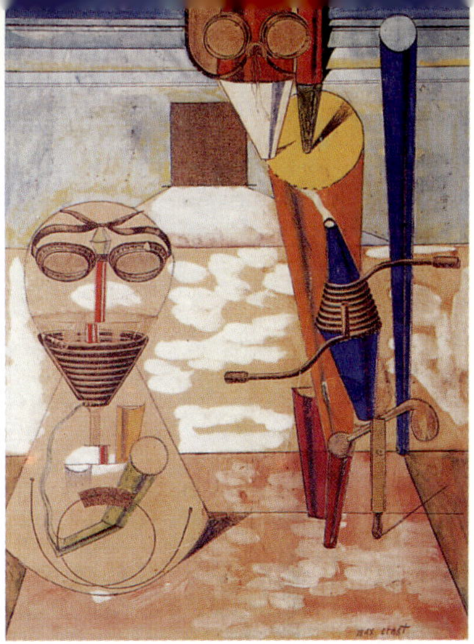

◀ Max Ernst, *Zwei ambigue Figuren,* 1919, Meudon, Privatsammlung. Max Ernsts beunruhigende Gestalten richten, anders als Friedrichs Rückenfiguren, den Blick auf den Betrachter.

▼ Nicolas de Staël, *Der Mond,* 1953, Sammlung Françoise de Staël. Der bleiche, geheimnisvolle Mond erinnert an Friedrichs Landschaften im Mondschein, der vertikale rote Streifen im unteren Bildteil an den *Mönch am Meer.*

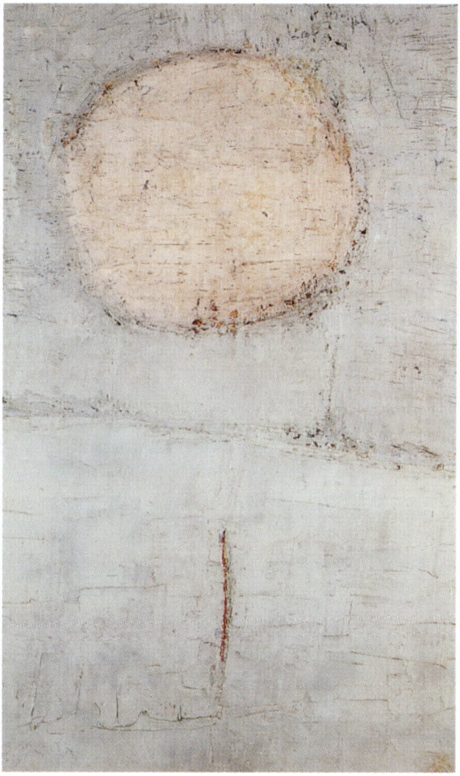

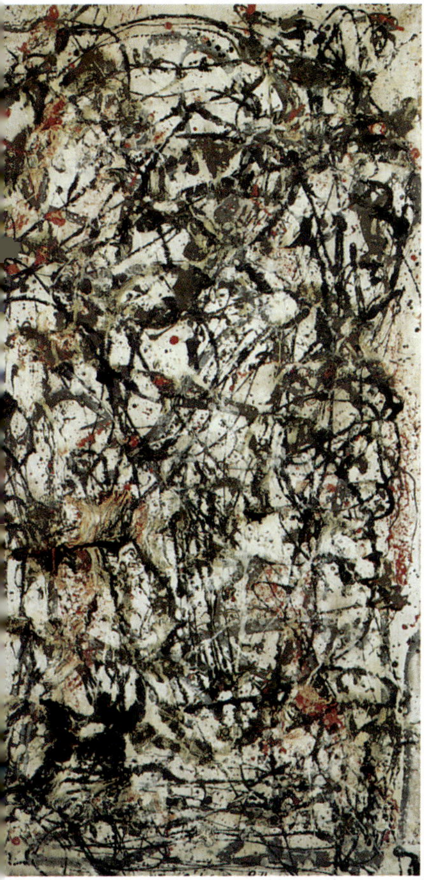

◀ Jackson Pollock, *Verzauberter Wald,* 1974, Venedig, Sammlung Peggy Guggenheim. Der Titel des Bildes läßt an zahlreiche Werke Friedrichs denken, die sprühende Energie und Dynamik des Werkes verweisen auf einen anderen romantischen Künstler: auf Turner und seine Naturvisionen. Die von der Londoner Tate Gallery 1972 veranstaltete Retrospektive bewirkte eine umfassende Neubewertung von Caspar David Friedrichs Werk.

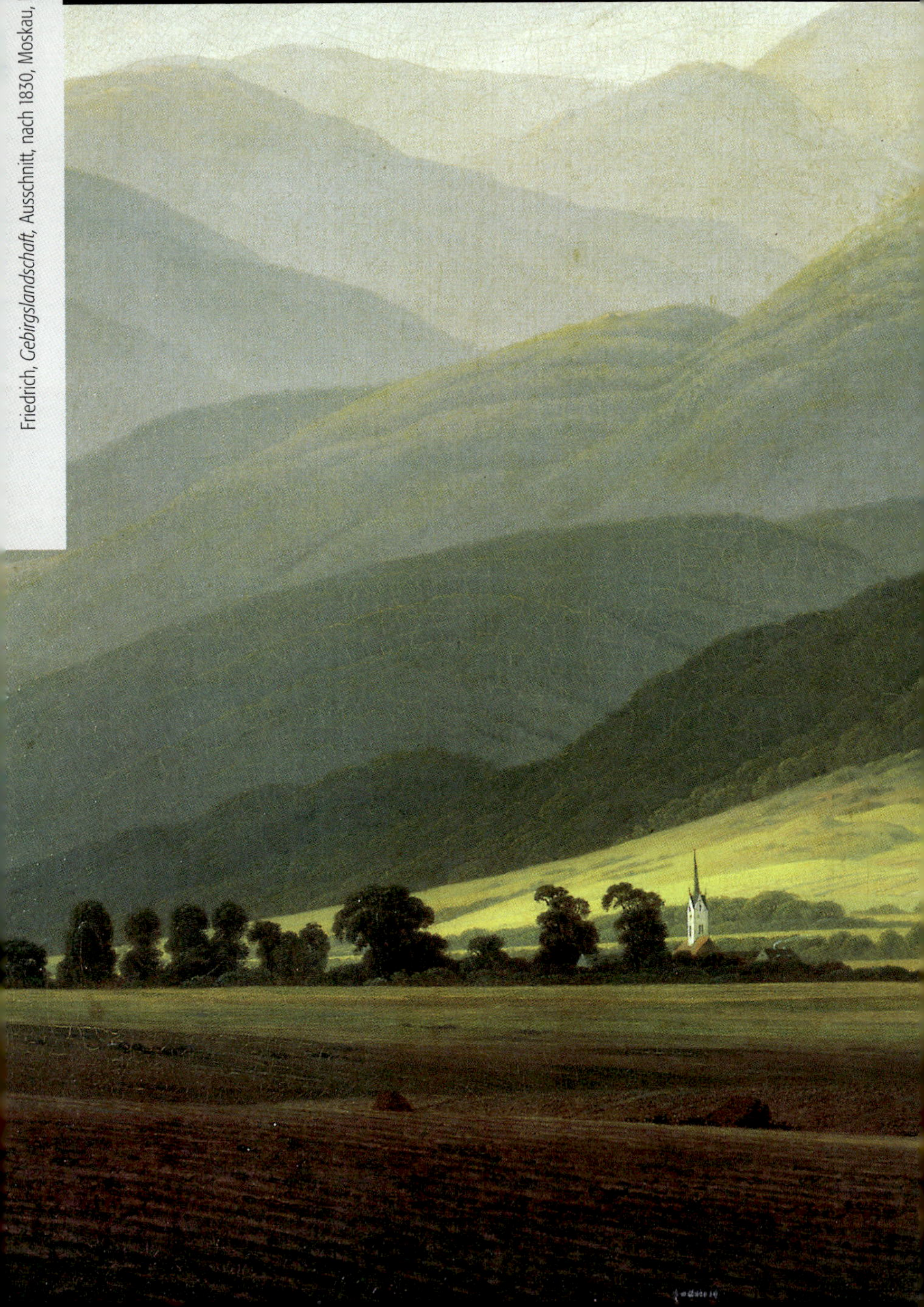

Friedrich, *Gebirgslandschaft*, Ausschnitt, nach 1830, Moskau, Puschkin-Museum

Anhang

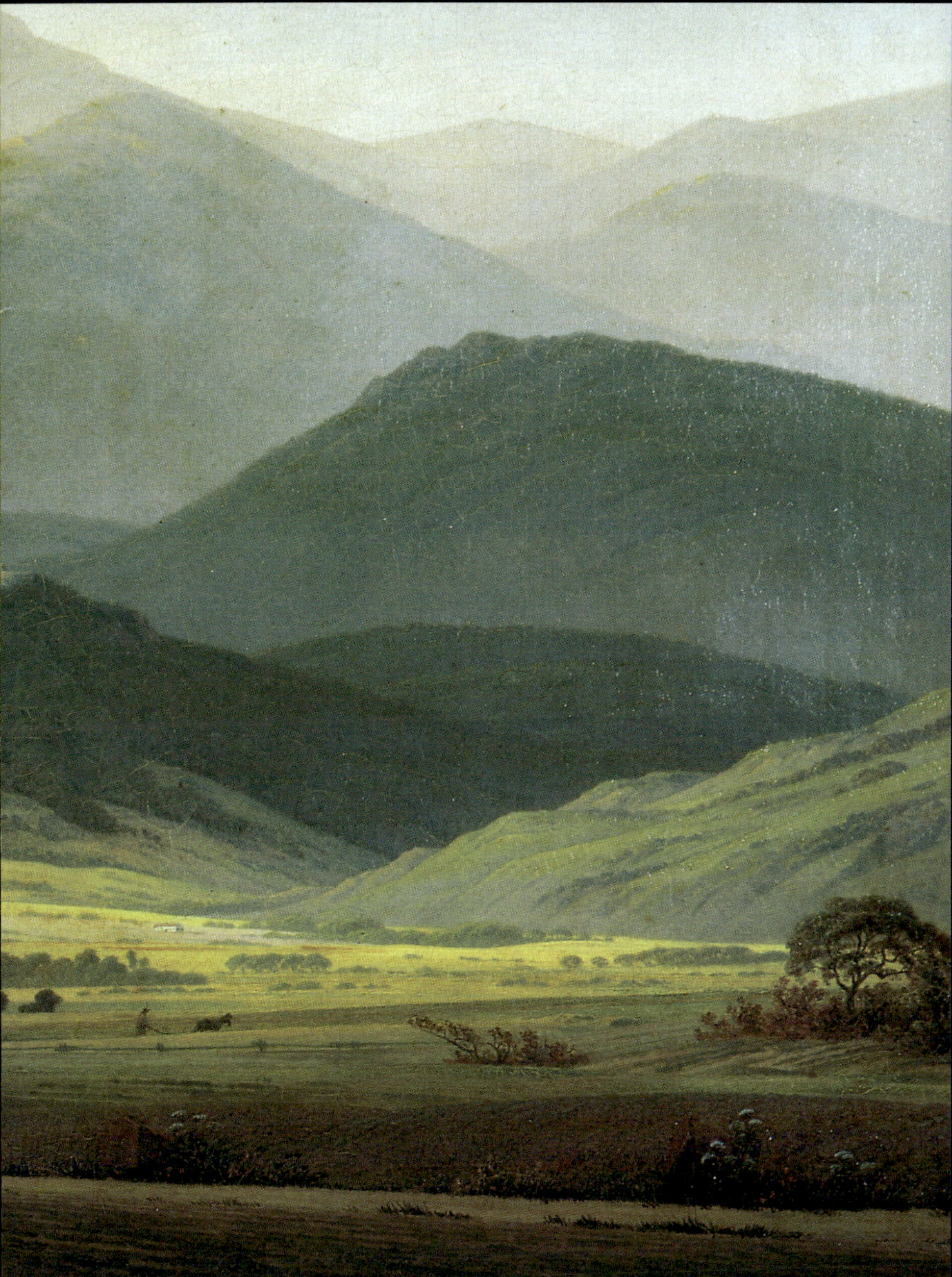

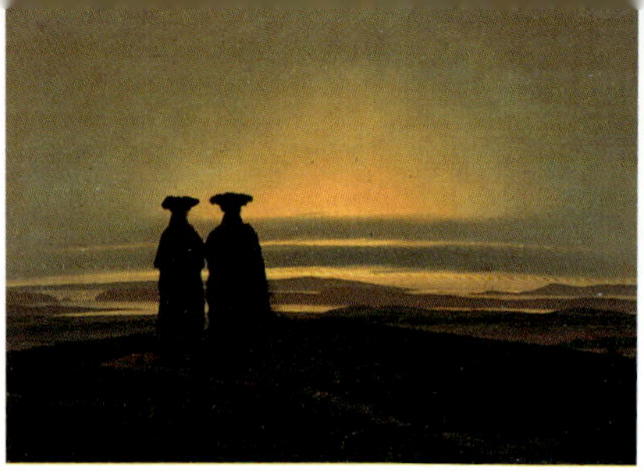

Hinweis

Das Verzeichnis enthält die in diesem Buch abgebildeten Werke von Caspar David Friedrich, geordnet nach den Orten, an denen sie sich heute befinden und in alphabetischer Reihenfolge. Werke in Privatsammlungen sind nicht verzeichnet.

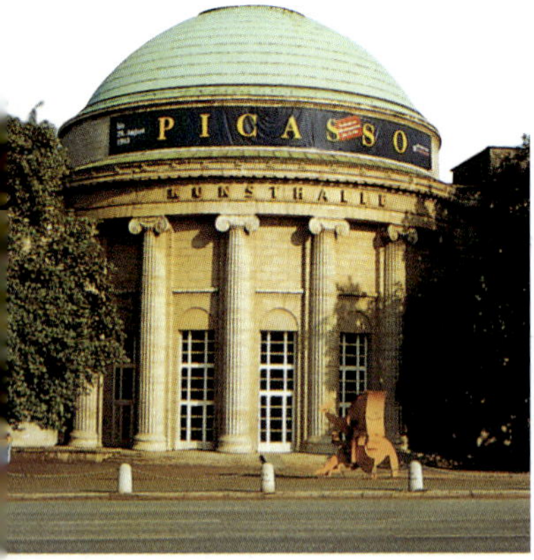

◂ Hamburger Kunsthalle.

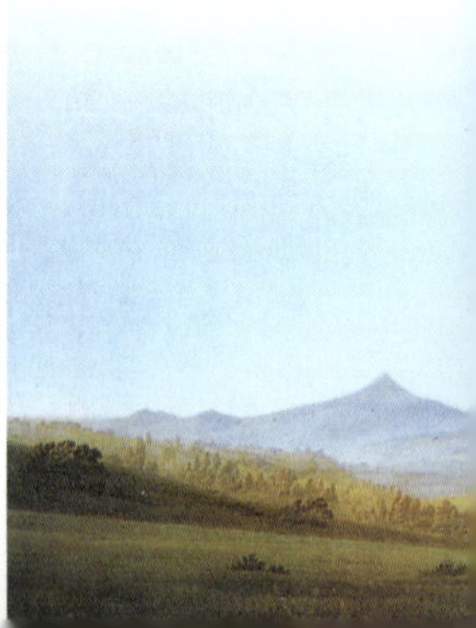

◀ Friedrich, *Sonnenuntergang,* 1830, St. Petersburg, Eremitage.

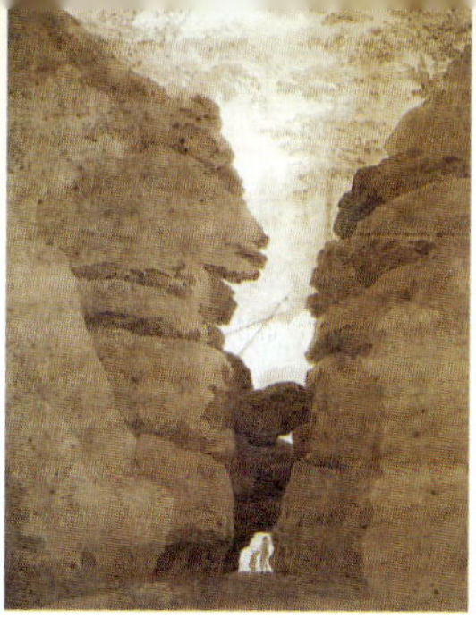

◀ Friedrich, *Felsentor im Uttenwalder Grunde,* um 1801, Essen, Museum Folkwang.

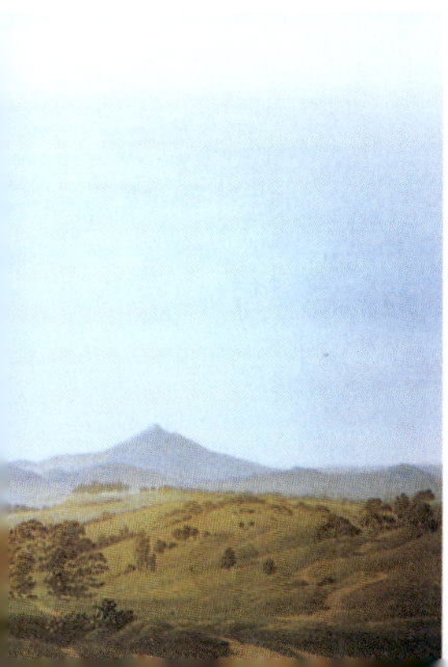

◀ Friedrich, *Böhmische Landschaft (mit dem Milleschauer),* um 1810, Dresden, Gemäldegalerie.

Hinweis

Die hier aufgeführten Persönlichkeiten – Künstler, Gelehrte, Politiker und Geschäftsleute – standen auf die eine oder andere Weise mit Friedrich oder seinem Werk in Verbindung. Hinzu kommen zeitgenössische Maler, Bildhauer und Architekten, die an denselben Orten wie Friedrich wirkten.

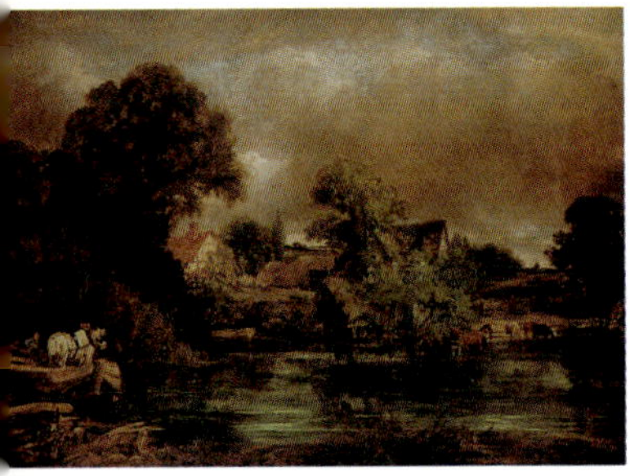

▲ John Constable, *Das weiße Pferd,* um 1819, Washington, National Gallery, Widener Collection.

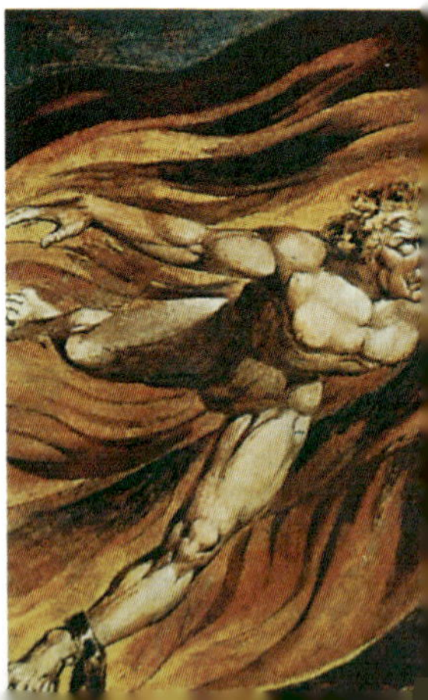

▶ William Blake, *Die Engel des Guten und des Bösen,* um 1795, London, Tate Gallery.

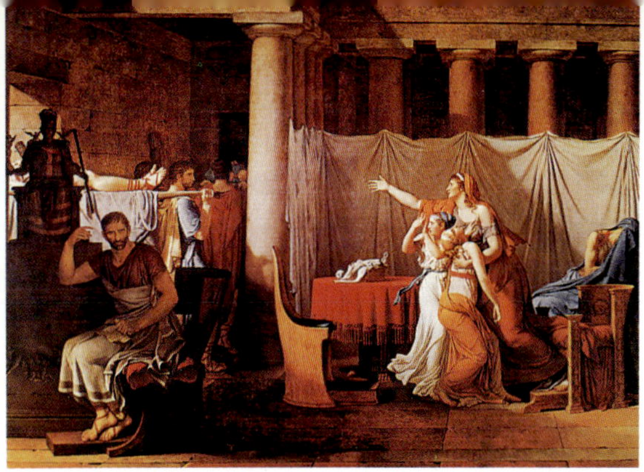

◄ Jacques-Louis David, *Liktoren bringen Brutus die Leichen seiner beiden Söhne,* 1789, Paris, Musée du Louvre.

bedeutendsten Landschaftsmaler seiner Zeit, der die atmosphärischen Erscheinungen wie z. B. die Wolkenbildung genauestens beobachtete und seine Gemälde gewöhnlich mit mehreren, vor der Natur gemalten Ölstudien vorbereitete. Sein Werk nimmt impressionistische Züge vorweg. S. 53, 106, 107, 110, 138

Cozens, John Robert (London 1752–1797), englischer Maler. Cozens hielt sich, wie viele andere englische Maler auch, längere Zeit in Italien auf. Hauptthema seiner bezaubernden Aquarelle sind alpine und italienische Landschaften. Nicht dem Topographischen, sondern dem Atmosphärischen galt sein Interesse. S. 52, 53

Dahl, Johan Christian Clausen (Bergen 1788–Dresden 1857), norwegischer Maler. Wie sein Freund Friedrich studierte er an der Kopenhagener Kunstakademie und ließ sich später in Dresden nieder. Seine dramatischen und heroischen Landschaften weisen bereits über die Romantik hinaus. S. 48, 49, 76, 77, 80, 93

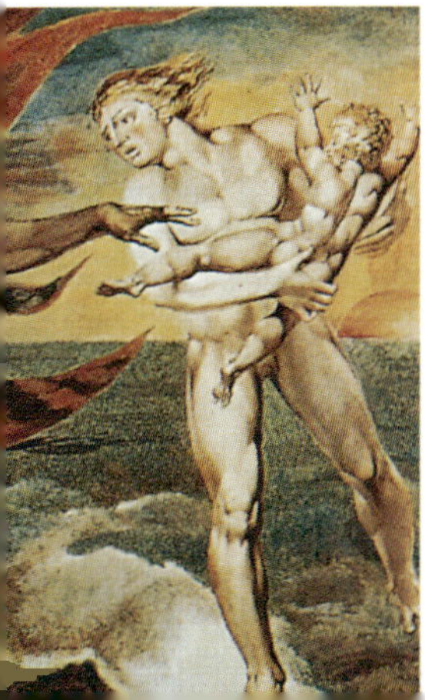

David, Jacques-Louis (Paris 1748–Brüssel 1825), französischer Maler. David, der Begründer des französischen Klassizismus, entwickelte seinen Stil nach einem Romaufenthalt. Durch seine mit großem Pathos dargestellten Themen suchte er, moralisch auf den Betrachter einzuwirken. Die geschichtlichen Umbrüche seiner Epoche spiegeln sich auch in seiner Biographie wider: zunächst vertrat er die Ideale der Revolution; später ernannte ihn Napoleon I. zum Hofmaler. S. 99, 139

Fichte, Johann Gottlieb (Rammenau 1762–Berlin 1814), deutscher Philosoph. Im kulturellen Leben seiner Zeit eine der herausragendsten Persönlichkeiten. In seiner *Wissenschaftslehre* entwickelte Fichte die Theorie des universalen Ich, die für die romantischen Künstler und Schriftsteller wegweisend wurde. S. 28

Fouqué, Friedrich Freiherr de la Motte (Brandenburg 1777 bis Nennhausen 1843), deutscher Schriftsteller. Lehnte sich in seinem Werk an die altgermanische Sagenwelt und das deutsche Mittelalter an, wie es dem romantischen Zeitgeist entsprach. S. 29, 92

Friedrich, Adolph Gottlieb, Vater Caspar Davids. Von Beruf Seifensieder und Kerzenzieher, hatte er eine kinderreiche Familie zu ernähren. Seinen Kindern ließ er eine streng religiöse Erziehung angedeihen. S. 8, 9

Friedrich, Adolph (1770–1838), Bruder Caspar Davids. S. 12, 108

Friedrich, Agnes Adelheid, Friedrichs zweite, 1823 geborene Tochter. S. 66, 122

Friedrich, Christian (1779–1843), Bruder Caspar Davids, Tischler und Holzschneider. S. 71, 72

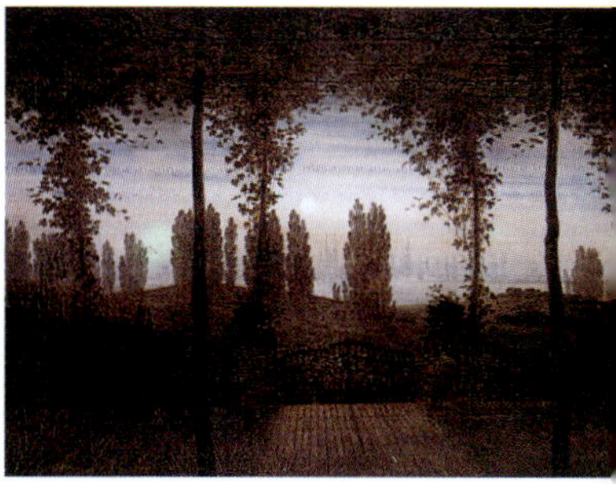

▲ Friedrich, *Gedächtnisbild für Johann Emanuel Bremer,* um 1817, Berlin, Schloß Charlottenburg.

◪ Johann Heinrich Füssli, *Das Schweigen,* 1799, Zürich, Kunsthaus.

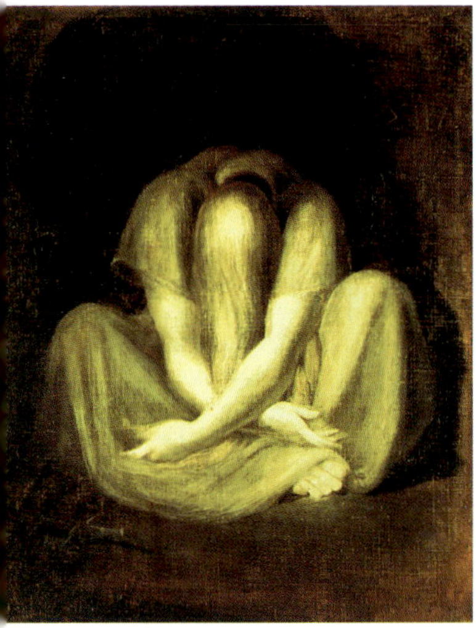

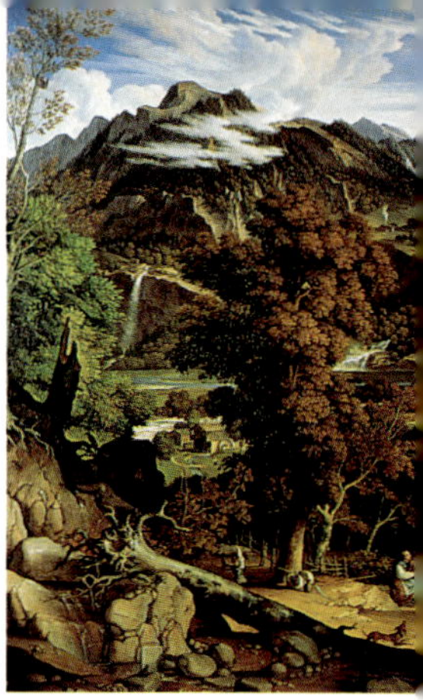

Friedrich, Elisabeth, Schwester Caspar Davids; starb, als er noch ein kleiner Junge war. S. 72

Friedrich, Emma, Friedrichs erste, 1819 geborene Tochter. S. 66, 92

Friedrich, Gustav Adolf, Friedrichs Sohn, geboren 1824. S. 66, 123

Friedrich, Heinrich (1777–1808), Bruder Caspar Davids; wurde Seifensieder wie der Vater. S. 82

Friedrich, Johann Christopher, Bruder Caspar Davids; ertrank 1787 im Alter von zwölf Jahren. S. 72

Friedrich, Maria, Schwester Caspar Davids. S. 72

Friedrich von Preußen (Berlin 1795–1861), Kronprinz von Preußen, Sohn Friedrich Wilhelms III., dem er als König Friedrich Wilhelm IV. auf den Thron folgte. S. 50

Friedrich Wilhelm III. (Potsdam 1770–Berlin 1840), König von Preußen, der eine kluge Reformpolitik verfolgte und die Leibeigenschaft der Bauern aufhob. S. 45, 54, 60

Füssli, Johann Heinrich (Zürich 1741–London 1825), Schweizer Maler, Wahlengländer. Auf seiner Italienreise (1770) beeindruckten ihn besonders die Kunst der Antike und Michelangelos Sixtinische Kapelle. Seine in der Folge geschaffenen traumhaft-visionären Bilder hatten einen entscheidenden Einfluß auf William Blake. S. 29, 74, 75, 112, 140

Géricault, Jean-Louis-Théodore (Rouen 1791–Paris 1824), französischer Maler, Schüler Davids. Wurde neben Delacroix zum bedeutendsten Vertreter der französischen Romantik. Seine malerisch bewegten, dynamischen Bilder zeugen von einer ungewöhnlich genauen Beobachtung der Welt, deren Schattenseiten er mit erschütternder Drastik darstellte. S. 105, 140

Goethe, Johann Wolfgang (Frankfurt a. M. 1749–Weimar 1832), deutscher Dichter. Goethe nahm vom Sturm und Drang bis zur Romantik, von der sich Einflüsse in seinem Spätwerk zeigen, an allen geistesgeschichtlichen Strömungen seiner Zeit teil, gilt jedoch als der Inbegriff der deutschen Klassik. In seinen naturkundlichen Untersuchungen trat er in scharfen Gegensatz zur Lehre Newtons. Sein Hauptwerk *Faust* zeugt von dem universalen Geist dieses außergewöhnlichen Genies. S. 10, 11, 18, 28, 48, 69, 94

Heinrich, August (Dresden 1794–Innsbruck 1822), deutscher Maler und Lieblingsschüler Friedrichs, der ihn in einigen Gemälden darstellte. S. 80, 109, 130

◪ Théodore Géricault, *Irrsinnige Neiderin,* 1822–23, Lyon, Musée des Beaux-Arts.

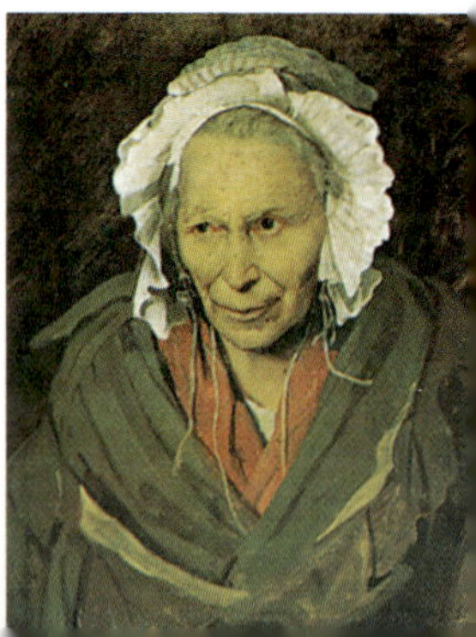

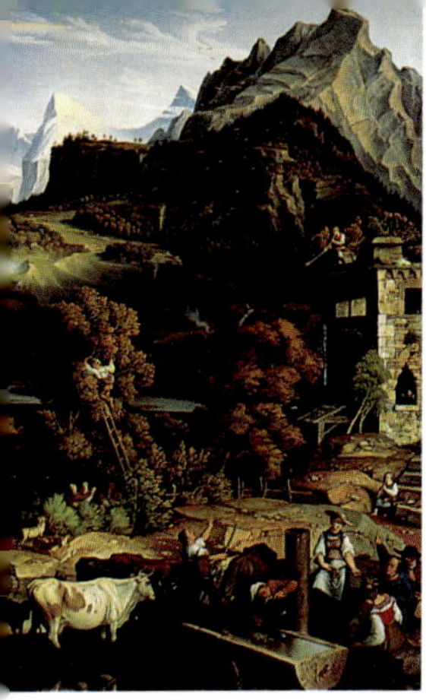

◀ Joseph Anton Koch, *Das Haslital bei Meiringen,* 1817, Innsbruck, Tiroler Landesmuseum Ferdinandeum.

Hoffmann, Ernst Theodor Amadeus (E.T.A.) (Königsberg 1776–Berlin 1822), deutscher Schriftsteller und Musiker. Einer der originellsten Autoren in der europäischen Literatur; verfaßte ein romantisches Werk ganz eigener Prägung. Seine geheimnisvollen, spukhaften Erzählungen beleuchten die Nachtseiten der menschlichen Seele. S. 28

Juel, Jens (1745–1802), dänischer Maler. Er widmete sich nicht zuletzt der Landschaftsmalerei und lehrte an der Kopenhagener Kunstakademie. S. 12

Kersting, Georg Friedrich (Güstrow 1785–Meißen 1847), deutscher Maler, den mit Friedrich eine lebenslange Freundschaft verband. Sein romantisches Gefühl brachte er in stimmungsvollen, auf das Biedermeier verweisenden Bildern aus dem kleinbürgerlichen Alltag zum Ausdruck. S. 46, 47, 66, 67

Kleist, Heinrich von (Frankfurt an der Oder 1777–Wannsee 1811), deutscher Dramatiker und Erzähler. In seinem von großer Leidenschaft geprägten Werk spielt die Beschäftigung mit dem Irrationalen eine tragende Rolle. Sein Interesse für die Aufklärung und die Philosophie Kants zeigt sich in seinem Bemühen, den Dingen unerbittlich auf den Grund zu gehen. S. 30, 56

Klengel, Johann Christian (1751–1824), deutscher Maler. Vertreter der Dresdner Schule der Landschaftsmalerei; als Professor an der Kunstakademie Friedrichs Lehrer. S. 16, 108

Koch, Joseph Anton (Obergiblen 1768–Rom 1839), österreichischer Maler klassisch-heroischer Landschaften. Ließ sich in Rom nieder, wo er unter anderem mit den Nazarenern in Kontakt trat und sich an der Freskenmalerei im Casino Massimo beteiligte. S. 24, 25, 48, 94, 118, 141

Kosegarten, Gotthard Ludwig (1758–1818), deutscher Theologe und Schriftsteller. Schrieb pietistisch geprägte empfindsame Gedichte, Romane und idyllische Epen. S. 8, 14, 15, 22

Kügelgen, Franz Gerhard von (Bacharach 1772–Dresden 1820), Maler. Nach seiner Tätigkeit am Hof von Sankt Petersburg kehrte Kügelgen 1805 nach Dresden zurück; seither mit Friedrich befreundet. Romantisches Empfinden prägt seine klassizistischen Bilder. S. 11, 93

Kühn, Christian Gottlieb, deutscher Bildhauer. Freund Friedrichs; fertigte nach dessen Anweisungen den Rahmen für *Das Kreuz im Gebirge (Tetschener Altar).* S. 46

Lorentzen, Christian August (1749–1828), dänischer Landschaftsmaler. Lehrer an der Kopenhagener Kunstakademie. S. 12

Lund, Johan Gebhard (1777–1867), dänischer Landschaftsmaler. War mit Friedrich, den er an der Kopenhagener Akademie kennenlernte, befreundet. S. 12, 118

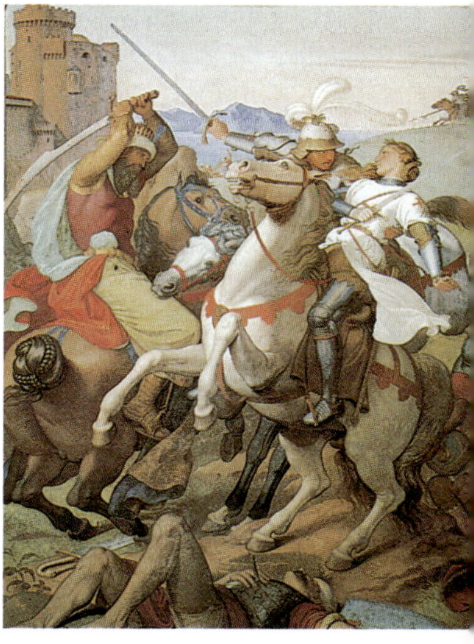

▶ Johann Friedrich Overbeck, *Odoardo und Gildippe,* 1823, Rom, Casino Massimo.

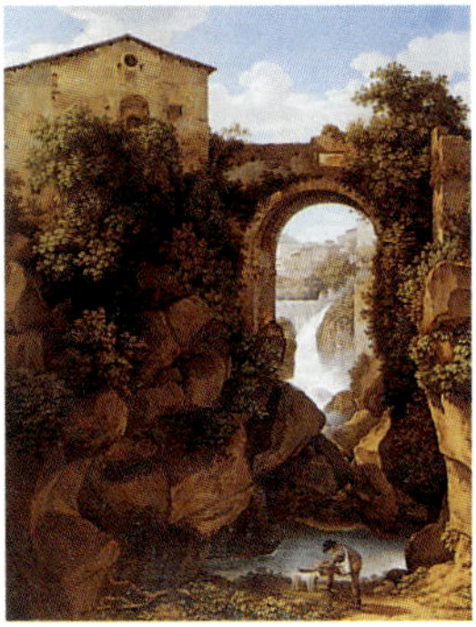

◄ Johann Christian Reinhart, *Der alte Wasserfall von Tivoli,* 1813, Privatbesitz.

Mutter Heiden, Haushälterin bei der Familie Friedrich, sorgte nach dem frühen Tod der Mutter für Caspar David und seine Geschwister. S. 9

Nikolaus I. (1796–1855), Zar von Rußland. Schätzte Friedrichs Werk und gab bei ihm mehrere Bilder in Auftrag. Unterstützte Friedrichs Familie nach dessen Tod. S. 67, 92

Novalis, eigentlich Friedrich Freiherr Leopold von Hardenberg (1772–1801), deutscher Schriftsteller. Bedeutendster Dichter der Frühromantik. Sein Werk ist geprägt von mystischer Religiosität und der Sehnsucht nach einer Vereinigung mit dem Göttlichen. S. 28, 29

Oehme, Ernst Ferdinand (Dresden 1797–1855), deutscher Maler, Schüler Friedrichs. Wandte sich später von Friedrichs symbolischer Naturauffassung ab und malte Landschaften mit erzählerischem Charakter. S. 45, 130

Ossian (3. Jahrhundert n. Chr.), mythologischer keltischer Held und Dichter. Die irische Geschichtsschreibung des Mittelalters schrieb ihm eine Reihe epischer Gesänge zu. James Macphersons sogenannte *Ossian-Gesänge* erwiesen sich zwar als literarische Fälschung, hatten im Zeitalter der Romantik durch ihre naturschwärmerische Stimmungspoesie jedoch großen Erfolg. S. 14, 74, 75

Overbeck, Johann Friedrich (Lübeck 1789–Rom 1869), deutscher Maler. Gründete mit Franz Pforr und anderen gleichgesinnten Künstlern den Lukasbund. Führender Vertreter der Nazarener in Rom; malte in Rückbesinnung auf die religiöse deutsche und italienische Kunst des Mittelalters. S. 92, 94, 95, 141

Quistorp, Johann Gottfried, Zeichenlehrer an der Universität von Greifswald. Ab 1790 unterrichtete er Friedrich, der unter seiner Anleitung erste künstlerische Studien fertigte. S. 8, 12, 14

Reinhart, Johann Christian (Hof 1761–Rom 1847), deutscher Maler. Begab sich nach seiner Ausbildung an der Dresdner Akademie nach Rom, wo sich sein Stil zu einer mehr und mehr idealistischen Landschaftsdarstellung wandelte. S. 24, 25, 48, 118, 142

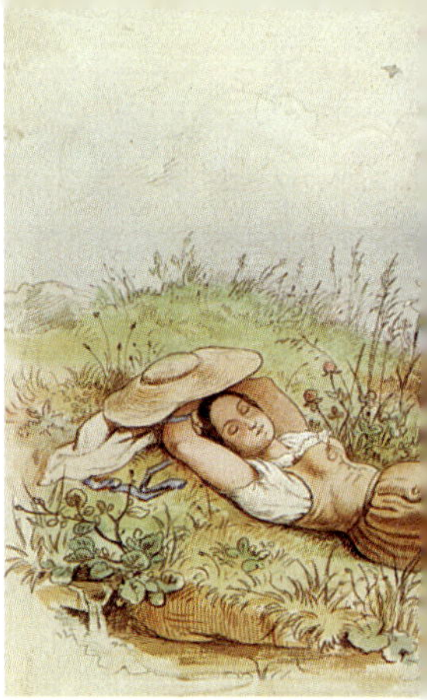

Richter, Adrian Ludwig (1803–1885), deutscher Maler. War vornehmlich in Dresden tätig. Er löste sich von der Romantik und schuf eine biedermeierliche Bildwelt volkstümlichen Charakters. S. 89, 130, 131, 143

Runge, Philipp Otto (Wolgast 1777–Hamburg 1810), deutscher Maler. Neben Friedrich der bedeutendste Vertreter der Frühromantik in Deutschland. In allegorischen Bildern brachte er seine pantheistische Naturauffassung zum Ausdruck, die Sehnsucht nach einer neuen Harmonie von Mensch und Natur. Seine Porträts zeigen ein für die damalige Zeit noch ungewöhnliches psychologisches Einfühlungsvermögen. S. 38, 39, 75, 126

Schelling, Friedrich Wilhelm Joseph (Leonberg 1775–Bad Ragaz 1854), deutscher Philosoph. Schellings naturphilosophische Schriften waren richtungweisend für die Weltsicht der Romantik, zu deren bedeutendsten Vertretern er zählt. S. 28, 30

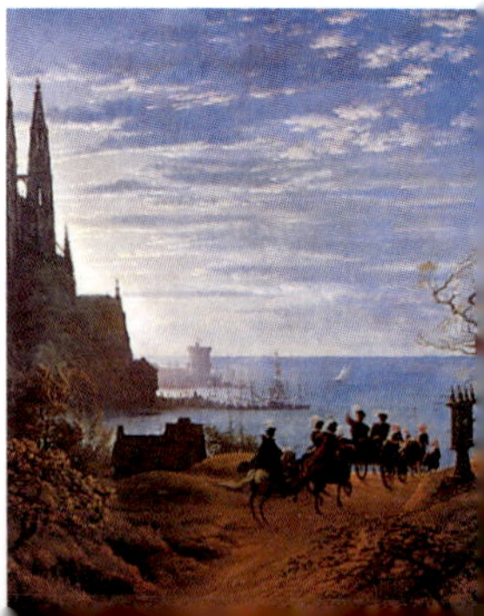

► Karl Friedrich Schinkel, *Gotische Kirche auf einem Felsen am Meer,* Ausschnitt, 1815, Berlin, Nationalgalerie.

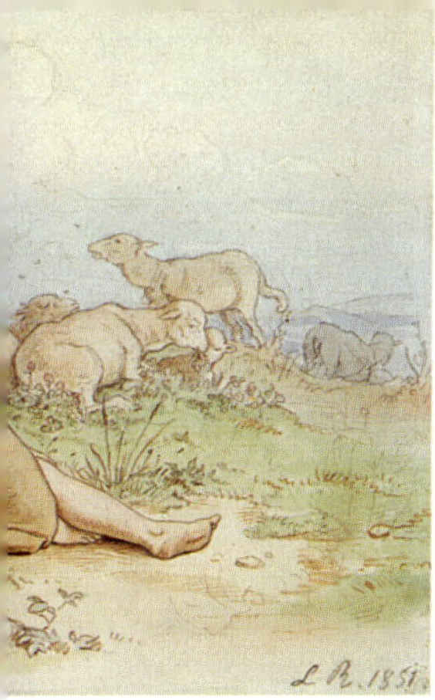

◀ Ludwig Richter, *Schlafende Schäferin,* 1851, Dresden, Gemäldegalerie.

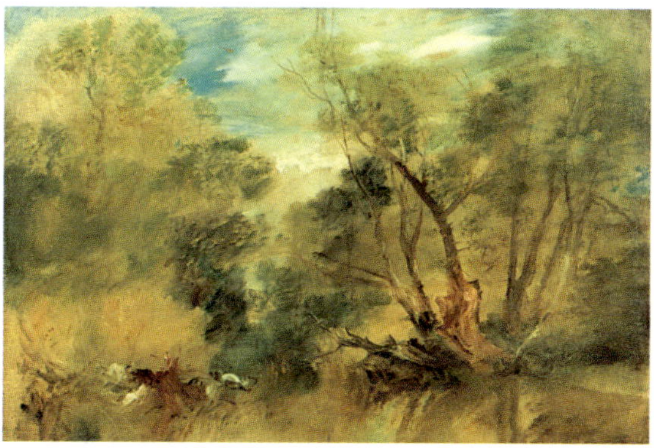

▶ William Turner, *Weiden an einem Bach,* 1805, London, Tate Gallery.

Umschlagvorderseite:
Caspar David Friedrich, *Der einsame Baum*, Ausschnitt, 1822.
Berlin, Schloß Charlottenburg.
Caspar David Friedrich, *Die Lebensstufen*, Ausschnitt, um 1835.
Leipzig, Museum der Bildenden Künste.

Herausgeber der Reihe:
Stefano Peccatori und Stefano Zuffi

Text des vorliegenden Bandes:
Raffaella Russo

Abbildungen:
Fotowerkstatt Hamburger Kunsthalle, Hamburg
Bildarchiv Preußischer Kulturbesitz, Berlin
Archiv für Kunst und Geschichte, Berlin
Sächsische Landesbibliothek – Staats- und Universitätsbibliothek, Dresden
National Gallery Picture Library, London
Archivio Electa, Mailand
Artothek München
Peggy Guggenheim Collection, Venedig
Wir bedanken uns bei den Museen und den Bildarchiven, die uns freundlicherweise das Bildmaterial zur Verfügung gestellt haben.

Das Projekt wurde realisiert mit
La Biblioteca editrice s.r.l., Mailand

Die Deutsche Bibliothek - CIP-Einheitsaufnahme

Russo, Raffaella:
Caspar David Friedrich / [Text des vorliegenden Bd.: Raffaella Russo.
Aus dem Ital. übers. von Aloysia Fäser]. - Köln : DuMont, 1999
(Berühmte Maler auf einen Blick)
Einheitssacht.: Friedrich <dt.>
Nebent.: C. D. Friedrich
ISBN 3-7701-4545-3

Aus dem Italienischen übersetzt von Aloysia Fäser
Fachlektorat: Dr. Norbert Wolf
Redaktion der deutschsprachigen Ausgabe: Werkstatt München · Martin Waller
Satz der deutschsprachigen Ausgabe: Viola Müller, Werkstatt München
Umschlaggestaltung: Groothuis + Malsy

Printed and bound in Italy
ISBN 3-7701-4545-3